现代心血管病与介入诊疗

何振玉　韩晓庆　张映伟　陈俊华　主编

上海交通大学出版社
SHANGHAI JIAO TONG UNIVERSITY PRESS

内容提要

本书首先介绍了心血管系统的解剖与生理；然后对冠心病、心律失常、心肌疾病的病因、临床表现、诊断、鉴别诊断和治疗进行了详细的阐述；最后论述了心血管病的介入治疗。本书可作为心血管科医务工作者和在校医学生的参考用书。

图书在版编目（CIP）数据

现代心血管病与介入诊疗 / 何振玉等主编. ——上海：上海交通大学出版社，2022.9
ISBN 978-7-313-26431-2

Ⅰ. ①现… Ⅱ. ①何… Ⅲ. ①心脏血管疾病—介入性治疗 Ⅳ. ①R540.5

中国版本图书馆CIP数据核字（2022）第117062号

现代心血管病与介入诊疗
XIANDAI XINXUEGUANBING YU JIERUZHENLIAO

主　　编：何振玉　韩晓庆　张映伟　陈俊华	
出版发行：上海交通大学出版社	地　　址：上海市番禺路951号
邮政编码：200030	电　　话：021-64071208
印　　制：广东虎彩云印刷有限公司	
开　　本：710mm×1000mm 1/16	经　　销：全国新华书店
字　　数：221千字	印　　张：12.75
版　　次：2022年9月第1版	插　　页：2
书　　号：ISBN 978-7-313-26431-2	印　　次：2022年9月第1次印刷
定　　价：198.00元	

版权所有　侵权必究
告读者：如发现本书有印装质量问题请与印刷厂质量科联系
联系电话：010-84721811

编委会

主　编

何振玉　韩晓庆　张映伟　陈俊华

副主编

方衍锋　李　敏　秦利强

编　委（按姓氏笔画排序）

王鹏举（河南科技大学第一附属医院）

方衍锋（山东省邹平市人民医院）

李　敏（青岛大学附属医院）

何振玉（山东省济宁市第二人民医院）

张映伟（山东省微山县人民医院）

陈俊华（武警新疆总队医院）

秦利强（河北省石家庄市第三医院）

韩晓庆（山东省青岛市城阳区人民医院）

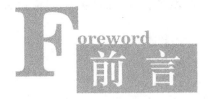

近几十年来人们的生活水平明显提高,然而,由于人口老龄化及人们不健康的生活方式,我国心血管病的危险因素明显增多,其发病率及死亡率均呈增长趋势。心血管病已成为威胁我国城乡居民生命及健康的主要疾病之一。

随着基础医学和相关学科的发展,人们对心血管病的发病与病理生理机制有了更加深刻的认识。介入心脏病学的发展进一步拓宽了心血管内科的临床研究,使得我们对心血管病的认识更全面,诊疗措施更直接、更精准。然而,当前心血管科面临患者多、急难重症多、病情变化快等诸多压力,这就要求心血管科医师必须在较短的时间内作出初步诊断与正确处理。因此,心血管科医师必须具备扎实的理论基础、丰富的临床经验以及熟练的诊疗技术。为了使心血管科医师紧跟心血管病诊疗的发展步伐,掌握先进的诊断技术和治疗方法,更好地为广大患者解除病痛,提高生活质量,我们特组织相关专业人员编写了《现代心血管病与介入诊疗》一书。

本书首先介绍了心血管系统的解剖与生理;然后对冠心病、心律失常、心肌疾病的病因、临床表现、诊断、鉴别诊断和治疗进行了详细的阐述;最后论述了心血管病的介入治疗。本书既注重基本理论和基本技能,也注重新颖性和实用性,内容丰富,知识全面,有利于提高心血管科医师的诊疗水平,可作为心血管科医务工作者和在校医学生的参考用书。

由于我们的知识水平有限,加之当今科学技术飞速发展,书中错误和疏漏在所难免,衷心希望各位同道批评指正,以便我们再版时修正。

《现代心血管病与介入诊疗》编委会

2021 年 10 月

目 录

第一章　心血管系统的解剖与生理 ……………………………………………（1）
　　第一节　心脏的外形和结构 …………………………………………………（1）
　　第二节　心脏的位置与毗邻 …………………………………………………（6）
　　第三节　血管的生理 …………………………………………………………（7）
第二章　冠心病 ………………………………………………………………（25）
　　第一节　急性心肌梗死并发心律失常 ………………………………………（25）
　　第二节　急性心肌梗死并发心力衰竭 ………………………………………（48）
　　第三节　隐性冠心病 …………………………………………………………（60）
第三章　心律失常 ……………………………………………………………（68）
　　第一节　期前收缩 ……………………………………………………………（68）
　　第二节　心脏传导异常 ………………………………………………………（72）
　　第三节　异位快速心律失常 …………………………………………………（90）
第四章　心肌疾病 …………………………………………………………（123）
　　第一节　应激性心肌病 ……………………………………………………（123）
　　第二节　遗传性心肌病 ……………………………………………………（128）
　　第三节　细菌性心肌炎 ……………………………………………………（134）
第五章　心血管病的介入治疗 ……………………………………………（137）
　　第一节　经桡动脉途径冠状动脉的介入治疗 ……………………………（137）

第二节 冠状动脉慢性完全闭塞病变的介入治疗 …………………… (166)

第三节 心功能不全患者冠状动脉病变的介入治疗 …………………… (181)

第四节 肾功能不全患者冠状动脉病变的介入治疗 …………………… (188)

参考文献 ……………………………………………………………………… (196)

第一章 心血管系统的解剖与生理

第一节 心脏的外形和结构

一、心脏的外形

心脏是一个中空的肌性器官,形似倒置的前后稍扁的圆锥体,具有一尖、一底、两面、三缘及四条沟,尖朝向左前下方,底朝向右后上方。因此,心脏的长轴是斜行的,自右肩斜向左肋下区,与身体正中线构成45°角。心脏的重量,男性为280~340 g,女性为230~280 g,随年龄而增加,特别以男性明显(图1-1、图1-2)。

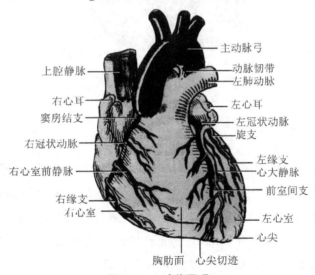

图1-1 心脏前面观

(一)心尖

心尖指向左前下方,由左心室构成,实为左心室的尖端,与左胸前壁贴近,其右侧有一小的切迹,称为心尖切迹。在胸部左侧第5肋间隙锁骨中线内侧1~2 cm处可扪及心尖冲动。

(二)心底

近似四边形,朝向右后上方,主要由左心房和右心房的后部组成。上、下腔静脉左侧的房间沟为左、右心房分界的外部标志。左、右肺静脉构成心底的上缘并从两侧注入左心房,而上、下腔静脉则分别开口于右心房的上部和下部。冠状沟的后面及冠状窦为心底的下界。平卧时,心底与第5~8胸椎相对应,直立时与第6~9胸椎相对。心底后面隔心包与食管、迷走神经和胸主动脉相邻。

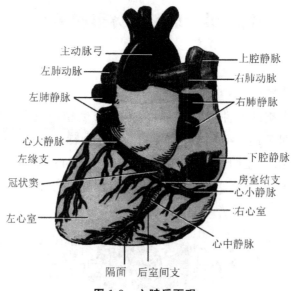

图1-2 心脏后面观

(三)胸肋面

胸肋面又称前面,朝向左前上方,与胸骨及肋软骨相邻,大部分由右心房和右心室构成,小部分由左心耳和左心室组成。冠状沟自左上斜向右下,为心房部和心室分界的外部标志。前室间沟为左、右心室分界的外部标志,其中左心室占1/3,右心室占2/3。胸肋面上部可见起于右心室的肺动脉干行向左上方,起于左心室的升主动脉在肺动脉干后方行向右上方。

(四)膈面

膈面又称下面,几乎呈水平位,稍向前方及心尖方向倾斜,大部分由左心室构成,小部分由右心室构成。后室间沟将膈面分为左、右两部分。左侧由左心室构成,约占膈面 2/3;右侧为右心室,占膈面 1/3。膈面隔心包与膈相邻,大部分坐落在膈的中心腱上,小部分位于左侧膈的肌性部上方。

(五)右缘

右缘为近似垂直方向的钝缘,主要由右心房构成,隔心包与右膈神经、右心包膈血管及右纵隔胸膜和右肺相邻。

(六)左缘

从右上斜向左下直达心尖,由左心室构成,仅上方小部分由左心耳构成,隔心包与左膈神经、左心包膈血管及左纵隔胸膜和左肺相邻。

(七)下缘

下缘又称锐缘,薄而锐利,近于水平方向,从右缘下端向左达心尖,主要由右心室构成,左心室近心尖处的小部分参与,是心膈面、胸肋面的分界。

(八)心表面的沟

冠状沟(房室沟)几乎呈冠状位,近似环形,前方被肺动脉干所中断,该沟为右上方的心房和左下方的心室的表面分界。前室间沟和后室间沟分别在心室的胸肋面和膈面,从冠状沟走向心尖的右侧,它们分别与室间隔的前、下缘一致,是左、右心室在心表面的分界。前、后室间沟在心尖右侧的会合处稍凹陷,称心尖切迹。冠状沟和前、后室间沟内被冠状血管和脂肪组织等填充,在心表面沟的轮廓不清。后房间沟在心底,右心房与右上、下肺静脉交界处的浅沟,与房间隔后缘一致,是左、右心房在心表面的分界。后房间沟、后室间沟与冠状沟的相交处称房室交点,是心表面的一个重要标志。此处是左右心房与左、右心室在心后面相互接近之处,其深面有重要的血管和神经等结构。由于在此处冠状沟左侧高于右侧,后房间沟偏右,而后室间沟偏左,故房室交点不是一个十字交点,而应视为一个区域。

二、心脏的结构

心被心间隔分为左、右半心,左、右半心又分为左心房、左心室、右心房和右心室 4 个腔,同侧心房和心室之间经房室口相通。根据血流方向,按右心房、右心室、左心房和左心室的顺序分别加以描述。

(一)右心房

右心房位于心的右上部,腔大壁薄,略呈三角形,其向左前方突出的部分称右心耳,内面有许多并行排列的隆起肌束,称梳状肌。当心功能发生障碍时,心耳处可因血流缓慢而形成血凝块,一旦脱落形成栓子,可堵塞血管。右心房共有3个入口和1个出口(图1-3)。在右心房上方有上腔静脉口,下方有下腔静脉口。下腔静脉口与右心房室口之间有冠状窦口,它们分别导入上半身、下半身和心壁本身的静脉血。出口为右心房室口,位于右心房的前下方,通向右心室。

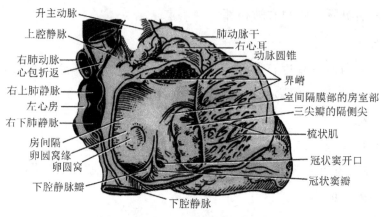

图1-3 右心房内面观

房间隔是左、右心房间的中隔,位于右心房后内侧壁的后下部,从右向左斜向前下方,与正中线左侧成45°角。在房间隔下部有一卵圆形浅窝称卵圆窝,此处较薄,为胎儿时期卵圆孔的遗迹。卵圆孔多在出生后1岁左右闭锁,若未闭合,则是先天性心脏病的一种,即房间隔缺损。

(二)右心室

右心室位于右心房的前下方,构成心胸肋面的大部分,接受右心房的静脉血,再由肺动脉运送到肺。右心室被一弓形的肌性隆起,即室上嵴分为后下方的流入道和前上方的流出道。右心室流入道的入口是右房室口,口周围的纤维环上附有三片瓣膜,称三尖瓣,按部位可分为前尖瓣、后尖瓣和隔侧尖瓣(图1-4)。瓣膜尖朝向右心室腔,瓣的游离缘借数条腱索与心室壁上的乳头肌相连。右房室口周围的纤维环、三尖瓣、腱索和乳头肌在功能上是一个整体,称三尖瓣复合体,当心室收缩时,三尖瓣相互靠拢,紧密封闭房室口。由于乳头肌收缩,通过腱索牵拉瓣膜,使瓣膜不致翻向心房,防止血液反流入心房,保证血液的单向流动。右心室的出口为肺动脉口,位于主动脉瓣的左前上方,通向肺动脉干。肺动脉口周围的纤维环上附有三个袋口向上的半月形瓣膜,称肺动脉瓣。心室收缩时,血液冲开肺动脉瓣流入肺动脉干;心室舒张时,肺动脉干内血液回流的压力使瓣膜相互贴紧而封闭肺动脉口,阻止血液反流入右心室。右心室流出道向上逐渐变细,形似圆锥,称动脉圆锥,其借肺动脉口通肺动脉干,下界为室上嵴,前壁为右心室前壁,内侧壁为室间隔。

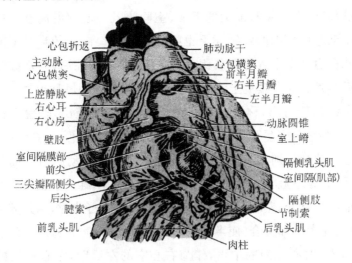

图 1-4　右心室内面观

(三)左心房

左心房位于右心房的左后方,构成心底的大部分,外形较右心房略小。左心房向右前方突出的部分称左心耳,因其与二尖瓣相邻,为心外科常用手术入路之一,内有与右心耳内面相似的梳状肌。梳状肌发达,凸向腔面,致使腔面不平,当心房血流淤滞时,较易引起血栓形成。左心房有 4 个入口和 1 个出口。入口位于左心房后部的两侧,分别是左、右肺静脉口,将肺静脉的血液导入左心房。出口是左房室口,通向左心室。房间隔为左、右心房的中隔,作为左心房的右前壁。与卵圆窝相对应的部分有一不明显的浅窝,窝的前下缘稍隆起,以其凹缘向上,称中隔镰,乃胚胎时的遗迹。

(四)左心室

左心室又称左心室窦部,位于二尖瓣前尖的左后方,构成心尖及心的左缘,内腔较长,近似圆锥形,锥底被左房室口和主动脉口所占据,其壁厚约为右心室的 3 倍,其室腔的结构特点与右心室相似。以二尖瓣的前尖为界,左心室腔也可分为流入道和流出道。左心室流入道为左房室口,位于主动脉口的左下方,比右房室口稍小。左房室口的周围有两片瓣膜称为左房室瓣,又称二尖瓣,分为前尖和后尖,以前尖为界可将左心室分为后方的流入道和前方的流出道 2 个部分。瓣膜尖朝向左心室腔,瓣的游离缘借数条腱索与心室壁上的乳头肌相连。当血液流经左房室口时,由左心房、纤维环、二尖瓣、腱索、乳头肌及左心室等相互作用,进行调控,构成二尖瓣复合体,其中任何一个成分受累,均将导致血流动力学障碍。左心室流出道又称主动脉前庭,由二尖瓣前尖的下面、室间隔及左心室游离壁组成,位于主动脉口以下。主动脉口周围的纤维环上也附有3个袋口向上的半月形瓣膜,称主动脉瓣。主动脉瓣由3个半月形瓣膜组成,2个在前,1个在后,分别称为左半月瓣、右半月瓣和后半月瓣。各瓣的上缘游离而凹陷,中央处稍厚称半月瓣小结,结的两侧凹陷的游离缘似新月形,称半月瓣弧缘,下缘呈U形凸出,附着于主动脉根部。半月瓣与主动脉壁之间呈囊袋样膨大,管壁向外突出,形成主动脉窦(Valsalva窦)。左、右冠状动脉分别起自左前窦和右前窦。由于主动脉口平面是倾斜的,左前侧高于右后侧,故左冠状动脉开口的位置较右冠状动脉开口稍高。心室收缩时,半月瓣被动地向上推开,左心室血液射入主动脉,心室舒张时,半月瓣回复,关闭管腔,半月瓣小结在中央部会合,使半月瓣封闭更加严密,防止血液反流。

室间隔是左、右心室间的中隔,作为右心室的左后壁,左心室的内侧壁,其位置与正中矢状面约成45°角。室间隔可分为3个区,即光滑区、肉柱区和漏斗区。光滑区,又称室间隔窦部,为右心室血液流入的通道,其上界为三尖瓣环,下界为三尖瓣隔侧尖的游离缘。肉柱区位于光滑区之下室上嵴的后下方,呈凹面朝向左心室的弧形结构。漏斗区位于室间隔的左上方,室上嵴与肺动脉之间。室间隔的上缘中部菲薄,缺乏肌成分,由纤维结缔组织膜构成,特称为膜部。膜部的左侧面位于主动脉右半月瓣和后半月瓣结合处的下方,凹向右心室侧,称为半月瓣下小凹;右侧面常被三尖瓣隔侧尖附着缘分为上、下2部,上部分隔右心房和左心室,称为房室间隔或膜性房室隔;下部分隔左、右心室。室间隔肌部和膜部通常又可称为功能性室间隔。由于三尖瓣隔侧尖的前1/4横跨室间隔膜部,其根部并不直接附于房间隔与室间隔的连接处,故三尖瓣隔侧尖附着缘与房间隔下缘之间,特称为中间间隔。

第二节 心脏的位置与毗邻

心脏位于胸腔的中纵隔内,外裹以心包,整体向左下方倾斜,其后面与第5～8胸椎体相对,直立时位置较低,可与第6～9胸椎体相邻;其前面与胸骨体及第3～6肋软骨相对。整个心脏的1/3位于身体正中线的右侧,2/3位于正中线的左侧。

心的位置可因体形、呼吸和体位的不同而有所改变。在吸气状态下心为垂直位,呼气状态下即为横位;矮胖体形、仰卧姿势或腹腔胀满(如妊娠)时,心呈横位,相反,高瘦体形或直立姿势时,心多呈垂直位。

心的上方有升主动脉、肺动脉干和上腔静脉,下面与膈的中心腱相接,在中心腱下面与腹腔的肝和胃相邻。心的两侧隔着心包膈神经和心包膈血管与左、右纵隔胸膜及左、右肺的纵隔面毗邻。

心的前面隔着心包与胸横肌、胸骨体及第2～6肋软骨相接。此外,心包前面还遮以胸膜壁层和肺的前缘(左肺心切迹处例外)。心的后面隔着心包与主支气管、胸主动脉、食管、胸导管、奇静脉和半奇静脉及迷走神经等结构相接。临床上为了不伤及肺和胸膜,心内注射常在胸骨左缘第4肋间进针,将药物注射到右心室内(图1-5)。

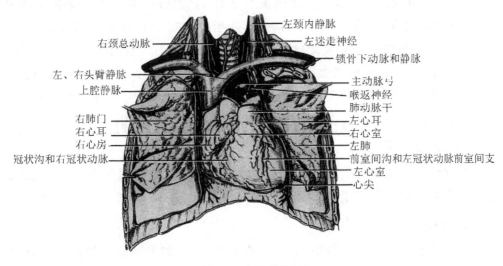

图1-5 心脏的位置

第三节 血管的生理

无论体循环还是肺循环,血液都由心室射出,依次流经动脉、毛细血管和静脉,然后流入心房,再返回到心室,如此循环往复。体循环中的血量约占全身总血量的84%,其中约64%在静脉系统内,约13%在大、中动脉内,约7%在小动脉和毛细血管内;心脏的血量约占全身总血量的7%;肺循环中的血量约占总血量的9%。作为心血管系统的重要组成部分,血管不仅仅是运输血液的管道,而且还参与物质交换、合成和释放各种活性物质,以维持机体内环境稳态及生命活动的正常进行。本节主要介绍血管的生理功能。

一、血管的分类

血管系统中动脉、毛细血管和静脉三者相串联,以实现血液的运输和物质交换。除毛细血管外,动脉和静脉管壁从内向外依次分为内膜、中膜和外膜。3层膜的厚度和组成成分在不同类型的血管中存在差异,以适应各类血管的不同功能。从生理功能上可将体内的血管分为以下几类。

(一)弹性储器血管

主动脉、肺动脉主干及其发出的最大分支,其管壁厚,富含弹性纤维,具有明显的弹性和可扩张性,称为弹性储器血管。当心室收缩射血时,大动脉压升高,一方面推动血液快速向前流动,另一方面使大动脉扩张,暂时储存了一部分血液。当心室舒张时,动脉瓣关闭,扩张的大动脉管壁依其弹性回缩,将在射血期储存的那部分血液继续运向外周,从而维持了血流的连续性,同时避免了心动周期中血压的剧烈波动。大动脉的这种功能称为弹性储器作用。

(二)分配血管

从弹性储器血管以后到分支为小动脉前的动脉管道,即中动脉,可将血液输送分配到机体的各器官组织,称为分配血管。

(三)毛细血管前阻力血管

小动脉和微动脉的管径小,对血流的阻力较大,称为毛细血管前阻力血管。微动脉的管壁富含平滑肌,其舒缩活动可使微动脉口径发生明显变化,从而影响对血流的阻力和所在器官组织的血流量。

(四)毛细血管前括约肌

在真毛细血管的起始部常环绕有平滑肌,称为毛细血管前括约肌。它的舒缩活动可控制毛细血管的开放或关闭,因此可以决定某一时间内毛细血管开放的数量。

(五)交换血管

真毛细血管的管壁仅由单层血管内皮细胞组成,其外包绕一薄层基膜,具有较高的通透性,因此成为血管内血液和血管外组织液进行物质交换的场所,故将真毛细血管称为交换血管。

(六)毛细血管后阻力血管

微静脉的管径小,对血流也产生一定的阻力,称为毛细血管后阻力血管。微静脉的舒缩可影响毛细血管前阻力与毛细血管后阻力的比值,继而改变毛细血管血压以及体液在血管和组织间隙中的分配。

(七)容量血管

与同级动脉相比,体内的静脉数量多、口径大、管壁薄、易扩张,故其容量大。安静状态下,循环血量的60%～70%都储存在静脉中,故将静脉称为容量血管。当静脉的口径发生较小变化时,静脉内容纳的血量就可发生很大的变化,明显影响回心血量。因此,静脉在血管系统中起着血液储存库的作用。

(八)短路血管

小动脉和小静脉之间的直接吻合支,称为短路血管。它们可使小动脉内的血液不经毛细血管而直接流入小静脉。在手指、足趾、耳郭等处的皮肤中有许多短路血管存在,在功能上与体温调节有关。

二、血流动力学

血液在心血管系统内流动的力学,称为血流动力学,属流体力学的一个分支,主要研究血流量、血流阻力、血压以及它们之间的相互关系。

(一)血流量和血流速度

单位时间内流经血管某一横截面的血量,称为血流量,又称为容积速度,其单位通常为mL/min或L/min。血流速度是指血液中某一质点在血管内移动的线速度。血液在血管中流动时,其血流速度与血流量成正比,与血管的横截面积成反比。机体内主动脉的总横截面积最小,而毛细血管的总横截面积最大,故主动脉内的血流速度最快,而毛细血管内的血流速度最慢。

1. 泊肃叶定律

Poiseuille研究了液体在管道系统内流动的规律,提出单位时间内液体的流量(Q)与管道两端的压力差(P_1-P_2)和管道半径(r)的4次方成正比,而与管道的长度(L)和该液体的黏度(η)成反比,即:

$$Q=\pi(P_1-P_2)r^4/8\eta L$$

该公式即为泊肃叶定律,其中π为圆周率,是个常数。

2.层流和湍流

血液在血管内流动时可呈现两种截然不同的方式,即层流和湍流。在层流的情况下,血液中每个质点的流动方向是一致的,即都与血管的长轴平行,然而各质点的流速并不相同,血管轴心处流速最快,越靠近管壁流速越慢。如图 1-6A 所示,箭头方向表示血流的方向,箭头的长度表示流速。因此,在血管的纵剖面上,各箭头的顶端相连而形成一抛物线。泊肃叶定律适用于层流的情况。当血流速度加快到一定程度时,层流情况即被破坏,此时血液中每个质点的流动方向不再一致,彼此交叉而出现漩涡,即形成湍流(图 1-6B)。在湍流的情况下,泊肃叶定律不再适用。

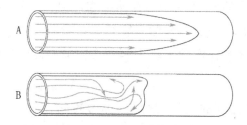

图 1-6 层流和湍流示意图

A.血管中的层流;B.血管中的湍流

关于湍流的形成条件,Reynolds 提出了一个经验公式,即:

$$Re = VD\rho/\eta$$

式中 Re 为 Reynolds 常数,无单位;V 为血液的平均流速,单位为 cm/s;D 为管腔的直径,单位为 cm;ρ 为血液的密度,单位为 g/cm^3;η 为血液的黏度,单位为 $dyn \cdot s/cm^2$。一般来说,当 $Re > 2\,000$ 时即可发生湍流。由上式可知,当血流速度快、血管口径大及血液的黏度低时,容易产生湍流。在生理情况下,心室腔和主动脉内的血流是湍流。但在病理情况下发生血管狭窄时,可因局部血流加速而出现湍流,并可在相应的体表处听到血管杂音。

(二)血流阻力

血液在血管内流动时所遇到的阻力,称为血流阻力,是由于血液流动时与血管壁以及血液内部分子之间相互摩擦而产生的。摩擦会消耗一部分能量,因此随着血液不断向前流动,压力将逐渐降低。发生湍流时,血液中各质点不断变换流动的方向,故血流阻力更大,消耗的能量较层流时更多。

1.计算方法

血流阻力一般不能直接测量,需通过计算得出。在层流的情况下,血流量

(Q)与血管两端的压力差(P_1-P_2)成正比,而与血流阻力(R)成反比。即:
$$Q=(P_1-P_2)/R$$
结合泊肃叶定律,可以得到血流阻力的计算公式,即:
$$R=8\eta L/\pi r^4$$
这一公式表示,血流阻力与血管的长度(L)和血液的黏度(η)成正比,而与血管半径(r)的4次方成反比。由于血管的长度和血液的黏度在一段时间内变化很小,因此血流阻力主要取决于血管的半径。当血管半径增大时,血流阻力将减小,血流量就增多;反之,当血管半径减小时,血流阻力将增大,血流量就减少。机体正是通过控制各器官阻力血管口径的大小,从而调节各器官的血流量。生理情况下,主动脉及大动脉产生的血流阻力约占总阻力的9%,小动脉约占16%,微动脉约占41%,毛细血管约占27%,静脉系统约占7%。由此可见,富含平滑肌的小动脉和微动脉是产生血流阻力的主要部位。

2.影响因素

血液黏度是影响血流阻力的重要因素之一。在某些生理和病理情况下,血液黏度可以改变。影响血液黏度的因素主要有以下几个方面。

(1)血细胞比容:血细胞比容是决定血液黏度的最重要因素。血细胞比容越大,血液的黏度就越高。

(2)血流的切率:在层流的情况下,相邻两层血液流速之差与液层厚度的比值称为血流的切率。匀质液体(如血浆)的黏度不随切率的变化而变化,这种液体称为牛顿液,而非匀质液体(如全血)的黏度则随切率的减小而增大,这种液体称为非牛顿液。切率越大,层流现象越明显,即红细胞集中在血流的中轴,其长轴与血管的纵轴平行,红细胞移动时发生的旋转以及红细胞之间的相互撞击都很小,故血液的黏度就很低。反之,切率越小,红细胞聚集越多,血液的黏度就增高。

(3)血管口径:大血管对血液的黏度影响较小,但当血液在口径小于0.3 mm的微动脉内流动时,只要切率足够高,血液的黏度将随血管口径的变小而下降,从而显著降低血液在小血管内流动时的阻力。

(4)温度:血液的黏度可随温度的降低而升高。如果将手指浸在冰水中,局部血液的黏度可增加2倍。

(三)血压

血压(blood pressure,BP)是指血管内流动的血液对单位面积血管壁的侧压力,也即压强。血压的国际标准单位是帕(Pa),因帕的单位较小,故常用千帕

(kPa)表示,但传统习惯上血压通常以毫米汞柱(mmHg)为单位,1 mmHg=0.133 kPa。当血液从心室射出,依次流经动脉、毛细血管和静脉时,由于存在血流阻力,导致血压逐渐下降,即动脉血压＞毛细血管血压＞静脉血压(图1-7)。通常所说的血压指的是动脉血压。

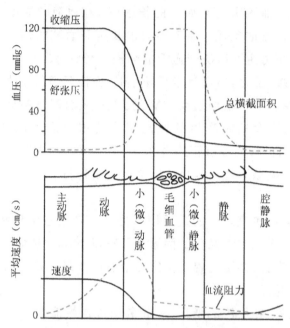

图1-7 不同血管的血压、总横截面积、血流速度和血流阻力的变化示意图

三、动脉血压和动脉脉搏

动脉内流动的血液对单位面积血管壁的侧压力,称为动脉血压,通常是指主动脉血压。每个心动周期中动脉血压发生周期性的波动。这种周期性的压力变化可引起动脉血管发生搏动,称为动脉脉搏。在一些浅表动脉(如桡动脉等)部位,用手指能直接触到动脉搏动。

(一)动脉血压

1.动脉血压的形成

动脉血压的形成条件主要包括以下几个方面。

(1)循环系统内有足够的血液充盈:这是动脉血压形成的前提条件。循环系统内的血液充盈程度可用循环系统平均充盈压来表示。电刺激用苯巴比妥麻醉的犬,使其发生心室颤动(简称心室颤动),以暂时停止心脏射血,血液流动也就暂停,此时在循环系统中各处所测得的压力都是相同的,这一压力数值就是循环系统平均充盈压,约为 0.9 kPa(7 mmHg)。人的循环系统平均充盈压估计接近 0.9 kPa(7 mmHg)。循环系统平均充盈压的高低取决于循环血量与血管系统容量之间的相对关系。如果循环血量增多或血管系统容量减小,循环系统平均充盈压就升高;反之,如果循环血量减少或血管系统容量增大,则循环系统平均充盈压就降低。

(2)心脏射血:这是动脉血压形成的必要条件。心室收缩时释放的能量分为两部分,其中一部分成为血液的动能,推动血液向前流动;另一部分则转化为势能(压强能),形成对血管壁的侧压并使大动脉扩张。当心室舒张时,大动脉弹性回缩,将储存的势能转变为推动血液向前流动的动能。因此,虽然心室射血是间断性的,但是血液在血管内的流动却是连续的。

(3)外周阻力:主要指小动脉和微动脉对血流的阻力,这是动脉血压形成的另一基本条件。由于外周阻力的存在,心室每次收缩射出的血液大约只有1/3能在心室收缩期流至外周,其余约2/3的血液暂时储存在主动脉和大动脉中,并使动脉血压升高。可以设想,如果没有外周阻力,则心室收缩时射入大动脉的血液将全部迅速地流到外周,这样就不能维持正常的动脉血压。

(4)主动脉和大动脉的弹性储器作用:主动脉和大动脉富含弹性纤维,具有弹性储器作用。当心室收缩射血时,主动脉和大动脉弹性扩张,使动脉压不会升得过高,同时又储存了一部分血液;当心室舒张时,扩张的大动脉弹性回缩,将储存的血液继续运向外周,既维持了血流的连续性,同时又使动脉压不会降得过低。因此,主动脉和大动脉的弹性储器作用可减小每一心动周期中动脉血压的波动幅度。

2.动脉血压的正常值和生理变异

(1)动脉血压的正常值:在每个心动周期中,动脉血压随着心室的收缩与舒张而发生较大幅度的变化。心室收缩时动脉血压上升达最高值,称为收缩压,心室舒张时动脉血压下降达最低值,称为舒张压。收缩压和舒张压的差值称为脉搏压,简称脉压。一个心动周期中每一瞬间动脉血压的平均值,称为平均动脉压。平均动脉压的精确数值可以通过血压曲线面积的积分来计算,粗略计算,平均动脉压约等于舒张压加1/3脉压(图1-8)。由于在大动脉中血压的降幅很小,因此通常用上臂测得的肱动脉压来代表动脉血压。在安静状态下,我国健康青年人的收缩压为13.3~16.0 kPa(100~120 mmHg),舒张压为8.0~9.1 kPa(60~80 mmHg),脉压为4.0~5.3 kPa(30~40 mmHg),平均动脉压接近13.3 kPa(100 mmHg)。

(2)动脉血压的生理变异:动脉血压除存在个体差异外,还有性别和年龄的差异。一般来说,女性的血压在更年期前略低于同龄男性,而更年期后则与同龄男性基本相同或略有升高。男性和女性的血压都随年龄的增长而逐渐升高,并且收缩压比舒张压升高更显著。此外,正常人的血压还呈现明显的昼夜波动节律。大多数人的血压在凌晨2~3时最低,上午6~10时和下午4~8时各有一个高峰,晚上8时以后血压呈缓慢下降趋势。这种现象在老年人中尤为多见。

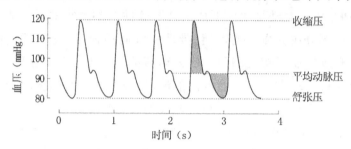

图1-8　正常青年人肱动脉压曲线

3.动脉血压的测量方法

动脉血压主要有两种测量方法,即直接测量法和间接测量法。

(1)直接测量法:目前的生理学实验中多采用直接测量法,即将导管的一端插入动脉,另一端连接压力换能器,通过将压强能的变化转变为电能的变化,可以精确测算出心动周期中每一瞬间的血压数值。此法具有一定的创伤性,并且操作技术要求也较高,故在临床上较少应用。

(2)间接测量法:目前临床上多采用无创、简便的Korotkoff音听诊法间接测量动脉血压。首先,将血压计的袖带缠于上臂中部,袖带下缘距肘窝2~3 cm,然后将听诊器胸件置于肘窝肱动脉搏动最明显处。向袖带内充气至肱动脉搏动消失(听不到任何声音)后再继续上升2.7~4.0 kPa(20~30 mmHg),随后缓慢放气。当听到第一个搏动声(Korotkoff音)时,血压计水银柱所指刻度即为收缩压;当搏动声突然变弱或消失时,血压计水银柱所指刻度即为舒张压(图1-9)。

4.影响动脉血压的因素

凡是参与动脉血压形成的各种因素都能影响动脉血压,而且只要其中一个因素发生变化,其他因素也可能会随之发生变化。因此,生理情况下动脉血压的变化往往是多种因素综合作用的结果。为便于理解和讨论,下面单独分析某一影响因素时,都是假定其他因素不发生变化。

(1)每搏输出量:当每搏输出量增大时,心缩期射入主动脉的血量增多,动脉壁所承受的侧压力增大,故收缩压明显升高。同时由于动脉血压升高,使血流速度加快,则流向外周的血量增多,到心舒末期大动脉内存留的血量并无明显增多,所以舒张压升高不明显,导致脉压增大。反之,当每搏输出量减少时,则主要使收缩压降低,导致脉压减小。因此,收缩压的高低主要反映每搏输出量的多少。

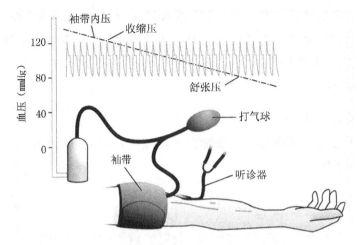

图 1-9　Korotkoff 音听诊法间接测量肱动脉血压的示意图

(2)心率:当心率加快时,心舒期明显缩短,使心舒期流至外周的血量明显减少,故心舒末期主动脉内存留的血量增多,舒张压明显升高。由于心舒末期主动脉内存留的血量增多,使心缩期主动脉内的血量增多,收缩压也相应升高,但由于动脉血压升高,可使血流速度加快,则心缩期内可有较多的血液流至外周,故收缩压升高不如舒张压升高显著,导致脉压减小。反之,当心率减慢时,舒张压明显降低,则脉压增大。

(3)外周阻力:当外周阻力加大时,心舒期中血液流向外周的速度减慢,使心舒末期存留在主动脉内的血量增多,故舒张压升高;在心缩期,由于动脉血压升高使血流速度加快,因此收缩压升高不如舒张压升高明显,故脉压减小。外周阻力减小时,舒张压降低也较收缩压明显,脉压增大。由此可见,在一般情况下,舒张压的高低主要反映外周阻力的大小。

(4)主动脉和大动脉的弹性储器作用:如前所述,由于主动脉和大动脉的弹性储器作用,使动脉血压的波动幅度明显小于心室内压的波动幅度。老年人由于动脉壁硬化,大动脉的弹性储器作用减弱,故脉压增大。

(5)循环血量和血管系统容量的比例:循环血量和血管系统容量的比例适当,才能使血管系统足够充盈,从而产生一定的体循环平均充盈压。在正常情况下,循环血量和血管系统的容量是相适应的,血管系统充盈程度的变化不大。失血后,循环血量减少,此时如果血管系统的容量改变不大,则体循环平均充盈压必然降低,使动脉血压下降,甚至危及生命,故对大失血患者的急救措施主要是及时补充血量。在另一些情况下,如果循环血量不变而血管系统容量增大,例如药物过敏或细菌毒素的侵袭,使全身小血管扩张,血管内血液充盈不足,血压则急剧下降。对这种患者的急救措施主要是应用血管收缩药使小血管收缩,血管容积减小,使血压迅速回升。

(二)动脉脉搏

1.动脉脉搏的波形

用脉搏描记仪记录到的浅表动脉脉搏的波形图,称为脉搏图(图1-10),一般包括上升支和下降支。

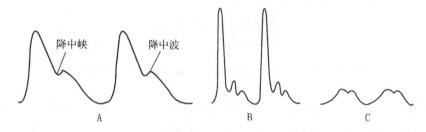

图1-10 正常及病理情况下的动脉脉搏图

A.正常;B.主动脉瓣关闭不全;C.主动脉瓣狭窄

(1)上升支:在心室快速射血期,动脉血压迅速上升,其管壁扩张,形成脉搏波形中的上升支。当射血速度慢、心排血量少及射血阻力大时,可使上升支的斜率和幅度都减小;反之则都增大。

(2)下降支:在心室减慢射血期,射血速度减慢,使进入主动脉的血量少于由主动脉流向外周的血量,故被扩张的大动脉开始回缩,动脉血压逐渐下降,形成脉搏波形中下降支的前段。随后,心室开始舒张,动脉血压继续下降,形成下降支的后段。在主动脉处记录脉搏图时,其下降支上有一个切迹,称为降中峡;其后出现一个短而向上的小波,称为降中波(图1-10A)。降中波是由于心室舒张时主动脉内反流的血液受到主动脉瓣阻挡后而形成的一个折返波。下降支的形状可大致反映外周阻力的大小。外周阻力大时,下降支的下降速率慢,降中峡的位置较高;反之,则下降支的下降速率快,降中峡的位置较低。

在某些病理情况下,动脉脉搏的波形可出现异常。例如,主动脉瓣关闭不全时,由于心舒期部分血液反流入心室,导致主动脉压迅速下降,故下降支陡峭;主动脉瓣狭窄时,射血阻力增大,则上升支的斜率和幅度都减小(图1-10B、图1-10C)。

2.动脉脉搏波的传播速度

动脉脉搏波可沿动脉管壁向外周血管传播,其传播速度远比血流速度快。一般来说,动脉管壁的可扩张性越大,脉搏波的传播速度就越慢。主动脉脉搏的传播速度为3~5 m/s,到大动脉为7~10 m/s,而到小动脉段则加快到15~35 m/s。由于小动脉和微动脉对血流的阻力大,故在微动脉段以后脉搏波动明显减弱,到毛细血管时脉搏已基本消失。

四、静脉血压和静脉回心血量

静脉不仅是血液回流入心脏的通道,而且还起着血液储存库的作用。静脉的收缩与舒张可有效调节回心血量和心排血量,从而使机体适应各种生理状态下的需要。

(一)静脉血压

当体循环血液流经动脉和毛细血管到达微静脉时,血压已下降到2.0~2.7 kPa(15~20 mmHg);到体循环的终点右心房时,血压最低,接近于零。通常将右心房和胸腔内大静脉的血压称为中心静脉压(central venous pressure, CVP),而将各器官静脉的血压称为外周静脉压。中心静脉压的高低取决于心脏射血能力和静脉回心血量之间的相互关系。如果心脏射血能力强,可及时将回流入心脏的血液射入动脉,中心静脉压就较低。反之,当心脏射血能力减弱时,则中心静脉压较高。另一方面,如果静脉回心血量过多,或静脉回流速度过快,中心静脉压也会升高。因此,中心静脉压是反映心血管功能的重要指标。临床上在用输液治疗休克时,除须观察动脉血压的变化外,也要观察中心静脉压的变化。中心静脉压的正常变动范围为0.4~1.2 kPa。如果中心静脉压偏低或有下降趋势,常提示输液量不足;而如果中心静脉压高于正常并有进行性升高的趋势,则提示输液过快或心脏射血功能减弱。

(二)重力对静脉压的影响

血管内的血液因受地球重力场的影响,可对血管壁产生一定的静水压。因此,各部分血管内的血压除由于心脏做功形成以外,还要加上该部分血管处的静水压。血管静水压的高低取决于人体当时的体位。当人体平卧时,由于身体各部分血管大致与心脏处于同一水平,故静水压也大致相同。但当人体从平卧位转为直立位时,则足部血管内的血压要比平卧位时高约10.7 kPa(80 mmHg),其增高的部分相当于从足到心脏这一段血柱所产生的静水压(图1-11);而心脏水平以上的血管内血压则比平卧位时低,如颅顶矢状窦内压可降低到−1.3 kPa(−10 mmHg)。

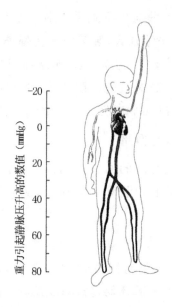

图1-11 直立体位对静脉压的影响

重力形成的静水压,对处在同一水平的静脉的影响远大于动脉,这是因为静脉较动脉壁薄,故静脉的充盈程度受跨壁压的影响较大。跨壁压是指血管内血液对管壁的压力和血管外组织对管壁的压力之差。一定的跨壁压是维持静脉充盈扩张的必要条件。跨壁压越大,静脉就越充盈,容积也越大;当跨壁压减小到一定程度时,静脉就会发生塌陷。

(三)静脉回心血量

单位时间内由静脉回流入心脏的血量,称为静脉回心血量。静脉回心血量取决于外周静脉压和中心静脉压之差,以及静脉对血流的阻力。

1.静脉对血流的阻力

在静脉系统中,由微静脉至右心房的血压降落仅约2.0 kPa(15 mmHg),可见静脉对血流的阻力很小,这与其保证回心血量的功能是相适应的。

作为毛细血管后阻力血管的微静脉,其舒缩活动可影响毛细血管前、后阻力的比值,继而改变毛细血管血压。微静脉收缩时,毛细血管后阻力升高,如果毛细血管前阻力不变,则毛细血管前、后阻力的比值变小,进而升高毛细血管血压,造成组织液生成增多。因此,机体可通过对微静脉舒缩活动的调节来控制血液和组织液之间的液体交换,并能间接调节静脉回心血量。

前面已经提及,跨壁压可影响静脉的充盈扩张,继而改变了静脉对血流的阻力。大静脉在处于扩张状态时,血流阻力很小;但当管壁塌陷时,静脉的总横截面积减小,导致血流阻力增大。另外,血管周围组织对静脉的压迫,如锁骨下静脉在跨越第1肋骨处受肋骨的压迫,腹腔内大静脉受腹腔器官的压迫等,都可增加静脉对血流的阻力。

2.影响静脉回心血量的因素

凡能影响外周静脉压、中心静脉压以及静脉阻力的因素,都能影响静脉回心血量。

(1)体循环平均充盈压:体循环平均充盈压的高低取决于循环血量和血管系统容量之间的相对关系。当循环血量增多或容量血管收缩时,体循环平均充盈压升高,静脉回心血量即增多;反之,当循环血量减少或容量血管舒张时,体循环平均充盈压降低,静脉回心血量则减少。

(2)心脏收缩力量:心脏收缩力量增强时,射血量增多,而心室内剩余血量较少,则心室舒张末期压力就较低,从而对心房和大静脉内血液的抽吸力量增强,故静脉回心血量增多;相反,则静脉回心血量减少。例如,右心衰竭时,右心室收缩力量显著减弱,致心室舒张末期压力明显升高,使血液淤积在右心房和大静脉内,静脉回心血量显著减少,此时患者出现颈外静脉怒张、下肢水肿等体征。左心衰竭时,血液淤积在左心房和肺静脉内,造成肺淤血和肺水肿。

(3)体位改变:当人体从平卧位转为直立位时,身体低垂部分静脉扩张,容量增大,故静脉回心血量减少。这种变化在健康人由于神经系统的迅速调节而不易被察觉,而长期卧床的患者,由于其静脉管壁的紧张性较低,更易扩张,同时下肢肌肉收缩力量减弱,故由平卧位突然直立时,可因大量血液淤滞在下肢,导致静脉回心血量过少而发生晕厥。

(4)骨骼肌的挤压作用:骨骼肌收缩时挤压肌肉内和肌肉间的静脉,使静脉血流加快,加之有静脉瓣的存在,使血液只能向心脏方向回流而不能倒流。这样,骨骼肌和静脉瓣一起,对静脉回流起着"泵"的作用,称为"静脉泵"或"肌肉泵"。当下肢肌肉进行节律性舒缩活动时,如步行或跑步,可使肌肉泵作用得到很好发挥,在一定程度上加速了全身的血液循环,对心脏的泵血起辅助作用。肌肉泵的这种作用,对于在直立情况下降低下肢静脉压、减少下肢静脉内血液淤留具有重要的生理意义。但是,如果肌肉不做节律性的舒缩,而呈持续性收缩状态,则静脉因持续受压导致回心血量明显减少。

(5)呼吸运动:胸膜腔内压通常低于大气压,为负压。吸气时,胸腔容积增大,胸膜腔负压增大,使胸腔内大静脉和右心房更加扩张,中心静脉压降低,因而静脉回心血量增加;呼气时则相反,使静脉回心血量减少。可见,呼吸运动对静脉回流也起着"泵"的作用,称为"呼吸泵"。如果在站立时呼吸加深,可以促进身体低垂部分的静脉血液回流。但是,呼吸对肺循环静脉回流的影响与对体循环的影响不同。吸气时,随着肺的扩张,肺部的血管容积显著增大,能储存较多的血液,故由肺静脉回流至左心房的血量减少,左心室的输出量也相应减少。呼气时的情况则相反。

五、微循环

微动脉和微静脉之间的血液循环,称为微循环。作为血液与组织细胞之间进行物质和气体交换的场所,微循环对维持组织细胞的新陈代谢和内环境稳态具有重要作用。

(一)微循环的组成

各器官、组织的结构和功能不同,微循环的结构也有所不同。典型的微循环由微动脉、后微动脉、毛细血管前括约肌、真毛细血管、通血毛细血管、动-静脉吻合支和微静脉组成(图1-12)。

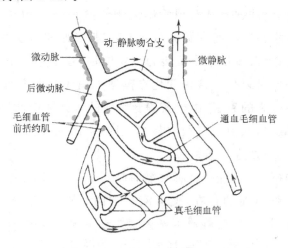

图1-12 微循环的组成模式图

微循环的起点是微动脉,其管壁有环行的平滑肌,通过平滑肌的收缩和舒张可控制微循环的血流量,故微动脉起"总闸门"的作用。微动脉分支成管径更细的后微动脉,每根后微动脉向一至数根真毛细血管供血。真毛细血管起始端通常有1~2个平滑肌细胞,形成环状的毛细血管前括约肌,其舒缩活动可控制进入真毛细血管的血流量,故毛细血管前括约肌起"分闸门"的作用。真毛细血管仅由单层内皮细胞组成,细胞间有裂隙,故具有较高的通透性。人体内约有400亿根毛细血管,总的有效交换面积将近1 000 m^2。毛细血管的血液经微静脉进入静脉。最细的微静脉口径不超过30 μm,其管壁没有平滑肌,属于交换血管。较大的微静脉管壁有平滑肌,其舒缩活动可影响毛细血管血压,故微静脉为毛细血管后阻力血管,起"后闸门"的作用。

(二)微循环的血流通路

微循环有3条血流通路,分别具有不同的生理意义。

1.迂回通路

血液从微动脉经后微动脉、毛细血管前括约肌、真毛细血管汇集到微静脉的通路,称为迂回通路。该通路因真毛细血管数量多且迂回曲折而得名,加之管壁薄、通透性大、血流缓慢,因此是血液和组织液之间进行物质交换的场所,故又称营养通路。该通路中的真毛细血管是交替开放的,安静状态下,同一时间内约有20%的真毛细血管开放,从而使微循环的血流量与组织的代谢活动相适应。

2.直捷通路

血液从微动脉经后微动脉和通血毛细血管进入微静脉的通路,称为直捷通路。通血毛细血管是后微动脉的直接延伸,其管壁平滑肌逐渐稀少以至消失。直捷通路经常处于开放状态,血流速度较快,在物质交换上意义不大。它的主要功能是使一部分血液快速进入静脉,以保证回心血量。直捷通路在骨骼肌中较为多见。

3.动-静脉短路

血液从微动脉经动-静脉吻合支流入微静脉的通路,称为动-静脉短路。该通路多见于人体的皮肤和皮下组织,特别是手指、足趾、耳郭等处,其主要功能是参与体温调节。当人体需要大量散热时,动-静脉吻合支开放增多,皮肤血流量增加,皮肤温度升高,有利于发散身体热量。

(三)微循环的血流动力学

1.微循环的血流阻力

微循环中的血流一般为层流,其血流量与微动脉和微静脉之间的血压差成正比,与微循环中总的血流阻力成反比。微动脉占总血流阻力的比例较高,血压降落也最显著。因而,血液流到毛细血管靠动脉端时,血压降至 4.0～5.3 kPa(30～40 mmHg),毛细血管中段血压为 3.3 kPa(25 mmHg),至靠静脉端血压为 1.3～2.0 kPa(10～15 mmHg)。毛细血管血压的高低取决于毛细血管前阻力和毛细血管后阻力之比。一般来说,当两者之比为 5∶1 时,毛细血管的平均血压约为 2.7 kPa(20 mmHg)。比值增大时,毛细血管血压就降低;反之,则升高。

2.微循环血流量的调节

通常情况下,通过微循环毛细血管网的血液是不连续的。这是由于后微动脉和毛细血管前括约肌不断发生每分钟 5～10 次的交替性收缩和舒张活动,称为血管舒缩活动,以此控制真毛细血管开放或关闭。当它们收缩时,真毛细血管关闭,导致毛细血管周围组织中乳酸、CO_2、组胺等代谢产物积聚以及 O_2 分压降低。代谢产物和低氧又能反过来引起局部后微动脉和毛细血管前括约肌舒张,于是真毛细血管开放,局部组织内积聚的代谢产物被血流清除。随后,后微动脉和毛细血管前括约肌又收缩,使真毛细血管关闭,如此周而复始。当组织代谢活动加强时,处于开放状态的真毛细血管增多,可使血液和组织细胞之间的交换面积增大,交换距离缩短,以满足组织代谢的需要。

(四)血液和组织液之间的物质交换

微循环的基本功能是实现血液和组织液之间的物质交换,主要通过以下几种方式进行。

1.扩散

扩散是血液和组织液之间进行物质交换的最主要方式。某种溶质分子在单位时间内扩散的速率与其在血浆和组织液中的浓度差、毛细血管壁对该分子的通透性以及毛细血管壁的有效交换面积等成正比,而与毛细血管壁的厚度成反比。脂溶性物质如 O_2、CO_2 等可直接透过毛细血管壁进行扩散,故扩散速度极快。非脂溶性物质如 Na^+、葡萄糖等,其直径小于毛细血管壁孔隙,也能通过管壁进出毛细血管,但分子越小,就越容易通过毛细血管壁孔隙,故扩散速率越大。

2.吞饮

毛细血管内皮细胞外侧的物质可被细胞膜包裹并吞饮入细胞内,形成吞饮泡,继而被运送至细胞的另一侧,并被排出细胞外。一般认为,多数大分子物质如血浆蛋白等可以通过这种方式进行毛细血管内外的交换。

3.滤过和重吸收

当毛细血管壁两侧的静水压和渗透压不等时,水分子就会通过毛细血管壁从高压力一侧向低压力一侧移动。生理学中,将液体由毛细血管内向外的移动称为滤过,而将液体向相反方向的移动称为重吸收。血液和组织液之间通过滤过和重吸收方式进行的物质交换,仅占很小一部分,对于物质交换来说并不起主要作用,但对于组织液的生成来说具有重要意义。

六、组织液的生成与回流

组织液是血浆经毛细血管滤过到组织间隙而形成的,其主要成分是胶原纤维和透明质酸细丝,故组织液绝大部分呈胶冻状,不能自由流动,因而不至于因重力作用而流至身体的低垂部位,也难从组织间隙中抽吸出来。组织液中有极小一部分呈液态,可自由流动。组织液中各种离子成分与血浆基本相同,但组织液中蛋白质含量明显低于血浆。

(一)组织液的生成

组织液生成的动力是有效滤过压,它取决于以下 4 个因素,即毛细血管血压、血浆胶体渗透压、组织液静水压和组织液胶体渗透压。其中,毛细血管血压和组织液胶体渗透压是促使液体向毛细血管外滤过的力量,而血浆胶体渗透压和组织液静水压则是促使液体重吸收入毛细血管的力量(图 1-13)。滤过的力量与重吸收的力量之差,称为有效滤过压(effective filtration pressure,EFP)。可用下式表示:

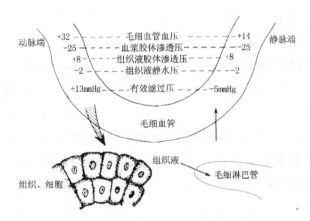

图 1-13　组织液生成与回流示意图(图中数值单位为 mmHg)

有效滤过压=(毛细血管血压+组织液胶体渗透压)-(血浆胶体渗透压+组织液静水压)

如图 1-13 所示,在毛细血管动脉端,有效滤过压为 1.7 kPa(13 mmHg),表示液体滤出毛细血管而生成组织液;而在毛细血管静脉端,有效滤过压为-0.7 kPa(-5 mmHg),表示大部分组织液又重吸收回毛细血管。总的来说,流经毛细血管的血浆,0.5%~2%在毛细血管动脉端被滤出到组织间隙,其中约90%的滤出液在静脉端被重吸收回血液,其余约10%进入毛细淋巴管,成为淋巴液。

(二)影响组织液生成与回流的因素

正常情况下,组织液的生成与回流维持动态平衡,以保证体液的正常分布。一旦这种平衡遭到破坏,造成组织液生成过多或回流减少,则组织间隙中有过多的液体潴留,产生水肿。

1.毛细血管血压

当毛细血管前、后阻力的比值增大时,毛细血管血压降低,则有效滤过压减小,组织液生成减少;反之,比值变小时,毛细血管血压升高,组织液生成增多。右心衰竭的患者,因静脉回流受阻,毛细血管血压逆行升高,有效滤过压加大,组织液生成增多而回流减少,常出现全身水肿。

2.血浆胶体渗透压

血浆胶体渗透压主要取决于血浆蛋白的浓度。当人体患某些肾脏疾病时,常排出蛋白尿,或者肝功能不佳时,蛋白质合成减少,从而导致血浆蛋白含量降低,使血浆胶体渗透压下降,有效滤过压增大,组织液生成增多,从而出现水肿。

3.毛细血管壁的通透性

正常情况下,毛细血管壁对蛋白质几乎不通透。但在感染、过敏、烧伤等情况下,毛细血管壁的通透性增加,部分血浆蛋白渗出毛细血管,使病变部位组织液胶体渗透压升高,有效滤过压增大,导致组织液生成增多,出现水肿。

4.淋巴回流

正常情况下,从毛细血管滤出的液体约10%经淋巴系统回流入血。当局部淋巴管病变或肿物阻塞淋巴管时,可使淋巴回流受阻,导致受阻部位远端的组织液回流障碍,出现局部水肿。

第二章 冠心病

第一节 急性心肌梗死并发心律失常

冠心病和心肌梗死可以并发各种各样的心律失常，可以分成快速性和缓慢性心律失常，室上性和室性心律失常。有些心律失常可存在于心肌梗死以前，有些是伴随急性心肌梗死（acute myocardial infarction，AMI）而发生的。心肌梗死发生恶性室性心律失常是发生院前死亡最主要的原因。

心律失常所致的心脏性猝死是临床医师面临的严峻挑战，在美国每年发生心脏性猝死的病例接近50万。大部分猝死是发生于冠状动脉疾病发作中，而且年龄较轻的患者占很大比例。有些患者甚至会以心脏性猝死作为冠心病的首发症状或表现。由发生猝死时的动态心电图记录和院外心脏骤停复苏患者记录的资料分析可知发生心脏性猝死最多的原因为心室颤动（简称室颤）。这些心室颤动的发作很可能是由于严重心肌缺血，这种缺血过程是由于原先并不存活侧支循环的冠状动脉急性血栓性闭塞所致。心肌梗死存活下来的患者可以发生慢性的室性心律失常，其发生时间既可以在AMI后立即发生，也可以很晚才出现，有的甚至在心肌梗死后数年。一旦发生则这些慢性心律失常可以存活数月或数年，其存在预示或说明心室颤动的危险和心脏性猝死的危险增加。

一、对缺血性室性心律失常发生机制的研究

（一）冠状动脉急性闭塞后的室性心律失常

长时间以来，冠状动脉闭塞与心律失常之间的关系一直是人们关注的内容。慢性心律失常的临床和流行病学研究有了很大发展，而在动物模型上的研究发现，其特征与在人类发生的心律失常特征相似。开始时这些研究和观察是在实验动物模型上进行的。150年前，JE Erichson在犬身上结扎了一支冠状动脉，观

察到了心脏停搏并伴随轻微的抖动,这可能就是冠状动脉闭塞后发生心室颤动的最早描述。此后大约50年,John A.McWillians 提出这个心室颤动过程是心血管疾病发作和猝死的常见原因这一看法。他说,在哺乳类动物进行的大系列研究已经使我们相信,通常情况下心脏性猝死不是心室静止,而是心室颤动。

心电图记录的应用使心脏病患者心脏不正常收缩的研究有可能和有手段进行。RH Halsey 发表了由濒死患者获得的心电图记录(1915),报道了1例心室颤动。随后,大量的研究开始在心脏代谢与心脏节律失常的联系上进行,在正常和缺血心脏上都做了这方面的工作。这些工作有许多是对患者进行的,但这方面的认识更多是从实验动物模型的研究中得到的。尽管这些动物模型不像在人体的研究更有价值,在动物模型中得到的资料却应该在理论上加以解释。当然不同种系的心肌代谢和血液供应可能有很大区别。除此之外,有些实验性因素也使得实验结果的解释更为困难。

虽然缺血性室性心律失常的机制还没有完全搞清楚,但现已明确,在实验动物模型和人研究中的心律失常是由于心脏冲动形成和传导异常引起的,而其发生与代谢、血流动力学和心脏结构性因素有关系。这些因素包括:①由缺血所引起的急性代谢变化。②并存的慢性代谢和离子异常,如低血钾。③局限或整体的心脏功能的急性变化。④慢性结构性因素,如心肌肥厚或先前存在的心肌梗死。

急性冠状动脉闭塞后,室性心律失常双峰分布的特点在许多种属动物实验中都有描述,据推测这种心律失常也同样发生于人体,但是尚未得到证实。在冠状动脉阻断后的最初2分钟并没有观察到心律失常,室性心律失常的发生是在冠状动脉闭塞的2分钟后开始增加(包括室性期前收缩、室性心动过速和心室颤动),5分钟时达高峰,10分钟时减少。这些很早期发生的室性心律失常被定为Ⅰa期。室性心律失常的第二期开始于冠状动脉阻塞后的12分钟,15~20分钟达到高峰,30分钟以后减少。这些心律失常被定为Ⅰb期。Ⅰa期和Ⅰb期心律失常的机制有很大区别,将在下面分别讨论。

1.Ⅰa期心律失常

Ⅰ期心律失常以缓慢传导为其特点,由缺血引起的传导速度减慢是很重要的,这时冠状动脉血流量减少75%以上。传导速度在单独缺氧和轻度缺血时并不表现减慢的变化。同样,传导速度减慢在心内膜下浦肯野纤维很少表现出来,这可能是因为心腔内的血液可浸透到40~60个心肌细胞的深度。Kleber等提出了测量传导速度的方法,他应用离体猪心脏放置相距仅1 mm的心外膜电极共 99 根，同步记录心电活动，结果正常情况下传导速度为(50.1±2.13)mm/s,缺血情况下则为(33.3±3.86)mm/s。

折返性心律失常的起始和维持需要缓慢传导的存在。当心脏激动波的缓慢传导不断地围绕单向阻滞区运动并且再次返回，然后激动阻滞的近端区域时折返激动即可发生。折返机制一直被认为是缺血性心律失常的机制。这样一个机制是基于在对应心外膜电图存在连续性电活动（舒张桥）。Ⅰa 期心律失常的折返机制更直接的证据是由 Pogzwid、Witkowski 和 Corr 提出的。他们应用计算机控制能同步记录 232 个双极位点的心脏标测系统进行标测，然后准确地定位心脏的激动位置，分析电生理学和解剖的数据，获得三维激动的等时标测图。当出现下列 3 种情况时，心动过速就被确定为折返机制：①在心动过速发作之前的搏动有连续除极的证据。②发生心动过速的位置靠近原先搏动终止的部位。③由原先搏动终止的位置至折返搏动开始部位的传导速度，近似于原先激动的终末端的传导速度。应用这样一个定义，Pogzwid 和 Corr 提出室性期前收缩和非持续性室性心动过速的 75% 在Ⅰ期为折返机制。另一方面，由室性心动过速坠入心室颤动也似乎是以折返机制为中介。

在Ⅰa 期起重要作用的非折返机制是由延迟后除极引起的触发激动。触发激动是依赖于后除极的连续激动，即发生于动作电位上升支以后的膜电位振荡。在早期心肌缺血的过程中，许多因素都会导致后除极的发生。例如，离体心肌细胞的机械牵拉可以引起后除极，缺血心肌的收缩异常可以牵拉心肌细胞产生后除极。损伤电流可能是另一个后除极的原因。损伤电流是由于在靠近心肌细胞之间膜电位的差异造成的。舒张期电流是由于与正常组织相比的缺血组织的除极，而收缩期损伤电流是由于正常和缺血组织之间动作电位幅度的差异。儿茶酚胺和细胞 Ca^{2+} 超负荷也引起后除极。后除极的后两个原因可能是Ⅰb 期心律失常的重要因素。

2.Ⅰb 期心律失常

冠状动脉闭塞后大约 10 分钟，室性心律失常的发作频度和严重程度减轻。几分钟以后，室性心律失常的发生率又再次增加（Ⅰb 期）。关于Ⅰb 期心律失常的机制并不是如Ⅰa 期那样清楚，然而前面提到的机制似乎是起一定作用的。非折返机制在Ⅰb 期似乎起更大的作用。在Ⅰb 期传导速度减慢的特点不太明显，特别是在该期的早些时候更是如此，甚至在传导速度完全正常的情况下也可以发生心律失常。

在冠状动脉闭塞后 15~20 分钟时发生的内源性儿茶酚胺储存的释放好像

是非折返性室性心律失常的中介,也可能是Ⅰb期观察到传导速度改善的原因。例如,Russell等发现,离体豚鼠(guinea pig)心脏中,Ⅰb期心律失常总是以自发性的动作电位幅度和0位相上升速度及不应期的改善为先导。内源性儿茶酚胺的缺乏,或用β受体阻滞剂预防这些电生理学的"改善"也降低Ⅰb期心律失常的发生率。这些结果提示,儿茶酚胺可能是Ⅰb期心律失常后除极和触发激动的中介物。

在Ⅰb期末,传导速度再度下降,这是由于内在纵向阻抗的增加,这种变化的原因是不可逆损伤细胞摄取Ca^{2+},导致缝隙连续的缺乏。折返机制在该期可能也起一定作用。

(二)心肌梗死犬2～24小时心律失常的观察与研究

1.实验性冠状动脉闭塞后出现的室性异位心律

实验证明,结扎冠状动脉后可出现各种室性心律失常。我们在实验中的观察发现,一次完全结扎冠状动脉左前降支以后,可以出现偶发、频发的室性期前收缩和短阵室性心动过速,甚至发生心室颤动,而当采用二次结扎时发生室速和心室颤动的机会大为减少。这个阶段大约持续30分钟。急性冠状动脉闭塞后所引起的心肌缺血使心肌的传导性、兴奋性、自律性和不应性发生变化,从而产生心律失常。在冠状动脉结扎30分钟以后可以出现心肌坏死,而在坏死心肌、缺血心肌和正常心肌表现出其电生理特性的不均一性,成为发生心律失常的基础,这时发生异位自发性心律失常的位置恰是正常组织与缺血坏死组织的交界处的正常组织侧,因为这时在该部位存在组织传导速度和不应期的差异。David等采用建立心肌梗死犬模型并再灌注的方法,观察了结扎犬冠状动脉以后不同时间的心脏电活动的改变,并发现在结扎后2～12分钟记录的连续性电活动的主要机制是舒张过度和折返;而在结扎后13～30分钟出现的连续电活动则可能与折返无关;当结扎30分钟后实施再灌注时,又表现出严重的心律失常。学者在相似的动物观察中也发现冠状动脉结扎后即可出现频发室性异位激动,当结扎2小时后实施再灌注时表现出多种形式的室性异位激动,甚至短阵室速或心室颤动。Kaplinsky等在非再灌注犬心肌梗死模型观察发现结扎后30分钟内的心律失常机制为折返激动。

冠状动脉主干的突然闭塞可导致很高的室速和心室颤动的发生概率。冠状动脉闭塞后30分钟内发生致死性心律失常机会很高,它与冠状动脉发生闭塞的部位有关,当冠状动脉左前降支起点下15～20 cm处突然闭塞后,心室颤动的发生概率超过50%。犬冠状动脉闭塞后出现的心律失常分成3个时期,第1期为冠状动脉结扎后的 2～5 分钟,有很高的发生室速和心室颤动的危险;第 2 期为冠状动脉结扎后异位节律减少期,持续 4～8 小时;第 3 个时期为 8～48 小时。也就是说犬冠状动脉结扎后的最初阶段是发生恶性室性心律失常的高危时期,持续不超过 30 分钟;而实际上冠状动脉闭塞后 4～8 小时的阶段发生的室性心律失常反较最初数分钟内减少,表现为少发室性异位激动(0～5 个/分);在 8～48 小时则实际又处于室性心律失常发生的另一个相对不稳定期,在这个阶段又会出现严重的室性心律失常,室性心律失常的发生概率也大为增加。所谓延迟出现的室性心律失常则是指冠状动脉闭塞后 3～4 天,直至 7 天发生的心律失常。

2. 犬左前降支阻塞后 2～24 小时自发性的室性心律失常

采用 Harris 两期结扎法阻断冠状动脉左前降支以后,明显降低了初始数分钟内发生心室颤动的机会,但却不能减少随后 2～24 小时内发生的猝死。对犬冠状动脉阻塞后 2～24 小时发生的心律失常的监测结果发现,100 只犬发生猝死者占 33 例,发生猝死的时间为冠状动脉闭塞后(13.3±0.8)小时,发生的心律失常由单形性室性心动过速变为心室颤动,其中有 30 例犬发生的室速持续时间超过 15 秒,100 例犬中发生自发性持续性室速者共有 48 例。早先由 Scherlag 和 Elsherif 等完成的实验研究表明,持续性单形性室速可以在冠状动脉闭塞后 24 小时的梗死犬模型体内由程序电刺激诱发,而冠状动脉闭塞后 2～24 小时自发的持续性单形性室速的出现和维持需要两个条件:第一是具备使持续出现的单形性室速存在的基础;第二是需要有始动持续性单形性室速的事件。冠状动脉阻塞后 6 小时,有 25% 的实验动物可以由心室起搏引发持续性单形性室速,在 24 小时有 55%～88% 的实验动物可被诱发出持续性单形性室速,而快频率室速只能由超过 330 次/分的快速起搏所诱发。尽管其电生理学基础尚不十分清楚,但却可能与自律性异常或延迟后除极的触发激动关系不大,更多地与局部心肌折返有关。应用 β 受体阻滞剂和采用左星形神经节切除术可以降低冠状动脉闭塞后 6～24 小时的快频率室速的最大频率和猝死发生率。Scherlag 等对 184 只冠状动脉左前降支阻塞 6～24 小时的心肌梗死犬模型自发和起搏诱发的持续性单形性室速历时 3 年的研究表明,自发持续性单形性室速转成心室颤动者 46 例(25%),心室起搏诱发的持续性单形性室速转成心室颤动者 60 例(43%),总的发生率与其他学者的研究报告相似。

在犬冠状动脉结扎后 24 小时自发性室性异位搏动的机制可能包括自律性异常、折返激动和触发激动。最常见的自发心律失常为不规律的室性异位心律,为多形性，单个期前收缩不能加速心室异位节律。发生室性异位激动的部位常位于左前降支支配的范围内，由心电记录可知发生室性异位激动时置于左前降支附近的电极最先激动，与窦性心律时的激动顺序明显不同。

3. 正常自律性升高和异常自律性

正常犬心室的特化纤维具有自发电活动，左心室浦肯野纤维可表现缓慢自发舒张期除极化，其自动频率为1～10次/分。Harris曾经提示，交感肾上腺素能兴奋、组胺释放、坏死损伤心肌蛋白或多肽的释放引起损伤心肌内的可兴奋细胞存在自律性和应激性增强，这些改变与异位灶的出现有关。整体和离体心肌组织的一系列实验研究确认了正常犬浦肯野纤维的自律性升高与心肌梗死犬心内膜下浦肯野纤维异常自律性的基本电生理学特征的重要区别。正常自律性可明显被快速起搏所抑制，氯化铯不能改变心肌梗死后自发心室节律的形成。现今并没有可靠证据说明犬冠状动脉结扎以后浦肯野纤维或心室肌存在明显的正常自律性的升高。

将心肌梗死组织中尚存活的心内膜下心肌组织分离并灌流于正常台氏液中时，缺血损伤的浦肯野纤维可以发生自发性除极和传导性搏动。犬冠状动脉结扎后24小时对损伤和缺血的左心室浦肯野纤维的研究观察发现，除极纤维的最大舒张电位减小（-70～-50 mV），幅度也变小（40～120 mV），4位相除极加强，以及离体组织标本连续脉冲（频率40～90次/分）形成。还有一些研究观察了缺血损伤心肌4位相自律性改变的离子流，发现梗死心肌的尚存活的心室肌和浦肯野纤维实验标本在24小时的电生理特性和延长灌流的纤维电生理学特性的正常化，使电压钳制状态下确定膜电流并不那么容易。仅有的新近研究提出了利用离子特异性微电极细胞内记录技术对组织基本电生理改变的观察结果，提示冠状动脉结扎24小时，缺血性损伤犬的浦肯野纤维细胞内K^+浓度（以活性确定）呈中度至重度降低，随着再灌注时间的延长（3～6小时），缺血性损伤的组织细胞膜电位恢复至正常水平[(-94 ± 4)mV]。细胞内Na^+浓度的变化也用相似的方法做了研究，提示冠状动脉闭塞后24小时，内向Na^+活性升高，而在正常台氏液超灌注后3～6小时明显恢复。心肌梗死后，心内膜下心肌浦肯野纤维的缺血损伤所表现出的自发性冲动形成许多常见于含钡剂台氏液灌注正常浦肯野纤维所诱发的自律性的一般特性。犬心脏冠状动脉闭塞后24小时和存活心内膜下心肌组织标本表现的自发节律：①β受体激动剂和交感神经刺激可以明显提高其自律性。②β受体阻滞剂和交感神经阻滞剂可以轻度降低或不完全抑制其自律性和频率。③存活的缺血性损伤心肌组织的α受体刺激（新福林）

或抑制(酚妥拉明)并不能明显改变自发节律的形成及其频率。

4.延迟后除极和触发节律

在以正常给氧的台氏液超灌流的长时间作用过后,存在心肌梗死病变基础的除极化心内膜下浦肯野纤维(—70～—50 mV)缓慢地恢复到膜电位水平,尽管不存在自发节律和静息膜电位的恢复,但心内膜下心肌组织表现出明显的电生理学异常,最明显的是形成延迟后除极和触发性室性节律。50～120次/分的室性节律可以由周期短于1 000毫秒的心室起搏或单个室性期前收缩引发。重复性心室节律的起始与利用短联律单个心室期前收缩,或用增加起搏时间而使刺激周长缩短始动的延迟后除极幅度的增加有关。快速起搏和(或)期前收缩刺激也能够终止室性持续性节律,而且其终止以延迟后除极不再能达到阈电压为特征。心室延迟后除极幅度的增加和引发持续性室性心律的能力在缺血性损伤的心内膜心肌可以因肾上腺素(6～10 M)的作用而易于实现,也可因提高细胞外 Ca^{2+} 浓度(2.7～8.1 mm)而容易出现。钙通道阻滞剂维拉帕米(6～10 M)、硝苯地平(200 μg/L)和硫氮䓬酮(1 mg/L)可以使由于增加细胞外 Ca^{2+} 浓度而增加的后电位幅度减少,并且可以防止引发由快速起搏导致的持续性心室节律。

触发心室节律和异常自律性而致的自发心律失常在犬冠状动脉闭塞后可持续24小时。对于折返激动、自律性异常和触发激动的鉴别,可以参考有关电生理参数的特性。

5.犬冠状动脉闭塞后24小时的室性节律

犬冠状动脉结扎后24小时可以由心室起搏诱发快速的持续性室性心动过速。经心电图证实的透壁性心肌梗死动物实验发现,在冠状动脉闭塞后24小时,经心室起搏诱发持续性单形性室性心动过速的概率为(简称单形性室速)60%～90%。由心室起搏引发的室性心动过速能够依据频率、QRS波形态、起源部位、起始和终止的形式清楚地与自发心室节律相区别,由起搏诱发的持续性单形性室速具有重复诱发的特点。持续的舒张中,电活动仅表现于缺血性损伤的心外膜心肌,而不表现在正常心肌组织中。这种舒张中期电活动随着室速的终止而消失。在冠状动脉闭塞后24小时,以心室起搏诱发的持续性单形性室速的频率是很快的,可导致明显的低血压,如果不能被快速起搏刺激或电休克终止则常易发生心室颤动。在犬冠状动脉结扎后24小时观察到,起搏诱发的持续性单形性室速的频率和形态与6～24小时发生猝死动物的自发性室速相同。由心室刺激诱发的持续性单形性室速的机制,已被确信与局部折返有关,其折返部位是位于梗死心肌中尚存活的心外膜层心肌。心外膜层下心肌的折返可以采用连续舒张期电活动的记录和多电极标测技术确定,折返环路的标测、快速的心室率、心律失常的诱发和终止形式都提示在犬冠状动脉结扎后24小时诱发的室速机制为局部心肌的折返。

心肌梗死后24小时,尚存活的心内膜下心肌组织的电生理改变的早期实验研究发现了由程序期前电刺激的方法引发的重复搏动的形式。实验观察发现,由程序期前激动引发的室速与异常自律性或延迟后除极引起的室速相比,室速的频率较快。由单个期前程序刺激引发的重复性节律的电生理基础是局部心肌折返。这个假设由下列几点得到支持:①可以延缓传导却不能引起局部传导阻滞的抗心律失常药可以加重心律失常的发生。②重复节律只伴随着期前刺激才观察到,而且激动的发生可以延迟到局部不应期。③增加局部组织不应期,并且延迟传导的抗心律失常药,可以防止重复心室搏动的出现。④重复性心室搏动可以出现先延迟后除极和(或)自发节律。在心肌梗死后尚存的心内膜下,浦肯野纤维由单个程序期前刺激诱发的重复性节律于冠状动脉闭塞后24小时的活体心脏可以出现,也可以不出现。缺血性损伤的心内膜下,折返机制可以解释犬心脏冠状动脉闭塞以后24小时的短联律室性异位激动和连续3个室性节律,但并没有支持这一假说的直接证据。

Scherlag等人发现,依据Harris两步方法结扎犬冠状动脉左前降以后建立的心肌梗死犬模型在冠状动脉结扎以后24小时可以由程序电刺激诱发持续性室速,较自发性室性心动过速的频率(154±26)次/分较快,其频率多为320次/分以上,并且表现出心肌动作电位舒张束自动除极的加快。他们认为,在犬冠状动脉结扎后24小时的室速由于可以被程序期前刺激诱发和终止,并且见到明显的室速拖带现象,因此室速的机制是折返激动。Miehelson等人的研究认为,在犬冠状动脉结扎以后12~72小时发生的致死性心律失常与折返机制有关。但是,David等人指出,不能只简单地把冠状动脉结扎以后24~72小时发生的心律失常认为仅与触发激动和折返激动有关,尽管确实存在折返机制,但异常自律性机制也可能是这一时期发生室性心律失常的重要机制之一。

(三)犬冠状动脉闭塞后3~5天的折返性心律失常

折返激动是与心肌缺血和梗死有关的室性心律失常的重要机制。早在1977年,Elsherif和他的同事们就对存活犬的心肌梗死初始阶段和梗死后3~5天的室性心律失常做了观察,在犬梗死后的折返性室性心律失常可以自发出现,但是更多的则是由程序电刺激诱发的室性心律失常。关于折返性室速的解剖和电生理学基础的研究随后有了一系列的研究报告,这些研究提示,折返激动是围绕功能性的传导阻滞带发生的,这个功能性的传导阻滞带是由于缺血诱发的部分不应期长度不均一性造成的。折返性室速具有"8"字形的折返激动形式,其顺钟向或逆钟向的两个波前围绕两个分离的功能性阻滞带,两个循环运行的波前在共同传导道合并成一个共同波前,并在两个功能性阻滞带之间缓慢传导。利用冷刺激可以成功地使折返性激动在共同波前运行的区域终止。

1. 在心肌梗死后 3~5 天折返性激动的解剖与电生理基础

犬冠状动脉左前降支结扎以后,心内膜下心肌的血流较外膜下心肌减少更为明显,心肌梗死组织血流阻力的变化使血流在心外膜层发生血流的重新分布,伴随着侧支循环血管的扩张,血流更多地分布到尚存活的心外膜心肌组织。尽管梗死区的形状在不同的实验研究有所不同,但病理学研究显示坏死心肌组织中心区外的存活心外膜组织层的变化结果是一致的,这部分心外膜层变厚,可以由几个细胞层变成几毫米厚度,直至达 200 个细胞层。存活的心外膜层一般是楔形的,与梗死中央部分相比其边界更深。尽管心外膜层在显微镜下看来似乎是存活组织,但较正常的心脏的血流是减少的。从存活的缺血心外膜细胞内记录来看,细胞内有不同程度的去极化,动作电位幅度降低和动作电位 0 位相上升速率下降。心肌反应性的恢复通常较动作电位时间长,这是存在复极后不应期的反应。缓慢传导、文氏现象、2∶1 或高度传导阻滞很容易经快速起搏或期前刺激诱发出来。标测研究发现,功能性传导阻滞区域和缓慢传导的波前是发生在心肌梗死区存活组织的电生理特性异常的心外膜层。有些学者认为,心肌梗死后折返环路所在的深度是心外膜下 1~3 m 处的梗死边缘内 15 mm 左右的位置,起搏刺激电极在该部位易于诱发室速。

由缺血诱发的心肌细胞的不正常跨膜动作电位并没有一个合理的完整解释。一些研究结果提示,缺血性心肌细胞的跨膜电位可以由受抑制的快钠通道发生,快钠通道的心肌细胞缺血时受到抑制。这种现象可以用静息膜电位的部分除极可以受到抑制加以解释。钠-钾泵(Na^+-K^+泵)在存活的缺血心肌细胞中受到抑制,导致细胞内 Na^+ 负荷增加,这可以减小内向 Na^+ 电流的电化学驱动力。缺血性心肌细胞的细胞膜特性异常,可能不只是存活的缺血性心外膜细胞层发生缓慢传导和阻滞的原因,缺血后细胞外阻力的增加和电不匹配也可能是重要原因之一。缺血诱发的细胞内 Ca^{2+} 的增加和 pH 降低,可以增加闰盘连接通道的阻力。

心外膜心肌细胞是紧密的、相互平行地排列在一起的,与左前降支冠状动脉的走行成直角,沿心肌细胞长轴方向上的传导比横向上的传导更快。横向传导速度较纵向传导慢,可能是由于轴向阻抗较高导致,而实际上心肌纤维侧面的闰盘较少可能也是一种解释。正常各向异性的传导特性,可能会因心外膜心肌缺血而发生改变,提示缺血心外膜层发生期前收缩刺激时的传导阻滞位置可以由其传导的各向异性的特征决定,那就是沿着心外膜心肌纤维长轴的期前收缩刺激发生阻滞。缺血心外膜层心肌期前刺激的功能性阻滞是由于不应期突然出现的分离性改变所致。部分不均一性的不应期分布既可在心肌纤维的长轴上,也可以在横轴上。

2.自发和期前刺激诱发的折返激动及其心外膜激动形式

犬心肌梗死以后1~5天可以由单个或多个期前刺激引发折返激动,在基础起搏时,通常心肌梗死心外膜表面的等时标测说明其激动传导相对较快,但少数情况下也可见到缓慢传导区或传导阻滞区。引入期前刺激时可以引起单向阻滞。这种阻滞是功能性的,在无基础起搏刺激时并不存在。这种单向阻滞的存在是程序期前刺激诱发折返性心律失常的重要基础。如果利用单个期前收缩刺激不能诱发折返性心律失常,则可加入第2个期前刺激,以两个期前收缩刺激再行诱发。第2个期前收缩通常可以使传导阻滞带加长和围绕传导阻滞区的传导更加明显,这就使单向阻滞区易于再次激动而发生折返,其折返仍然是以顺时针或逆时针方向成"8"字样运动。缺血性心肌的传导延迟和阻滞以心动过速依赖性为特征,即心动过速依赖的功能性传导延迟和阻滞。在犬心肌梗死后1~5天,折返性激动常在期前刺激后发生,而期前刺激干扰了规律的心脏节律。所谓规律的心脏节律是窦性心律,也可能是起搏心房律或起搏心室律。要使折返激动在规律的心脏节律基础上发生,则要求临界频率相对较窄,即这个心率使潜在存在的折返通道表现为文氏型的传导阻滞。在文氏型传导周期,功能性传导阻滞区逐渐延长,传导阻滞区的延迟程度也越来越重,直至激动的波前被阻滞或有效地推迟,使心肌组织近端的某一部分恢复了可兴奋性。文氏样传导顺序有可能是始动重复性折返激动的机制。

3.折返激动的始动与不应期长度不均一性的作用

Mines提出的维持环形激动的条件是:①激动波可以通过环路返回起始点(环形通路存在)。②单向阻滞区。③某一点的激动波可以切入环路中。一些研究结果表明,"8"字样的折返激动可以在冷凝装置或冷冻电极置于最早激动带的共同折返路径时被打断,但在最早激动部位的刺激却通常不能干扰折返。在这个部位,共同通路的折返波前通常是狭窄的,并且被功能性的传导阻滞区环绕两侧。

现已发现,缺血性心外膜存活心肌的不应期以部分不均一的方式延长,不应期延长的形式像一个向心的环,由正常带指向缺血带的中心。由期前刺激引发的功能性传导阻滞区尚存在着不应期的梯度差,不应期的长度和阻滞区的长度定位依赖于期前刺激的提早程度(即 S1S2 间期)。当单个期前收缩不能诱发折返时,可以适当调整诱发部位,或引入第 2 个期前收缩刺激。第 2 个期前收缩刺激可以进一步缩短不应期,并且随着 S1S2 或 S2S3 间期的缩短,还可以引起缺血性心肌的不应期和传导速度的不均一性改变,而成为诱发室性折返性心律失常的有利条件。

4.程序电刺激诱发的室性心动过速的拖带、终止、加速和诱发特点

在"8"字形的折返环路中,传导阻滞的两个带和缓慢传导的共同折返区,是随着激动波前功能性确定的和周期依赖性的,在折返性心动过速中存在某一特定的部位,循环激动的波前紧随先前激动的不应期的尾端,折返环路的传导时间由缓慢的共同折返波前的最长不应期决定。以一个较短于心动过速周长的刺激波前就有可能侵入到折返性心动过速的诱发基础,也是电刺激终止折返性心动过速的前提。要想使折返性心动过速由程序电刺激终止,刺激波前必须能够进入这一激动窗口,并引起折返环中本已脱离不应期的部分处于功能性的传导阻滞状态,而使激动波前遇到由刺激波前引起的功能性传导阻滞区时被终止,这样即可以使折返性心动过速发作终止。有 3 个因素决定刺激波前能否侵入折返环路而导致传导阻滞:①刺激周长。②刺激的个数。③刺激的部位。利用电刺激终止折返激动的最佳情况是给予一个临界的配对期前收缩,使其侵入到折返波前的缓慢共同通道而使之引发阻滞,如果单个期前收缩不能终止折返激动,则可以加用多个期前收缩刺激。如果用串刺激则可直接增加串刺激的个数或频率,但一旦打断折返激动要立即停止串刺激,否则串刺激可以再次引发同样的折返激动,甚至有时使心动过速加速,或导致心室颤动。相比之下,多个期前收缩刺激或串刺激导致折返性心动过速加速或发生心室颤动的机会明显比单个期前收缩刺激多。折返激动的心动过速的程序刺激终止效果的研究表明,刺激部位有重要意义,刺激部位越靠近折返环路则终止机会越高,强调了精确定位折返环路的缓慢传导带和其中激动波前方向的重要性。拖带现象是折返激动的重要特征之一。

一般来说,能由相同条件的程序电刺激诱发和终止的室速为折返性室速,但不能排除触发激动导致室速的可能。我们以单个期前收缩刺激在心肌梗死后 72 小时的犬未能诱发室速,但由两个期前收缩刺激则可以诱发和终止持续性室速,但有时也可诱发心室颤动。当使用 3 个期前收缩刺激时,引发心室颤动的概率更高。由程序电刺激的方法在心肌梗死后 72 小时后,犬模型既可诱发单形性

持续性室速,也可以诱发出多形或扭转型室速。有学者在实验中持续小剂量静脉点滴异丙肾上腺素时,通常可以增加程度电刺激诱发室速的机会,但同时也增加了由于异位自律性增加导致的室性异位激动的发生率和自发性心律失常的发生率。我们在实验中还发现,以程序电刺激起搏心室并导致心室重复反应后,有些时候心室重复反应终止后,可以出现室性自搏律,然后恢复窦性心律;有时虽然电刺激未能诱发室速或心室重复反应,但也出现短暂的室性自搏心律后才恢复窦性心律,究其原因尚不能肯定。这时在静脉滴注异丙肾上腺素则容易出现。

(四)心肌梗死晚期发生的心律失常

心肌缺血和心律失常密切相关,心肌缺血和梗死患者发生室性心律失常是常见的,这些心律失常可能是由于心肌缺血和梗死区域的心肌细胞不正常的电生理特性引起的,只有更好地理解发生于缺血和梗死心肌的室性心律失常机制,才能对缺血性心律失常的治疗有合理的方案。早在20世纪70年代,大量有关急性和亚急性心肌梗死犬模型的实验研究使人们对心肌梗死后发生的心律失常和电生理特性有了深入的了解。这对处于恢复或晚期的心肌梗死后心律失常和电生理特性,及其与其他因素的相互作用、代谢改变、残存心肌短暂缺血发作关系的研究具有重要价值。

Fridman等于20世纪70年代中期研究了利用由Harris提出的两期结扎冠状动脉法对犬冠状动脉左前降支结扎后24小时至7天发生的电生理学和结构异常,其研究发现,冠状动脉阻塞后3天,自发的心律失常消失,在梗死后期未记录到浦肯野纤维快速的重复性自发活动。Iaznuu等研究了犬冠状动脉左前降支结扎以后10天至3个月的电生理学异常,但他们在梗死区域和存活的浦肯野纤维网记录时并没有发现心律失常和自律性增高,也没有记录到跨膜动作电位的异常。Friedman等的病理学研究显示,由冠状动脉结扎的方法可以导致犬大面积心肌坏死,在心肌坏死区域内可以有少数心肌在急性阶段存活,在恢复期以后心内膜下存活的浦肯野纤维结构正常,这与在人体研究得到的结果不尽相同。Kimura等的资料显示了在实验室建立慢性心肌梗死模型的结果,犬冠状动脉结扎以后约2个月时,心肌梗死瘢痕存活,心内膜下心肌纤维的组织结构和特性正常,尽管对自发性室性心律失常或诱发的室性心律失常并未做详细的观察研究,但在对心肌梗死后2～4个月的麻醉猫做60分钟的自发性室性心律失常的观察时,发现有4只猫(4/6,17％)发生了室性心动过速,有6只猫(10％)发生了复杂的室性期前收缩,并且在做细胞电生理学研究时发现了始终存在的细胞电生理特性的异常。

细胞电生理学观察显示,位于缺血区心室肌细胞的膜电位在缺血发生以后和冠状动脉结扎以后数分钟内发生了明显改变。动作电位幅度、0位相上升速率及动作电位时程变小或缩短,在急性缺血时传导速度变慢。与之相反,当心肌梗死位于恢复期(2个月)时,由分离出的左心室心肌细胞记录到的跨膜动作可以发现,梗死瘢痕中的心肌细胞动作电位时程较正常区组织明显较长。这种缺血心肌的跨膜电位改变可能与离子环境和(或)电张力的相互作用有关。

有关自律性的研究表明,在犬冠状动脉结扎后24小时内并没有发现自律性增高的迹象,在冠状动脉闭塞后数月内也没有见到自律性增高,而且在最初的几天还表现出自律性的逐渐下降。有学者观察到,由梗死区浦肯野纤维记录到的心肌动作电位的特性与非梗死区或正常心脏浦肯野纤维的动作电位并无统计学差别,而且自发除极速率也没有差别,然而梗死区的浦肯野纤维却表现出其自律性更明显地受快速起搏的抑制,这说明在梗死的慢性(陈旧)阶段所发生的心律失常与自律性异常关系并不密切。

Cameron和Han的研究提示,肾上腺素可以使心肌梗死后24小时的梗死区浦肯野纤维较非梗死区更大程度地升高自律性,说明犬心肌梗死24小时后儿茶酚胺在心律失常的发生中有重要作用,但在梗死后恢复期却没有见到β肾上腺素能刺激自律性加强的现象,也就是说心肌梗死24小时自律性异常与儿茶酚胺水平有明显关系。α肾上腺素能刺激在大部分成年哺乳类动物心脏,通常是通过降低浦肯野纤维的自律性。Corr等人描述,猫心肌急性缺血时α肾上腺素受体增加,但心律失常的发生是否与梗死区浦肯野纤维α肾上腺素能反应加强有关尚不能肯定。

触发激动是由早期或延迟后除极引起的,由于早期后除极引发的触发激动可以由高浓度的儿茶酚胺、某些抗心律失常药物(如N-乙酰普鲁卡因胺、奎尼丁等),或铯的化合物引起,延迟后除极引起的触发激动可以在洋地黄中毒的浦肯野纤维、高浓度儿茶酚胺作用下的猿二尖瓣和犬冠状窦纤维发现。由延迟后极引发的触发激动也可以在心肌梗死24小时见到,在心肌梗死慢性阶段的哺乳类动物模型也有发现,但更多见的是犬心肌梗死后48~96小时细胞膜超极化增加。在心肌梗死恢复期的实验对象中,有34%可以记录到延迟后除极和触发激动。强心苷增加心肌细胞内Ca^{2+}浓度,抑制Na^+-K^+钾泵,并且由于对Na^+-K^+泵的抑制作用而使得Na^+-Ca^{2+}交换,但尚不知道出现延迟后除极的梗死区浦肯野纤维细胞内是否有Ca^{2+}或Na^+浓度升高。已发现心肌缺血可以引发早期后除极的触发激动。

前面已经描述了不应期和传导异常的分离及不均一性使缺血性心肌发生折返性心律失常。在急性缺血的早期,不应期随着动作电位的变短而缩短,而在正常区和缺血区之间出现不应期的不均一性。倘若缺血时间进行性延长,不应期可以超越动作电位时程,即所谓复极后不应期,会导致不应期的不均一性更加明显。在心肌梗死恢复期,不应期的变化是多种多样的,其变化依赖于心肌某一区域持续存在的电生理异常的程度。在心肌梗死区域和其周围兴奋性、传导性受损的正常区域之间的临界带可能是发生单向阻滞的位置,尽管折返可能并不能在每个实验对象中都诱发出来,但这个临界带可能是发生折返的基础。Elsherif等人在犬冠状动脉结扎后3～7天的心肌梗死模型上对室性快速性心律失常做了研究,他们在研究中从存活的心外膜心肌细胞内经常可以记录到多个连续电活动,这些电活动与室性期前收缩和室速有关,并提示其机制为折返,进一步证实了通过心外膜等时标测证实的室速的折返机制。Gessman和Elsherif等还研究了梗死区心外膜区域冷冻可以阻滞折返环路的传导终止,防止心动过速发作的现象。在犬心肌梗死慢性阶段,室速可以经程序电刺激诱发和终止,心外膜标测技术研究的结果也提示,犬梗死后几周内发生室速的重要机制为折返激动。

(五)再灌注引起的心律失常

由再灌注引起的再灌注损伤和心律失常是许多冠状动脉闭塞的动物模型的重要特征。为此,Corr或Witkowsky做了较多研究。幸运的是,再灌注治疗临床上的心肌梗死患者已有多年的经验,已经证明再灌注性心律失常是经常发生的,并且再灌注的成功,通常以再灌注性心律失常开端。在患者中最特征的再灌注性心律失常是加速性室性自主心律,心率范围是70～110次/分。相反,在犬再灌注常导致心室颤动,在猫常导致室速。这些种属差异还没有合理的解释,很有可能是具有较高心肌黄嘌呤氧化酶的种系容易发生由自由基中介的再灌注性损伤,这种对心肌细胞膜的损伤促使严重心律失常的发生。大鼠具有较高的心肌黄嘌呤氧化酶水平,再灌注可引起严重心律失常,大鼠发生的再灌注性心律失常可以由黄嘌呤氧化酶抑制剂预防。人类的心肌具有很少量的黄嘌呤氧化酶。心肌黄嘌呤氧化酶水平低,不能作为人类再灌注性心律失常是相对较良性的自然过程的唯一解释,因此在具有较高心肌黄嘌呤氧化酶的种系,再灌注性心律失常的发病机制中,自由基的作用仍然有争论。

有人对再灌注性心律失常的机制做了研究,他们在猫模型的标测研究显示75%的非持续性的室速是由于非折返机制。他们认为,这些非折返性心律失常的一个重要原因是由 α 肾上腺素能介导的细胞内 Ca^{2+} 积聚引起的触发性激动。我们利用离体单细胞动作电位和载体单相动作电位记录技术对再灌注心律失常的机制进行了研究,结果提示后除极在再灌注性心律失常的发生中起一定作用。理解再灌注心律失常的机制与一些严重高危患者组猝死的预防有关。临床上发生心肌梗死的患者可能会有自发性溶栓,导致心肌再灌注。院外心脏性猝死的一个可能的原因就是发生再灌注性心律失常。再灌注性心律失常在冠状动脉痉挛的患者中是有临床意义的。动态监护资料显示,不稳定心绞痛的患者可以发生严重心律失常,甚至发生心室颤动,而这些心律失常是发生在抬高的 ST 段(变异心绞痛)恢复后(再灌注)。在这组患者,当心肌缺血发作,特别是缺血持续时间较长时,再灌注心律失常一般较严重。

临床研究和观察,再灌注的心肌梗死患者在再灌注时,室性期前收缩的发生率非常高,有的报道甚至达 100%。再灌注心律失常的室速发生率也较高,但各报道不尽相同,可达 95% 以上。但大多数文献认为再灌注并未增加心室颤动的发生率,也就是说在心肌梗死患者再灌注性心律失常中,心室颤动发生率与未再灌注者并无明显差异。再灌注成功的患者中发生加速性室性自主心律的概率为 75%~90%,较未再通者(35%~50%)高。

二、常见的心律失常的诊断和处理原则

(一)室上性快速性心律失常

房性期前收缩、房性心动过速和心房颤动,是心肌梗死患者常见的室上性心律失常,如果患者在发生 AMI 之前就有上述心律失常的发作,可以选择对症的药物治疗。如果患者的症状不明显,可以严密观察。如果患者发生 AMI 以后才发现有快速性的房性心律失常,通常有两个问题要明确:其一是患者是否发生了心房肌梗死,房性心律失常是心房肌梗死的表现之一;其二是患者是否由于 AMI 造成了心室明显的功能损害,包括舒张和(或)收缩功能的损害。

对于心脏泵功能损害不明显的患者,治疗发生于心肌梗死后的房性快速性心律失常的药物,可以选择 β 受体阻滞剂、钙通道阻滞剂、洋地黄,以及Ⅲ类抗心律失常药物或普罗帕酮。对于有心功能不全表现的患者,洋地黄类药物仍然是可以选择的药物。但是,由于缺血性心脏病的特点,我们不希望在临床治疗的过程中造成心肌氧耗量的增加,因此对可能增加心肌耗氧量的洋地黄类药物的应用常常要慎重。此外,由于近年来的研究大多认为心肌梗死长期应用钙通道阻滞剂存在其潜在的不良作用,因此也是应该特别注意的。由于近年来对于胺碘

酮大规模临床试验的支持,对于冠心病和心肌梗死并发的房性快速性心律失常,胺碘酮不失为一个较好的选择。索他洛尔作为Ⅲ类抗心律失常药物,可以用于心房颤动和心房扑动的治疗。

起搏器房性心动过速研究结果提示,在起搏基础上,应用索他洛尔或奎尼丁维持窦性心律的时间长于对照组。阿齐利特(azimilide)治疗室上性心律失常研究观察了阿齐利特作为Ⅲ类抗心律失常药物治疗心房颤动和心房扑动的有效性和安全性,结果提示阿齐利特125 mg治疗房性心律失常的效果并不理想,并不能延长患者的无心律失常存活时间。关于心房颤动最优化治疗的研究,由美国和加拿大200个医疗中心承担,入选4 060例患者,结果显示:心率控制组的生存率高、生活质量好,与心律控制组相比,两组的脑卒中终点相似,提示心房颤动控制心室率是可以接受的治疗。另一项研究是在第48届ACC年会上报道的加拿大心房颤动试验,研究比较了胺碘酮和其他传统的抗心律失常药物(普罗帕酮和索他洛尔)对心房颤动发生的影响,结果显示普罗帕酮治疗组心律失常事件发生率为12%,索他洛尔组为7%,胺碘酮组为6.5%,非心血管、心律失常事件的发生率3组分别是15%、9%和12%。胺碘酮组心房颤动复发率为35%,其他药物治疗组为63%。转复心房颤动后心房颤动预防研究比较了心房颤动转复以后索他洛尔和奎尼丁加维拉帕米的预防心房颤动复发的效果,结果显示各组的复发率均为10%,但是索他洛尔组有1例发生尖端扭转型室速,没有提示索他洛尔的优势。

有学者在临床上控制心肌梗死心功能不好合并的房性心动过速和心房颤动/心房扑动快速心室率时,会用洋地黄类药物和β受体阻滞剂,主要是应用毛花苷C和美托洛尔(倍他乐克)。β受体阻滞剂已经由多个试验研究或临床观察证实了其在AMI治疗中限制心肌梗死范围和改善预后的作用,我国正在进行的CCS-2也将提供有关β受体阻滞剂在冠心病AMI中的临床使用价值报告。在没有急性或严重的心力衰竭/泵衰竭的情况下,即使患者有心功能受损的情况,β受体阻滞剂也不是禁忌药。在心功能可以耐受的患者,单用β受体阻滞剂就可以达到很好地控制房性心律失常快速心室率的目的。我们常常容易困惑的问题是,快速房性心律失常的患者通常有心慌和气短症状,而临床医师很容易将这种心慌和气短症状归咎于AMI造成的心功能减低,这种临床判断常会导致临床上使用洋地黄类药物而不应用β受体阻滞剂。事实上,我们应该首先判断患者的心慌、气短是由于心功能因素引起的,还是由于快速性的房性心律失常造成的。如果我们判断心动过速是引起心慌、气短的主要原因,那么即使心功能有一定程度的降低，β受体阻滞剂仍然可以使用，而不必应用洋地黄。因为快速心室率本身是引起心慌、气短的因素，同时也是心功能不全的诱发原因，所以当心率被控制以后，可以缓解心力衰竭（简称心衰）症状，而一般不会加重心功能不全。相反，如果快速性的房性心律失常主要是由于心力衰竭造成的，也就是说快速心率是心力衰竭严重时的一个表现，那我们就要考虑到β受体阻滞剂可能会加重心衰的可能性。在这种情况下使用洋地黄并不是反指征。

但是应有一个特定的前提，那就是我们现在面对的是 AMI 的患者，我们希望控制心室率，但是除非严重的心力衰竭，我们并不希望增加患者的心肌收缩力，因为增加心肌收缩力会增加心肌的氧耗量，由此会引起心肌梗死面积的扩大和心室重构不良。再者，许多临床医师都有自己的临床经验，那就是静脉应用毛花苷 C 以后，心房快速性心律失常的心室率控制并不是立即出现，有时甚至剂量较大时也需要 30 分钟以上才能较好地控制心室率。为什么呢，我们知道，洋地黄药物控制心室率的作用主要通过两个电生理学作用：其一是洋地黄本身对房室传导系统的直接作用，延长其传导的不应期；其二是洋地黄通过兴奋迷走神经的作用间接延长房室传导和不应期。但是，患者在发生心力衰竭和快速心室率的房性心律失常时，都会伴有交感神经的激活或活性增强，而交感神经活动的加强是加快房室传导和缩短房室传导的不应期的，这在一定程度上使洋地黄的控制心室作用被削弱。如果我们在应用洋地黄的同时使用β受体阻滞剂则可以对抗交感神经活性增强的影响，这时候洋地黄的正性肌力作用被β受体阻滞剂的负性肌力作用减弱或抵消，避免了因为心肌收缩力的增加而导致心肌耗氧量的升高，同时使洋地黄和β受体阻滞剂的控制心室率的作用叠加，发挥更好的临床治疗效果。

除了洋地黄和β受体阻滞剂以外，钙通道阻滞剂、普罗帕酮、胺碘酮等均可以用于房性心律失常的治疗。但是，一般情况下，在心肌梗死患者，这些药物通常不作为首选药物。作为控制快速房性心律失常的用药，临床应用胺碘酮、普罗帕酮和硫氮䓬酮，既可以作为紧急控制心室率的药物使用，也可以作为维持心率的药物；既可以口服，也可以静脉使用。目前已经完成的大规模临床试验的结果均证实，在心房颤动的控制心室率治疗中胺碘酮的作用是值得肯定的。对于有明显心功能异常的患者，仍然可以在严密监护的情况下使用胺碘酮和硫氮䓬酮。但是，如果患者需要长期口服控制心室率的药物时，由于缺乏大规模临床试验证实其有益的作用，在缺血性心脏病患者一般不主张长时间应用普罗帕酮和硫氮䓬酮维持心室率，而更多选择β受体阻滞剂和胺碘酮。控制房性快速心律失常时，索他洛尔也是可以选用的，而且也经过临床循证医学的证实。然而，其他的药物一般不主张用于治疗与心肌梗死有关的快速性房性心律失常。

近年来，心房颤动治疗的另一个进展是心脏起搏，已经完成的临床研究包括CTOPP、MOST、PASE、STOP-AF、RAMP、PA-3、SYNBI-APACE和DAPPF等，这些临床实验的研究和观察，比较了不同方式的心房和（或）心室起搏对心房颤动以后窦性心律的维持效果和预防发作心房颤动的情况。DAPPF研究、观察了100例患者，比较高位心房起搏和靠近冠状静脉窦的低位心房起搏，以及两者联合进行起搏的效果，结果显示双部位起搏可以改善预后，但是要验证起搏预防心房颤动的效果，还需要长时间的随访。CTOPP和MOST研究提示，采用生理起搏（DDD、DDDR）可以减少心房颤动发生，SYNBIAPACE研究提示双心房起搏预防心房颤动的效果优于单独右心房起搏，与心肌梗死的结果相似。但是PA-3的研究将患者随机分入生理起搏和单独心室起搏（VVI）组，观察对心房颤动的预防作用，结果没有提示生理起搏比VVI起搏有更大的益处。大多数的研究结果提示，心房心室顺序生理起搏有预防心房颤动发生的作用，对于有阵发性心房颤动的患者生理起搏可以减少阵发性心房颤动的发作，但是对于有房性快速性心律失常发作和发作危险的患者，如果选择DDD(R)方式的生理起搏，应该选用带有自动模式转换功能的起搏器，使发作心房颤动时的起搏方式自动改为VVI(R)方式，以避免发生快速心室率。

（二）室性快速性心律失常

一般情况下，功能性的或器质性的室性心律失常应该根据其心律失常的严重程度决定给予或不给予治疗，并不一定有心律失常就一定予以抗心律失常药物治疗。例如，功能性的室性期前收缩，患者无明显不适症状，或经一般处理可以正常生活或工作者，不一定给予抗心律失常药物治疗，即使患者有器质性心脏病，也应根据具体情况决定是否药物治疗。有些情况下要认真纠正引起心律失常的原因，这对有效地控制心律失常可能起至关重要的作用。例如，对心肌缺血引起的室性期前收缩或室性心动过速，必须在对症处理心律失常的同时，积极纠正其心肌缺血，而在纠正心肌缺血后常可以有效地控制心律失常；又如与心力衰竭密切相关的心律失常，必须积极主动地控制其心力衰竭，如果单纯治疗心律失常，难以获得满意的效果。

首先应该清楚抗心律失常药物的选择和应用原则。室性心律失常的药物治疗是复杂而棘手的临床问题，有许多顽固的心律失常治疗非常困难。对于临床医师来说，首先应该明确的是哪些患者应该予以抗心律失常药治疗，而哪些患者不必要给予治疗,其次是患者最适宜于哪种药物和如何治疗。另一个关键的问题就是如何把握抗心律失常药物的治疗终点,也就是如何根据治疗反应或效果继续或停止用药,并且不容忽视的是药物的不良反应和药物的致心律失常作用。合理的抗心律失常药物治疗的重要前提是对心律失常药物的充分深入的认识。

应用抗心律失常药物时,要克服用药习惯的影响,同时又要根据具体情况选择不良反应小的常用药,比如,对房性期前收缩的治疗,许多医师都以β受体阻滞剂为首选药物,而室性期前收缩则以Ⅰb类抗心律失常药作为首选,但有些时候却不是这样。我们曾经遇到1例心肌梗死后反复发作持续性室速和心室颤动的患者,住院后终不能控制,Ⅰb、Ⅰc和Ⅲ类抗心律失常药应用后都不能预防其室性心动过速的发作。在应用二氢奎尼丁和普通奎尼丁以后未再发生室速和心室颤动,出院后随访达3年仍很好。又如,对特发性左心室来源的右束支阻滞样图形、电轴左偏的室性心动过速,利多卡因等无明显疗效,但用维拉帕米却可有效地终止其发作和预防复发。我们遇到的几例右束支阻滞型、电轴左偏(肢导Ⅰ、Ⅱ、Ⅲ均为 RS 型 QRS 波)的特发性室速,都可以用维拉帕米有效终止和预防复发,而其他抗心律失常药无效。对一些 AMI 并发的扭转型室性心动过速、极短联律间期而正常 QT 间期的室性心动过速对维拉帕米敏感,利多卡因却常常无效,而另一些扭转型室速却对普萘洛尔敏感。

抗心律失常药的联合应用,在对顽固性的心律失常的治疗上有重要作用。大多数情况下,心律失常可由一种抗心律失常药控制,但如果单用一种抗心律失常药不能有效控制心律失常的发作时,可以考虑几种抗心律失常药的联合应用。一般联合应用时多以不同类的抗心律失常药联合,而同一类药物一般不联合应用,同时还应注意不同类抗心律失常药联合应用以后不良反应的互相增强或叠加。我们习惯上的联合用药以Ⅰb+Ⅲ类、Ⅰb+Ⅱ类、Ⅰa+Ⅱ类、Ⅱ类+Ⅲ类、Ⅰa+Ⅰb多用。我们曾经以美西律和奎尼丁联合应用,有效地控制顽固的室性期前收缩;也曾用美西律加用胺碘酮控制顽固室早、室速,都获得较为满意的临床效果。

根据目前的多中心临床研究,Ⅲ类抗心律失常药物胺碘酮和Ⅱ类抗心律失常药物是控制心律失常,特别是预防和长期应用时的安全、有效的选择。电生理学试验指导的临床用药意义有限。据报告,有临床发作危及生命的心律失常病史、电生理学试验不能诱发心律失常的患者应用β受体阻滞剂的预后最佳,能够诱发心律失常而用β受体阻滞剂和电生理指导的抗心律失常药物治疗的两组预后并无差别,提示电生理学试验能否诱发心律失常发作有临床预后意义,但其指导临床抗心律失常药物治疗的意义值得商榷。

如果患者有临床的危险心律失常发作,给予经验性的胺碘酮治疗与动态心电图监测或电生理学试验指导下的药物治疗相比较,经验性的胺碘酮治疗能取得更好的临床效果。这组患者有些应用了植入式心律转复除颤器(ICD)治疗,而应用经验性的胺碘酮治疗的患者,ICD的实际放电次数较动态心电图和电生理学检查指导的抗心律失常药物治疗组少,说明胺碘酮治疗是有效的经验性治疗。

心肌梗死患者发生的室性心律失常,应该根据患者的临床情况综合考虑后选择治疗方案。与急性心肌缺血发作有关的室性期前收缩和室速,应该积极治疗心肌缺血,去除诱发原因和基本病因。有器质性或缺血性心脏病,但是心功能状态较好而且症状不明显的患者,室性期前收缩如果少于5次/分,可以不必积极治疗,应密切观察。但有冠心病的患者,虽然心功能良好,室性期前收缩的次数在5次/分以下,然而患者有期前收缩引起的明显症状,应该在积极治疗心肌缺血的同时,予以对症治疗和(或)抗心律失常药物治疗,以解除患者的焦虑和紧张。冠心病患者如果室性期前收缩5次/分以上,或有成对、多源、多形、连发和RonT的室性期前收缩时,不论患者有无症状都应该予以治疗,以防止发生室性恶性心律失常。

心肌梗死早期发生QT间期正常的极短联律间期(280～320毫秒)的室速,可以考虑应用维拉帕米治疗,发生于过缓心律失常的尖端扭转型室速可以应用异丙肾上腺素提高心率,最好选用临时起搏治疗。对于心肌梗死患者无β受体阻滞剂应用反指征的,不论患者有无心律失常危险,均可以应用β受体阻滞剂治疗。对于发生于心肌梗死的室性心律失常的预防和长期用药,以应用Ⅲ类抗心律失常药物为首选。发生于溶栓治疗过程中的非阵发性室性心动过速,一般不必积极治疗。

对于急性发生的室性期前收缩和室性心动过速,通常首选利多卡因治疗。利多卡因无效的可以使用普罗帕酮或胺碘酮。但是一般在室性期前收缩或室性心动过速得到控制以后,不主张长时间维持,除非患者反复发生心律失常。然而,需要长期维持治疗的患者,主张应用胺碘酮口服维持。对于室速,利多卡因不能终止而其他药物也不能奏效,患者的血流动力学状态不稳定,如血压下降时,应该立即给予同步直流电复律,发生心室颤动时应该立即电除颤;发生心源性猝死应及时进行心肺复苏。

目前已经得出临床结论的有关抗心律失常药物治疗的大规模临床试验,给了我们新的启示。有关胺碘酮在心肌梗死和心力衰竭患者中抗心律失常治疗的临床试验已经有多项结果。现在已经完成的有关抗心律失常药物治疗的试验很多,较早的如CAPS、CAST试验,后来有DRAF、ESVEM、C心肌梗死AT,E心肌梗死AT、GESICA、PI-LOT、CASCADE和BASIS试验等。这些试验告诉我们,冠心病心肌梗死患者的室性心律失常长期治疗的药物以β受体阻滞剂和胺碘酮为较合理的选择,I类抗心律失常药物的长期应用对冠心病心肌梗死患者不利,对于伴有心功能不全或心力衰竭的患者,胺碘酮的应用是相对安全的。胺碘酮可能还是第一个被证明在心室颤动和室速造成的心脏骤停治疗中有效的药物,这已经得到胺碘酮对难治性持续性快速室性心律失常患者院外复苏试验的支持。

近些年来,很多新的Ⅲ类抗心律失常药物正在研究当中,有的已经应用于临床或正在进行的临床试验,这些药物包括多非利特、阿齐利特、多非利特、决奈达隆和索他洛尔等。但是,直至目前还缺少或没有更多的、有关新的Ⅲ类抗心律失常药物治疗室性心律失常较胺碘酮有更好的临床治疗效果的证据,包括已经临床应用较长时间的索他洛尔。

对于AMI并发恶性室性心律失常和心肌梗死后有心脏性猝死高度危险的患者,在初期治疗获得成功以后,应该对患者的预后,即再发恶性心律失常的危险进行评估,判断患者发生由于室性心律失常导致心脏骤停的危险性。有条件的医疗中心应该对这样的患者进行电生理学的评价,进行完整、系统的心脏电生理学检查。对那些心电监测发现有频发的室性期前收缩,电生理检查有室性心动过速或心室颤动的患者,应该根据和参考ICD植入指南,考虑应用ICD。关于ICD的临床试验已经给了我们明确的结论,目前已经完成比较重要的有关ICD治疗室性恶性心律失常的临床试验有AVID、CASH、CIDS、MADIT、MUSTT、MADITⅡ、心肌梗死OVIRT等。这些试验从不同的研究视角研究和比较了ICD植入、β受体阻滞剂和胺碘酮等药物对室性心律失常导致的心脏性死亡的治疗效果,得出了令人信服的结论。这些试验研究的结果表明,ICD对于恶性室性心律失常造成的心脏骤停具有作用,可以降低死亡率,与β受体阻滞剂和胺碘酮相比,能够更有效地降低心脏性猝死。因此,对于具有指征的心肌梗死患者,应该告诉患者ICD治疗的必要性,对有指征和条件的患者,应该植入ICD。但是值得注意的问题是,安装ICD的患者仍然可以应用胺碘酮预防心律失常,同时应该加强对患者的随访和跟踪,及时有效地解决存在的问题,保证ICD的正常使用状态。

(三) 与心肌梗死有关的过缓性心律失常

过缓性心律失常是 AMI 常见的心律失常,其发生原因直接与心肌梗死对心脏自律和(或)传导系统的影响有关。没有发生 AMI 的患者,也可以因为长期严重的心肌缺血导致过缓性心律失常。有些心律失常就是发生在心绞痛发作时,心绞痛缓解以后心律失常也会恢复。因此,从某种意义上讲,能否有效控制心肌缺血和缺血造成的心脏自律和(或)传导系统的改变,是治疗 AMI 造成的过缓性心律失常的重要手段之一。比如前壁心肌梗死造成的完全性房室传导阻滞患者,如果我们不能及时开通闭塞的冠状动脉,房室传导阻滞恢复的可能就会减少,但是如果在很短的时间内能够重建闭塞冠状动脉的血运,那么可以有较多的机会使传导阻滞恢复。我们这里主要是介绍心律失常的药物和非药物治疗,其中起搏治疗的指征,可以参考中国起搏和电生理学会关于 AMI 临时和永久起搏的指南,血运重建将在其他章节介绍。

窦性心律失常,主要包括窦性心动过缓、窦房传导阻滞、窦性停搏等,可以发生在心肌梗死以后,对于心率在 50 次/分以上的窦性心动过缓不必积极处理,对于 50 次/分以下的则要严密观察,有些血流动力学稳定的患者,可以待其自然恢复,观察其进展情况而定,有些患者尽管心率只有 40~50 次/分,但是血流动力学稳定,也可以作为严密观察的对象。对于心率明显减慢的,主要是血流动力学状态不稳定,心率 45 次/分以下的,可以考虑临时性心脏起搏支持。但是通常没有必要将起搏频率提高到 60 次/分或以上,一般情况下保持有效的临时起搏频率在 50 次/分即可。

窦房传导阻滞的治疗对策主要根据心率的变化。对于心室率 50 次/分以上、血流动力学稳定的患者,可以严密观察,不必积极处理;对于有窦性停搏的患者特别是停搏时间较长,患者有明显症状和血流动力学状态较差的,应该考虑临时性起搏的支持。

室内传导阻滞是常见的心律失常,可以表现出不同的形式,通常以右束支传导阻滞、左前分支阻滞、右束支加左前分支阻滞、左束支传导阻滞、右束支传导阻滞或左束支阻滞加一度房室传导阻滞等较为多见,由于左后分支的双重血运,单纯的左后分支阻滞较为少见。对于室内传导阻滞来说,一般并不需要立即处理,只是需要积极治疗心肌梗死,如溶栓治疗、介入干预、做直接冠状动脉成形术和支架。但是,临床医师必须要知道室内传导阻滞发生的临床和预后意义。发生室内传导阻滞大多见于左心室梗死,而且发生室内传导阻滞通常意味着发生的心肌梗死的范围较大,有很多的临床研究已经证实,发生于前壁的 AMI 合并右束支传导阻滞和(或)左束支传导阻滞,常常提示患者的预后不良,住院期间和出院后病死率明显高于不伴有束支传导阻滞的 AMI 患者。另外,双束支阻滞的患者,如右束支加左前分支阻滞、右束支阻滞加一度房室传导阻滞、左束支加一度房室传导阻滞等,常常表明患者有较高发生完全性房室传导阻滞的危险。

房室传导阻滞是 AMI 常见的缓慢心律失常,下壁心肌梗死较前壁心肌梗死更容易并发房室传导阻滞,但是前壁发生的传导阻滞较下壁心肌梗死更难恢复,危害性更大。但是,临床上对于房室传导阻滞的治疗原则是相似的。一般情况下,发生于心肌梗死后的一度和二度Ⅰ型房室传导阻滞不必处理,只是处理 AMI 本身的问题,而对于二度Ⅱ型房室传导阻滞的情况应该根据具体情况确定。如果二度Ⅱ型房室传导阻滞的下传比例较高,即多个 P 波只有一个不能下传心室产生 QRS 波,则可以观察。然而,若 2∶1 和 3∶1 的二度Ⅱ型房室传导阻滞,应该特别注意,心室率特别慢的可以考虑临时性心脏起搏支持。可能有人会问,二度Ⅱ型 3∶1 的房室传导阻滞的心室率可以不特别慢,为什么要临时起搏支持,这里应该明确的是房室传导阻滞的稳定性问题,然后这个问题就可以解释了。通常,发生在二度Ⅰ型的房室传导阻滞的阻滞部位多发生在房室结的上半部分或结区,而二度Ⅱ型房室传导阻滞的阻滞部位多在房室结下和希氏束,因此,二度Ⅱ型房室传导阻滞的稳定性较二度Ⅰ型差,在观察期内进展为高度和完全性房室传导阻滞的概率要高,这正是有些情况下可以考虑临时性心脏起搏的理由。毫无疑问,发生于心肌梗死的三度房室传导阻滞是临时心脏起搏的指征。

异丙基肾上腺素、阿托品在 AMI 发生的过缓性心律失常治疗中的作用是什么? 在发生窦性心动过缓、窦房传导阻滞、窦性停搏、二度Ⅰ型房室传导阻滞有血流动力学影响时,可以应用阿托品作为临时性手段,一般单次剂量应该在 0.5 mg 以上。但是由于阿托品的明显不良反应,除口干、作用时间不持久、心率维持不恒定等外,还可以引发新的心律失常,如心房颤动等。异丙肾上腺素的静脉点滴维持心率也是可以选择的方法,但是一般的输入速度为 $1\sim 2~\mu g/min$。由于心率维持的不恒定性,还可以引起患者明显的不适,心跳加快时还会有诱发梗死面积增大和诱发心肌缺血的情况。对于二度Ⅱ型和三度房室传导阻滞,阿托品通常没有效果,而需要应用异丙肾上腺素。对于需要长时间药物治疗、短时间内不能恢复正常心率的患者,应该尽早应用临时起搏。

应该特别指出的是,不论应用阿托品还是异丙肾上腺素,心室率的维持水平不要太高,一般维持心室率在 45~50 次/分即可。心室率过快时通常增加氧耗量,同时由于异丙肾上腺素的心肌兴奋作用,可以导致室性心律失常。

心肌梗死后期持续存在的严重过缓性心律失常应该考虑永久心脏起搏器治疗。由下壁心肌梗死引发的过缓性心律失常大多数可以随着 AMI 的稳定而恢复,因此不主张在心肌梗死后较早期进行永久起搏器安装术,只有临床证据提示患者的过缓性心律失常不能恢复时,才可以选择永久起搏治疗。虽然大多数学者认为下壁心肌梗死引起的过缓性心律失常通常在 1 周内恢复,但是学者也曾遇到下壁 AMI 发生房室传导阻滞一个多月才恢复的病例。

另外一部分患者是学者容易忽视的,那就是完全性左束支传导阻滞、双束支阻滞、三束支阻滞的患者。这些患者有着较高的发生严重缓慢性心律失常的潜在危险,对这部分患者应该充分考虑现代起搏进展的临床应用问题,如双心室起搏、生理性起搏等,通过有效的起搏,使心脏电活动和机械活动接近生理,起到治疗心律失常、保护心功能的作用。

电生理检查在 AMI 发生的心律失常评估中有着不可替代的作用,特别是评估患者发生室性恶性心律失常和三度房室传导阻滞的危险。如果急性心肌梗死患者恢复期可以由程序电刺激诱发恶性室性心律失常,应该考虑 ICD 植入,没有条件的患者应该口服胺碘酮或胺碘酮加 β 受体阻滞剂、索他洛尔等药物;对于完全性左束支传导阻滞心内电生理学检查 H-V 间期明显延长(甚至≥100 毫秒)、双束支和(或)三束支阻滞等情况,应该考虑心脏起搏器治疗。

总之,AMI 合并的心律失常是临床心律失常治疗学的一部分,也是 AMI 本身治疗的一部分。在临床处理 AMI 合并的心律失常时,既要考虑心律失常本身的治疗,也要考虑 AMI 的治疗,包括血运重建,如冠状动脉成形术和支架术、冠状动脉搭桥术等,有效的血运重建有时是治疗心律失常的最有效的手段。各种治疗方式,如抗心律失常药物和非药物选择应该具体问题具体分析,对患者的临床状态进行综合分析,找出患者的主要问题所在,选择最合理有效的治疗方法。

第二节 急性心肌梗死并发心力衰竭

心力衰竭是急性心肌梗死的重要并发症之一。北京地区 1972-1983 年急性心肌梗死住院病例的统计资料表明,心力衰竭的发生率为 19.5%~25.1%。

合并心力衰竭者预后较差。心力衰竭在急性心肌梗死早期和恢复期都可出现，85%发生在1周之内，其中半数以上在24小时以内。急性心肌梗死合并心力衰竭主要是左心衰竭，但随着左心室重构的持续发展，迟早会影响右侧心脏，导致发生全心衰竭（也可发生室间隔穿孔、乳头肌断裂等而突然出现全心衰竭），右心室梗死则主要表现为右心室衰竭，部分患者过去有左心衰竭发作史，或有慢性心力衰竭，发生心肌梗死后，可表现为心力衰竭突然加重。

一、发病机制和血流动力学改变

(一)泵衰竭造成心排血下降

急性心肌梗死后，血流动力学紊乱程度与梗死范围直接相关：梗死使左心室心肌丧失20%以上时，则易并发心力衰竭；丧失40%以上时，极易并发心源性休克。显然，心肌丧失越多就越难维持其正常的排血功能。急性心肌梗死后，梗死周围缺血区心肌的收缩性亦可发生暂时性减弱，这也有碍于心脏射血。心脏排血减少后，血液蓄积于左心室，致使左心室容积和舒张末压力升高（心脏扩大）。这是一种代偿机制，可使尚有功能的心肌最大限度地利用Frank-Starling原理以维持足够的心排血量。测定表明，急性心肌梗死患者要维持正常的心排血量，最适宜的左心室舒张末压一般为1.9~2.4 kPa(14~18 mmHg)，有时可高达2.7 kPa(20 mmHg)。当过度提高左心室充盈压也不能维持足够的心排血量、心脏指数低于$2.2 L/(min \cdot m^2)$时，则会出现肺淤血和周围组织灌流不足的临床表现，即心源性休克，为心力衰竭的极重型表现。

(二)急性心肌梗死并发心源性休克

多数患者有严重的多支病变，急性心肌梗死后大量心肌坏死，坏死部分收缩期向外膨出，形成急性壁瘤，使左心室射血分数严重下降，之后坏死心肌水肿、僵硬，顺应性降低，心室舒张功能障碍，左心室舒张末压升高。在急性心肌梗死时，往往同时存在上述两个过程，加重心功能损害。既往的多次陈旧性心肌梗死或长期慢性缺血后的心肌纤维化，也都会加重心功能的损害，或在急性心肌梗死前已形成缺血性心肌病或已存在心力衰竭。当心肌损害的累积数量（新鲜+陈旧）超过左心室功能性心肌的40%时，即会发生严重的心力衰竭或心源性休克。

(三)其他因素

促发心力衰竭的因素包括急性心肌梗死时的机械性并发症：①乳头肌断裂致严重二尖瓣反流。②室间隔破裂致大量血液由左向右分流。③心室游离壁破裂致急性心脏压塞,左心室游离壁破裂的患者常迅速死亡;发生较缓者,称亚急性心脏破裂,可存活数十分钟至数小时。④下壁心肌梗死伴右心室梗死,右心室梗死时因右心功能严重减低,左心室充盈压下降,使心室功能降低,并进一步恶化。

心源性休克时(严重心力衰竭+休克),左心室舒张末压增高,使肺毛细血管压升高,导致肺间质或肺泡水肿;心排血量减低使器官和组织灌注减少,器官出现严重缺氧;肺泡水肿引起肺内右向左分流,使动脉氧分压下降,进一步加重组织缺氧,促发全身的无氧代谢和乳酸酸中毒。

(四)急性心肌梗死并发左心衰竭的主要因素

1.前负荷

前负荷是指左心室收缩前所承受的负荷,可用左心室舒张末容量、左心室舒张末压力代表。前者可通过两维超声心动图测定的左心室舒张末期周边纤维长度或容量表示。测定后者不太方便,当无二尖瓣狭窄、肺血管病变时,肺毛细血管压(肺动脉楔压)可代替左心室舒张末压。临床上采用Swan-Ganz导管在床旁经外周静脉在压力监测下送抵右心房、右心室、肺动脉,气囊嵌顿在肺动脉分支内,通过连通器的原理,测得肺小动脉嵌顿压(肺毛细血管压),即可代表左心室舒张末压。

2.后负荷

后负荷为左心室射血后承受的负荷,取决于动脉压。

3.心肌收缩状态和左心室壁的顺应性

急性心肌梗死后,左心室因心肌缺血、坏死,其收缩性及舒张期顺应性均降低,心排血量低于正常,可使血压下降,这样便刺激主动脉及颈动脉内压力感受器,使其发生冲动增强,通过交感-肾上腺素能神经系统及肾素-血管紧张素系统的作用,导致全身小动脉收缩,血流重新分布。这本来是反射性自身保护机制,以保证重要生命器官的供血。但对心功能障碍的患者,则使后负荷加大,心排血量进而减少。同时,也使左心室舒张末容量和左心室舒张末压增加,进而导致肺淤血和肺水肿。

急性心肌梗死后,多数患者是由于左心室舒张末压增加或左心室顺应性突然下降导致左心衰竭,其中左心室舒张末压增加是更重要的机制。如果左心室有大约20%的心肌无运动,则收缩末残留血量增多,射血分数降低,左心室舒张末容量也会显著增多。射血分数是代表左心室射血和收缩性能的指标,为每搏血量与舒张末容量的比值。梗死早期坏死节段的顺应性增加,可使收缩期坏死节段延展和向外膨出,这是产生上述血流动力学变化的重要因素。之后顺应性降低,则减低了整个左心室的顺应性,并减少了梗死节段的膨出,可有利于提高左心室射血分数,使心力衰竭程度获得某些改善,但最终顺应性降低要使左心室舒张末压增加,心力衰竭加重。

左心室射血分数降低的重要决定因素是梗死面积的大小。若是左心室损失功能心肌数量的25%时,则表现为明显的心力衰竭。射血分数在梗死后24小时内变化较大,之后则相对恒定。若发生新的梗死(梗死扩大)、梗死区延展变薄(梗死伸展)或有新的缺血区添加时,可使射血分数进一步下降。

(五)心肌顿抑和心肌冬眠

最近有研究明确,缺血或梗死心肌发生心功能不全尚有另外的机制。此种情况包括心肌顿抑和心肌冬眠。心肌顿抑是指急性心肌梗死后,应用溶栓治疗、经皮冠状动脉内成形术,或心肌梗死后血栓溶解、自发再通,缺血心肌虽得到血流灌注,但可引起收缩功能不全及舒张功能不全,持续数天或数周。产生机制可能与心肌再灌注损伤后氧自由基损伤、钙离子失衡、兴奋-收缩脱耦联有关。心肌冬眠是指由狭窄冠状动脉供血的心肌,虽有生命力,但收缩性长期受到抑制。这实际上是缺血心肌的一种保护性机制,可使供氧不足的心肌减低氧耗量,免受损害。因此,在梗死后心肌内可能存在"顿抑区"和"冬眠区",可能参与心肌梗死后心力衰竭的形成机制。左心室舒张末压增加可增加心肌纤维的初长度,即增加前负荷;可使梗死后尚存活的心肌充分利用Frank-starling机制,增加心排血量。用肺毛细血管压代替左心室舒张末压,其临界高度为2.40 kPa(18 mmHg)。在此之前,随左心室舒张末压增加,心排血量呈线性增加,以后则呈平台状并进而下降。一般从2.40~2.67 kPa(18~20 mmHg)开始有肺淤血表现,2.67~3.33 kPa(20~25 mmHg)为中度肺淤血,3.33~4.00 kPa(25~30 mmHg)为重度肺淤血,大于4.00 kPa(30 mmHg)则发生肺水肿。

心源性休克是心力衰竭的极重型表现,左心室功能性心肌损失超过40%。这时除肺毛细血管压高于2.40 kPa(18 mmHg)外,心脏指数会降至2.2 L/(min·m^2)以下。不但有明显的肺淤血,还有淡漠、衰竭、尿少、发绀、肢冷等周围循环衰竭表现。

二、心力衰竭的发病因素

(一)梗阻时间和梗死面积

急性心肌梗死合并心力衰竭,与缺血区域大小及心肌丧失量密切相关。实验证明,冠状动脉梗阻1分钟内,缺血中心就出现矛盾运动,缺血边缘区收缩力微弱。心肌坏死达左心室的20%～25%时，即有明显心力衰竭表现；当心肌丧失达左心室功能心肌的40%时，往往导致心源性休克。

(二)既往心肌受损情况

心力衰竭的发生与既往心肌受损的情况密切相关。长期心肌缺血，可引起心肌纤维化，使心肌收缩力减弱，急性心肌梗死后即易于发生心力衰竭。既往有陈旧性心肌梗死或心力衰竭史的患者，心肌梗死后再次出现心力衰竭的可能性则相对较大。

(三)并发症

有高血压史或梗死后血压持续增高者，心脏后负荷过重，易于发生心力衰竭。心肌梗死如并发乳头肌功能不全、室壁瘤、室间隔穿孔等，都可使心脏后负荷加重，诱发心力衰竭和恶化心力衰竭。心力衰竭与心律失常并存，互相促进或加重。其他如输液速度过快、合并感染、用药不当或延误诊治、未及时休息等，均为心力衰竭的诱发因素。

在心肌梗死合并心力衰竭的患者中，前壁心肌梗死较多见，Q波梗死多见。一般Q波梗死多为冠状动脉内新鲜血栓形成所致，因心肌内多无侧支循环的保护，梗死面积较非Q波梗死为大。通常前壁梗死较下壁梗死面积大，梗死伸展或室壁瘤出现的可能性较下壁梗死多见。因此，心力衰竭是前壁梗死的常见并发症，左心室射血分数在下壁梗死时平均为0.55(0.30～0.60)，而在前壁梗死时为0.30～0.45(0.15～0.55)。下壁梗死时射血分数最低者为前壁导联出现明显ST段压低的病例，提示前壁严重缺血受累。当患者出现下壁心肌梗死并发心力衰竭时，应考虑下述可能性：并发二尖瓣反流或室间隔穿孔；同时存在下壁和前壁远隔部位的梗死，包括新鲜梗死和陈旧梗死；或有冠心病以外致心力衰竭的病因或发病因素。

少数病例的肺水肿并非来自心肌梗死，而是来自较长时间持续的心肌缺血。在心肌缺血缓解后，复测左心室射血分数正常或接近正常。这些患者有较高的死亡率。因此，应注意识别这些患者，早日行冠状动脉腔内成形术或冠状动脉旁路移植术；或者采用较大剂量的抗心肌缺血药物，对心肌缺血进行强化治疗。

三、心力衰竭的临床表现

急性心肌梗死并发心力衰竭以左心衰竭为主。前向性心力衰竭可出现重要脏器供血不足，表现为头晕、无力、气短、肢冷、发绀、尿少、烦躁、淡漠，甚至昏迷。后向性心力衰竭可出现肺淤血的症状和体征。

(一)左心衰竭

1.肺脏表现

呼吸困难是最主要的临床表现,患者感到呼吸费力、短促,需垫高枕头,采取半卧位或端坐呼吸,往往增加供氧亦不能缓解。肺部湿啰音是最主要体征,可表现为肺底湿啰音,或两肺满布干性或湿啰音、哮鸣音,甚至在急性肺水肿时,两肺可"状如煮粥"。胸片可依据心力衰竭程度不同表现为:①上肺野血管纹理粗重,下肺野纤细、模糊。②两肺野透光度减低。③出现 Kerley A、B、C 线:A 线为肺野外围斜行引向肺门的线状阴影;B 线多见于肋膈角区,长 2~3 cm,宽 1~3 cm,为水肿液潴留而增厚的小叶间隔与X线呈切线时的投影;C 线为中下肺野的网格状阴影。④肺门周围阴影模糊、增大,出现蝶翼状阴影,两肺野出现边缘模糊的片状阴影。⑤出现叶间胸膜增厚、积液或少量胸膜积液。急性心肌梗死并发心力衰竭时,多数不能摄取常规胸片,床头片往往质量差,但可参考上述影像表现决定诊断与治疗。

2.心脏表现

急性心肌梗死后,左心衰竭主要表现为窦性心动过速、交替脉、S_3 或 S_4 奔马律。S_1 往往低钝,S_2 可亢进或有逆分裂。急性心肌梗死后大约 1/2 患者可闻及心尖部收缩期杂音,随治疗或病程进展消失。若有乳头肌功能失调,可出现心前区向左腋部传导的收缩期杂音;室间隔穿孔的杂音往往在胸骨下端左缘3~5肋间,可向右侧传导。

心电图 V_1 导联 P 波的终末电势($PTF-V_1$)是判断左心室功能的敏感指标。正常人 $PTF-V_1$ 很少低于 -0.02 mm/s,<-0.04 mm/s 者为心力衰竭。$PTF-V_1$ 呈负值增大,与肺毛细血管压升高呈线性关系。

(二)右心衰竭

急性心肌梗死后主要表现为右心衰竭者,见于右心室梗死。急性前壁心肌梗死一般不并发右心室梗死,急性下壁心肌梗死并发右心室梗死相当多见,占 17%~43%。梗死通常由左心室后壁直接延伸至右心室后游离壁,甚至前侧部分。在下壁心肌梗死患者中,右胸前导联 V_{3R}、V_{4R} ST 段抬高伴病理性 Q 波,是诊断右心室梗死颇为敏感和特异的指标。少数患者右心室梗死面积大,ST 段抬高可出现在 V_1~V_3 导联。右心室梗死患者右心室射血分数明显压低(<0.40),右心室扩张甚至超过左心室,并压迫左心室,使左心室功能受损。大约半数患者有明显右心衰竭,出现肝大、颈静脉怒张和低垂部位水肿、低血压或休克。房室

传导阻滞是常见并发症。

实验室检查发现,肌酸激酶释放量与下壁心肌梗死面积不相称。超声心动图和放射性核素心室造影会发现右心室扩张,甚至超过左心室。右心室射血分数明显降低,右心室充盈压明显增高,而左心室充盈压正常或仅轻度增高(RVFP/LVFP>0.65),说明有右心室功能障碍,心房压力曲线有深的 X 和 Y 凹隐(后者>前者),并且吸气时右心房平均压增高,而肺毛细血管压正常或仅轻度增高。右心房平均压/肺毛细血管楔压≥0.86。

(三)心肌梗死后心脏功能的临床评价

急性心肌梗死后的心功能评价,要求简便易行,适合床边进行。因此,广泛应用 Killip 分型和 Forrester 血流动力学分类。

Killip 分型(表 2-1),其优点为主要根据临床资料分类,与病死率相结合,适合在心肌梗死的急性期应用。

表 2-1 Killip 分型与病死率的关系

分类	病死率(%)	
	Killip	日本国立循环疾病中心(个)
Ⅰ型:肺野无啰音,无 S3 及心功能不全症状	6	5
Ⅱ型:肺部啰音占肺野 50% 以下,有 S3	17	16
Ⅲ型:湿啰音占肺野 50% 以上(肺水肿)	38	21
Ⅳ型:心源性休克	81	86

在床边插入 Swan-Ganz 导管,根据测定的血流动力学指标进行分型并指导治疗。在心肌梗死的急性期,Suan-Ganz 导管血流动力学监测对于血流动力学不稳定或危重患者是十分必要的。可按 Forrester 的分型给予不同的治疗(表 2-2)。

表 2-2 Forrester 血流动力学分类

PCWP kPa(mmHg)	CI[L/(min·m^2)]	治疗措施
Ⅰ型≤2.4(18)	>2.2	吸氧、镇痛、镇静
Ⅱ型>2.4(18)	>2.2	利尿剂、血管扩张剂
Ⅲ型≤2.4(18)	≤2.2	输液、儿茶酚胺药物、起搏器
Ⅳ型>2.4(18)	≤2.2	儿茶酚胺药物、血管扩张剂、利尿剂、主动脉内气囊泵

四、心力衰竭的治疗

急性心肌梗死并发心力衰竭为 Killip 分型的Ⅱ型和Ⅲ型。若同时有低心排血量,则可能属于Ⅳ型,即心源性休克。因此,对患者除采用常规的吸氧、镇静、镇痛及采用半卧位的一般治疗措施外,最好在床边插入 Swan-Ganz 导管,确定血流动力学类型,以指导治疗。若病情危重,出现严重呼吸困难,血压不能测出,处于心源性休克状态,或无进行血流动力学监测的条件,可按 Killip 分型进行治疗。

根据日本管原的资料,24 小时内入院的 457 例急性心肌梗死病例,Killip Ⅰ 型占 67.6%,Killip Ⅱ、Ⅲ 型共占 17.3%,Killip Ⅳ 型占 15.1%。国内虽未通行 Killip 分型,但与我国北京地区统计资料中的心力衰竭所占比例相近。

(一) 一般治疗

患者采用最舒适的体位,有呼吸困难者采用半卧位,头部抬高程度根据肺淤血程度决定,以使患者舒适为度。严重肺水肿患者,可能需前屈坐位,胸前重叠几个枕头,俯在上面。若处于休克时,则需抬高下肢,放低头部。

胸痛、呼吸困难、不安感强烈时,给予盐酸吗啡 3~5 毫克/次,每 5~30 分钟 1 次,直至胸痛缓解。吗啡可缓解交感张力,减轻心脏前、后负荷,减轻肺淤血和肺水肿程度。

吸氧应该>6 L/min,采用鼻导管或面罩给氧。患者患有严重肺水肿、心力衰竭,或有机械并发症时,单纯鼻导管给氧可能难以纠正低氧血症。经充分吸氧,若氧分压仍低于 6.67 kPa(50 mmHg)时,给予气管内插管和机械通气。

(二) 药物治疗

1. 利尿剂

心力衰竭时最常应用的利尿剂为呋塞米。呋塞米兼有利尿作用和静脉扩张作用,在改善肺淤血的同时,可降低左心室充盈压,减低心肌耗氧量。结果使心肌收缩状态得到改善,心排血量增加。根据心力衰竭程度可给予 20~40 mg 静脉注射,以心力衰竭缓解为度。强力利尿可致低钾血症和低血容量而引起休克或降低心脏功能。

2. 血管扩张剂

采用利尿剂不能使肺毛细血管压充分降低,或临床症状未得到充分改善时,应并用血管扩张剂。以肺淤血为主要表现者,主要应用扩张小静脉的硝酸酯制剂;以低心排血量为主要表现者,主要应用扩张小动脉制剂减轻心脏后负荷。目前,单纯小动脉扩张剂如肼屈嗪、硝苯地平不宜用于急性心肌梗死,可考虑应用对动静脉均有扩张作用的血管紧张素转换酶抑制剂及硝普钠等。急性心肌梗死期间若伴有心室扩大或心力衰竭表现,则毫无例外地应该应用血管紧张素转移酶抑制剂。已证实该药能明显改善左心室重构和心力衰竭患者的预后。

3. 硝酸酯类

硝酸酯类为心肌缺血的主要治疗药物,可改善心肌氧的供求平衡,增加缺血心肌的供血,并有利于侧支循环的建立。扩张全身小静脉,减轻心脏前负荷和肺淤血。急性心肌梗死常用硝酸甘油静脉滴注,由 $0.1\sim0.2\ \mu g/(kg\cdot min)$ 开始,在监测血压和心率的同时,每隔 5~10 分钟递增 1 次,递增 $5\sim10\ \mu g/min$,最大剂量 $200\ \mu g/min$。输注过程中应避光,并避免使用聚乙烯管道,因该管道大量吸收硝酸甘油。增剂量的终点应为临床症状控制;血压正常的患者平均压降低 10% 以内,高血压患者降低 30% 以内,但收缩压绝不能低于 12.0 kPa(90 mmHg);心率增加不超过 110 次/分。

4. 硝普钠

硝普钠对小动脉和小静脉有同等扩张作用,通过降低体动脉压,减轻前负荷和后负荷,减低心肌耗氧量,而增加心排血量,改善心脏功能。硝普钠作用很快,一旦达到有效剂量,在 2~5 分钟即可出现治疗作用。停止静脉滴注 5~15 分钟,其效应消失。口服无效,也不能直接静脉注射,而是配成 2.5~20 mg/100 mL 溶液静脉点滴,可溶于 5%~10% 葡萄糖或低分子右旋糖酐内,药液内不能加入其他药物。平均需要量 $1\ \mu g/(min\cdot kg)$,一般输液速度介于 $20\sim200\ \mu g/min$,个别需要 $300\sim500\ \mu g/min$。用药以 $10\ \mu g/min$ 开始,以后每 5 分钟以 $5\sim10\ \mu g/min$ 的速度增加至所需剂量。治疗过程中应密切监测血压,如不能监测肺毛细血管压,则以体动脉压和其他体征为依据。收缩压在 14.67 kPa(110 mmHg) 以上者,可以下降 15%~20%,一般不应低于 12.67 kPa(95 mmHg)。治疗达到效果后,维持输液 12~48 小时。如病情改善,可以停药。因其起效快及作用短暂,停药后如有必要,可以随时恢复治疗,仍然有效。硝普钠应在给药前新鲜配制,输液瓶用黑纸包裹避光,配制药液如超过 8 小时,应重新配制。硝普钠的不良反应有头痛、头晕,还可发生意识模糊、惊厥、肌肉抽搐、恶心、呕吐、不安、出汗等,这些不良反应多与治疗药物过量有关。对持续用药超过 72 小时者,应测血中硫氰酸盐含量,并以此作为判断中毒的指标,>10 ng/dL 为中毒水平,应予停药。本药在急性心肌梗死时应用,有学者报道可致缺血区供血减少,因此不利于侧支循环建立并挽救缺血心肌,应予注意。如有急性二尖瓣反流或室间隔穿孔时,本药通过减轻左心室射血阻抗,可明显增加心排血量,并减少血流反流,有利于改善病情。

5.酚妥拉明

酚妥拉明为α肾上腺素能受体阻滞剂,对α_1和α_2受体均有阻滞作用。以扩张小动脉为主,同时也扩张小静脉。因此,可减轻心脏前后负荷,减少心肌耗氧量,而增加心排血量。对急性心肌梗死并发心力衰竭、急性肺水肿及心源性休克均有明显的治疗作用。此外,它能解除心力衰竭时的胰岛素抑制,增加心肌对葡萄糖的利用。酚妥拉明静脉滴注后,80%的心肌梗死患者发生心动过速,可能与该药阻滞α_2受体,使儿茶酚胺递质释放增多有关。

用法:10 mg溶于10%葡萄糖液100~200 mL内,静脉滴注,初始剂量0.1~0.3 mg/min,效果不明显时,可每5分钟递增1次0.1~0.5 mg的剂量,最高剂量可达2 mg/min。起效时间2~5分钟,停药后10~15分钟作用消失。

6.儿茶酚胺类药物

该类药物兴奋心肌β_1受体,有正性变力作用。因此,急性心肌梗死时可能增加心肌耗氧量,并加重心肌缺血。若对以上治疗措施反应不佳时,可给予多巴胺和多巴酚丁胺静脉滴注治疗。根据学者的经验,急性心肌梗死时,由于对洋地黄的作用反应差,并易发生毒性反应,而儿茶酚胺类药物作为主要的增强心肌收缩力的药物,可与硝酸甘油同用,以减轻该类药物的某些不良作用,增加心排血量,减低肺毛细血管压、心肌耗氧量,以发挥更有效的抗心力衰竭作用。

多巴胺同时具有α受体和β受体刺激作用,因此,除具有正性变力作用外,尚具有血管收缩作用。以2~5 μg/(kg·min)给药,兴奋肾脏多巴胺受体,增加肾血流量,可有明显利尿作用。5~20 μg/(kg·min)同时具有α受体和β受体兴奋作用,可用于维持血压和增加心排血量,>20 μg/(kg·min)主要表现α受体兴奋作用,增加左心室射血阻力,对纠治心力衰竭不利。心源性休克时主要给予多巴胺,以增加血管收缩作用,维持血压。

多巴酚丁胺主要兴奋心肌的β_1受体,增强心肌收缩力,而增加心率的作用弱,与多巴胺相比,末梢血管收缩作用小,可使左充盈压降低,肺毛细血管压降低,肺淤血改善。一般用量为2.5~10 μg/(kg·min),也可增至15 μg/(kg·min)。

7.硝普钠+多巴胺或多巴酚丁胺

两者合用可使血流动力学和临床症状明显改善,部分垂危患者得到挽救。但两药合用时必须单独设立液路,并注意输液后血压不能降得过低。

8.洋地黄

洋地黄至今仍是治疗心力衰竭的重要药物,但近年来的研究及临床实践表明,使用洋地黄治疗急性心肌梗死并发心力衰竭时,需做特殊考虑。

洋地黄增加心肌收缩性,改善泵血功能和射血分数,可使左心室舒张末容量减少、左心室舒张末压降低,因此有利于减低心肌耗氧。洋地黄有一定的血管收缩作用,其增加心肌收缩力的结果,可增加心肌需氧。但随着心力衰竭的改善,可解除交感神经反射活动引起的血管收缩和心率增快。血管舒张作用常超过血管收缩作用,最终效应常使血管普遍扩张,心脏后负荷得以减轻。上述情况表明,洋地黄治疗心力衰竭,在出现疗效前,首先通过增强心肌收缩力付出过多耗氧的代价,之后随心功能改善、前负荷及后负荷降低、心率减慢,才使耗氧减少。若心腔明显扩张,根据 Laplace 定律($T=Pr/h$。P:血管内压力;r:腔内半径;h:室壁厚度),室壁张力(T)与心室内压和心室内径成正比。洋地黄可缩小心室内径,增加室壁厚度。因此使室壁张力明显下降,故可明显减低心肌耗氧。

急性心肌梗死时,使用洋地黄治疗的下列不利因素值得考虑:①急性心肌梗死早期治疗中迫切需要解决的是改善心肌氧的供求失衡,任何增加心肌耗氧量的措施,都将会扩大梗死范围;而洋地黄的正性肌力作用首先要付出增加心肌耗氧的代价,故早期使用有扩大梗死范围的危险。②急性心肌缺血,首先是膜的通透性改变,细胞内 K^+ 外溢,细胞内 K^+ 浓度降低,静息膜电位负值减小,趋向阈电位,是形成异位心律的重要病理基础。洋地黄抑制心肌细胞膜 Na^+,K^+-ATP 酶活性,使 K^+-Na^+ 泵作用减弱。心肌收缩过程中,由细胞内溢出的 K^+ 不能泵回,细胞外 K^+ 浓度进一步升高,加重细胞内外 K^+ 比例失调,更易促进心律失常。③梗死的心肌已丧失收缩功能,对洋地黄的正性肌力作用无反应;正常心肌或缺血心肌由于心脏交感神经的兴奋及血中内源性儿茶酚胺的浓度增高,早已处于收缩活动的顶峰。这时洋地黄的正性肌力作用将改变左心室收缩失调的性质和扩大其范围。对于伴有心源性休克的患者,左心室坏死区太大,洋地黄难以发挥改善血流动力学的效应。

综上所述,对急性心肌梗死合并心力衰竭者使用洋地黄时,必须持慎重态度。目前认为,急性心肌梗死后 24 小时以内,应避免应用洋地黄。对于合并急性左心衰竭者,可选用血管扩张剂和利尿剂。24 小时以后,一般认为梗死过程多已完成,方可考虑应用,但应尽量推迟为宜。剂量应较通常减少 1/3～1/2,选用快速作用制剂毛花苷 C 较好。如有不良反应,立即停药,其药效消失亦较快。最大剂量0.4 mg,加入10%～50%葡萄糖20～40 mL内,缓慢静脉推注;或毒毛花苷 K 0.125～0.25 mg,按上述方法加入葡萄糖液中静脉推注。

实际上,急性心肌梗死时应用洋地黄仍有争议,某些研究提示应用后使病死率增加,而另一些研究提示对病死率无影响。近期研究证实,洋地黄对左心室收缩功能障碍的患者可改善症状,并且对神经内分泌的作用良好。DIG(Digitalis Investigator Group)近期报道对 7 788 例充血性心力衰竭(70%是缺血性心脏病)伴窦性心律患者的研究,与安慰剂组比较,观察地高辛对各种病因病死率的影响,90%以上还给予血管紧张素转换酶抑制剂和(或)利尿剂,第二指标是因心力衰竭住院和死亡的病死率。该试验结果证实,使用地高辛不能降低总死亡率。但是地高辛治疗的患者心力衰竭病死率降低,与心力衰竭有关的死亡及住院减少。在地高辛治疗组观察到死于心律失常和(或)心肌梗死有增加趋势。目前主张急性心肌梗死恢复期伴有室上速和(或)转换酶抑制剂或利尿剂无效的心力衰竭患者使用洋地黄。

9.β 受体阻滞剂

急性心肌梗死并发轻度心力衰竭时,仍可应用 β 受体阻滞剂,若无禁忌证,可用美托洛尔 6.25 mg,每天 2～3 次;如能耐受可逐渐增加剂量,最大可用至 50～100 mg,每天 2～3 次。β 受体阻滞剂应用过程中应密切监测病情变化,病情改善则继续用药,病情加重时则减药或停用。急性心肌梗死后病情稳定、心腔扩大和(或)左心室射血分数明显降低者,应用选择性 $β_1$ 受体阻滞剂,可降低心功能不全患者的病死率并改善预后。

(三)右心室梗死并发休克和心力衰竭的治疗

右心室梗死,右心房和右心室舒张压增高＞1.3 kPa(10 mmHg),心脏指数＜2.5 L/(min·m²),收缩压＜13.3 kPa(100 mmHg),左心室充盈压正常或升高,是重要的值得充分认识的综合征。这些患者对利尿剂非常敏感,而对液体负荷疗法有良好反应。虽有明显的颈静脉怒张、肝大,也不能给予利尿剂或大剂量血管扩张剂。这些患者通常为下壁心肌梗死延及右心室,左心室功能障碍多数为轻至中度。治疗原则与左心室梗死并发心力衰竭不同,必须迅速给予液体负荷,直至血压稳定,左心室充盈压＞2.6 kPa(20 mmHg)或右心房压＞2.6 kPa(20 mmHg)。儿茶酚胺类药物可以应用,多巴酚丁胺优于多巴胺,因后者可增加肺血管阻力。如对上述措施仍反应不佳,可采用动脉内气囊泵治疗。右心室梗死必须与心脏亚急性破裂时心脏压塞相鉴别,后者可见于右心室梗死后右心室破裂或左心室梗死后破孔较小且发生过程缓慢时。后者只需及时心包穿刺、心肌补片、手术缝补破孔即可成功。亚急性心脏破裂通过手术可望获救。

(四)主动脉内气囊泵治疗心力衰竭

主动脉内气囊泵导管现在可细至 9.5 F,可经皮穿刺股动脉,插至胸降主动脉左锁骨下动脉开口以下。心室舒张期气囊膨胀以加强主动脉内压和冠状动脉灌流压,有利于心肌供氧;收缩期气囊收缩,以减少左心室射血阻抗,增加心排血量,并减少心肌氧耗量,改善心肌氧的供需平衡。本法对急性心肌梗死合并机械性并发症,如室间隔穿孔、乳头肌断裂等所致的急性心力衰竭有明显改善病情、支持手术的疗效。对心源性休克、低心排血量综合征,也可望改善病情及预后。一般先用其他强心、利尿及血管扩张剂,若无明显疗效,可考虑使用主动脉内气囊泵。现在国内也积极使用该措施,已取得明显稳定病情的疗效。日本高野等认为,给予儿茶酚胺强心药1小时后,若每搏指数仍达不到 20 mL/m^2,即有70%可能性死亡,这时即为主动脉内气囊泵的适应证。

(五)急性心肌梗死溶栓治疗与冠状动脉腔内成形术(PTCA)

急性心肌梗死发病早期,使用尿激酶、链激酶或组织型纤溶酶原激活剂(t-PA),使血栓溶解,或者采用球囊将闭塞部位扩开,可使缺血和梗死部位得到血流再灌注,缩小梗死范围,改善或预防心力衰竭。PTCA不受病程制约,急性心肌梗死患者入院后可直接进行PTCA,也可对溶栓后仍发作缺血的病例做挽救性PTCA。患者存在缺血心肌并且心力衰竭症状明显时,可行挽救性PTCA或择期PTCA,以挽救缺血濒死心肌。实践证明,这两项措施对改善心功能有利。

此外,急性心肌梗死并发心力衰竭时应为抗凝治疗的适应证。在心力衰竭时,尤其老年患者,更易形成心腔内血栓和深静脉血栓。低分子肝素(50 mg,腹部皮下注射,每天2～3次)在急性心肌梗死发病后12～18小时内开始应用,持续应用5～7天,可成功地减少静脉血栓的发生率,并发心力衰竭者以获得明显益处。也应使用抗血小板聚集药物阿司匹林,有望减少冠状动脉血栓形成的发生率,可用小剂量(每天50～150 mg)口服。

第三节 隐性冠心病

一、隐性冠心病的定义及类型

(一)定义

隐性冠心病即隐性心肌缺血或无症状性心肌缺血,是指病理解剖上已经有足以引起冠心病的冠状动脉粥样硬化性病变,但临床上患者并无心肌缺血或其他心脏方面的症状,因而也没有被诊断过,为没有症状的隐性患者。1980年以前,经全国有关会议讨论,冠心病诊断标准中,隐性冠心病为其中的一个类型,即40岁以上的患者,休息时心电图有明显的缺血表现、运动试验阳性的客观证据者,无其他原因(除外其他心脏病,显著贫血、自主神经功能失调等)可诊断为隐性冠心病并载入教科书中。1980年以前,我国冠心病普查,基本是根据心电图来判定冠心病的,普查检出的冠心病70%～80%为隐性冠心病。1972年在石家庄城乡进行的冠心病普查,隐性冠心病占检出患者的79.4%。

有的患者,过去从无冠心病的有关症状,心电图的确发现有陈旧性心肌梗死,称其为未被及时发现的心肌梗死,其意为在急性发病时未被及时诊断,后来在某些情况下发现而诊断为陈旧性心肌梗死,也叫隐性心肌梗死。我们认为此也应属于隐性冠心病的一个类型。也有的患者,从来没有冠心病的有关症状而发生猝死,生前没有做过心电图或相关检查,但死后尸检证明其死因为冠心病。在过去的尸检中,也常有死于其他疾病的人,生前没有冠心病症状,尸检发现有严重的足可以诊断为冠心病的冠状动脉粥样硬化性狭窄或心肌梗死的证据。

自从1961年Holter动态心电图问世以后,发现在监测过程中,心绞痛的患者,除了在心绞痛发作时心电图有ST-T改变的缺血型表现外,在没有心绞痛症状时也常有心肌缺血的ST-T的缺血型心电图表现,并将其称为无痛性心肌缺血或无症状性心肌缺血。我们认为这种无痛性心肌缺血或无症状性心肌缺血的心电图表现亦即隐性冠心病的表现之一。大量报道表明,冠心病有心绞痛的患者,无痛性心肌缺血的ST-T心电图改变占60%～80%,心绞痛发作时的ST-T心电图改变仅占总ST-T心电图改变的20%～40%。

我国1980年在全国第一届内科学术会议上,心血管病学组建议我国采用世界卫生组织1979年的冠心病诊断标准,该标准中没有隐性冠心病的诊断。其后,在国际联合的大型研究或国内的流行学调查研究中,多采用"急性冠心病事件"即急性心肌梗死和冠心病猝死事件作为金标准。

在临床上,隐性冠心病的诊断还是十分必要的。因为这一类患者随访期间急性心肌梗死率或猝死的发生率都很高。虽然单独依靠心电图诊断ST-T改变存在一定的假阳性或假阴性,但当前心电图或动态心电图仍是临床上最常用的诊断工具,无创、价廉、操作简便,能及时看出检查结果。在对隐性冠心病的长期随访观察中，发现他们大多数是死于冠心病。加之在尸检中，发现生前没有冠心病症状的严重冠状动脉狭窄或陈旧性心肌梗死病例也并非少见，我们认为临床上仍应将隐性冠心病列为一个重要的类型并加强防治。核医学、超声心动图学的发展及冠状动脉造影的广泛应用，为临床诊断隐性冠心病提供了更多客观依据。临床上对单独依靠心电图诊断为隐性冠心病的患者如有疑问，可加做超声学或核医学检查，甚至做冠状动脉造影。

许多报告(包括尸检报告)显示，在猝死患者中，许多病例的死亡原因是冠心病。由于病例来源不同，这些冠心病猝死者在猝死总死亡病例中占70%～95%，并且多数死者在死前没有冠心病病史。这些从前没有冠心病症状而因冠心病猝死者，也属于隐性冠心病的一个类型。

(二)类型

1. 完全无症状者的隐性冠心病

临床上从未出现过冠心病的有关症状，心电图或有关检查发现有心肌缺血或严重冠状动脉狭窄。

2. 无痛性心肌缺血(混合型)

临床上有冠心病心绞痛症状，动态心电图监测在心绞痛发作时，有心肌缺血的心电图表现；在非心绞痛发作的时间，也出现心肌缺血的心电图表现，这种非心绞痛发作时间出现的心肌缺血心电图表现为无痛性心肌缺血。

3. 隐性心肌梗死(未被及时发现的心肌梗死)

临床上从无冠心病或心肌梗死的有关症状，心电图或有关检查发现有陈旧性心肌梗死。

二、隐性冠心病的患病率与发病率

(一)完全无症状者的隐性冠心病

1980年以前，许多地区采用常规心电图或加运动试验调查冠心病的患病率。我国40岁以上人口中，冠心病的患病率在5%左右，其中70%～90%是完全无症状的隐性冠心病患者。1972年学者对石家庄地区采用常规12导联心电图加双倍二阶梯运动试验对40岁以上3 474例城乡人口进行普查，检出冠心病233例，患病率为6.71%。在检出的冠心病患者中，79.4%为无症状的隐性患者；休息心电图缺血占33.9%；双倍二阶梯运动试验阳性占45.4%。无症状的隐性心肌梗死患者尚未包括在内。在后来的1次随访普查中，40岁以上人口冠心病的发病率为0.96%，这个数值比西方国家低得多，其中80.0%是无症状的隐性患者。1980年以后,一般不采用该方法调查,但从住院急性心肌梗死的相对发病率和人群冠心病事件登记的流行病学研究均一致证明我国冠心病的发病率在明显上升。

(二)无痛性心肌缺血(混合型)

自从1961年Holter将动态心电图监测应用于临床以来,发现冠心病心绞痛患者除了在发作心绞痛时有心肌缺血的心电图表现外,在非心绞痛发作时间也有心肌缺血的心电图表现,称无痛性心肌缺血。因这一类患者既有心绞痛时的心电图心肌缺血,又有非心绞痛发作时的心电图心肌缺血出现,称其为混合型。在同一个患者,无痛性心肌缺血的心电图出现的次数远超过心绞痛心肌缺血的次数。据报道,心绞痛患者无痛性心肌缺血心电图发生的次数,占总心肌缺血心电图发生次数的60%~80%。我国1991年召开的心肌缺血研讨会的综合资料显示对心绞痛患者进行动态心电图监测,无痛性心电图心肌缺血发生的次数占总心肌缺血心电图次数的67.4%~79.0%。表明心肌缺血心电图总次数的2/3甚至更多次数是毫无症状。人们认识到冠心病心绞痛患者出现的心肌缺血心电图表现占比较少,还有更多次的心肌缺血心电图表现是在非心绞痛发作出现的。同时也指出,对这类患者的治疗,单凭症状是不全面的,应当重视有症状心肌缺血和无症状心肌缺血总负荷概念。

(三)隐性心肌梗死(未被及时发现的心肌梗死)

隐性心肌梗死或未被及时发现的心肌梗死,即所谓的"未被及时发现的心肌梗死"。因为发现这些患者时,即已经将其诊断为心肌梗死了,但患者在最初发生心肌梗死时没有症状,也没有被诊断过,有研究者在1972年对40岁以上的3 474人口的普查中,检出陈旧性心肌梗死8例,患病率为0.23%,其中4例为无症状的隐性心肌梗死,占总检出人数的50.0%。另有研究者在1972—1976年河北省正定县心血管病防治区每两年1次的心电图普查中,经心电图证实为心肌梗死者共62例,其中42例曾被诊断过急性心肌梗死,20例为无症状的隐性心肌梗死,隐性心肌梗死占总心肌梗死患者数的32.3%。

美国弗雷明汉地区在每两年1次的心电图普查研究中,18年间共发现259例,其中60例为隐性。每次普查均发现隐性心肌梗死占心肌梗死患病总数的20.5%~23.6%。研究者认为这个数字较实际数字低,因为部分隐性心肌梗死后,在心电图普查时可能已经恢复了正常,因而发生遗漏。冰岛对9 141例40岁以上年龄人口随访4~20年,年发病率为300/10万,其中1/3为隐性心肌梗死,女性比男性多,70岁以上老年人比65岁以下者患病率高,其预后和有症状者相似。Medalie等对10 059例40岁以上人群随访5年,共发生心肌梗死427例,其中170例为未被临床发现的隐性心肌梗死,占总数的40.0%。有人认为人群中每发生1例有临床症状的急性心肌梗死,很可能还有1例没有症状的隐性患者。这个估计似不为过,如Master收集了3组尸检证实为愈合性心肌梗死,该3组中隐性心肌梗死分别占39%、50%和52%。

有学者曾对364例住院的冠心病进行分析,发现隐性冠心病仅占5例,这5例都是因为需要做手术,在手术前进行心电图检查时发现的。有学者另外分析了134例住院心肌梗死患者的资料,其中92例因急性心肌梗死发病住院,另有42例为陈旧性心肌梗死。其中31例过去未被诊断过心肌梗死。但仔细追问病史,多数过去有类似冠心病的症状,完全没有症状者仅有5例。按此计算,住院患者中完全没有冠心病症状的隐性心肌梗死患者,仅占住院心肌梗死总数的3.73%。隐性心肌梗死都是因其他疾病住院被发现的,大量隐性心肌梗死因为没有症状,如不做心电图或有关检查则不会发现。所以,住院患病率并不能反映自然人群中的实际患病情况。

三、隐性冠心病的临床意义

当前,对隐性冠心病的研究比较少,因此对命名和认识还不完全一致。但许多研究资料表明,各类型的隐性冠心病的预后并不乐观,它与各类有症状的冠心病有同等重要的意义。

(一)无症状的隐性冠心病

无症状的隐性冠心病患者散布在自然人群中,数量很大,危害也最大。因为他们没症状,多数也没有被诊断过,认为自己是一个正常的健康人,缺少警报系统。平时没有防治措施,常可在某些特殊情况下,如过度劳累、旅游、爬山、情绪激动、饮食等情况下而诱发(或者说是突发)心脏事件。长期随访研究资料表明,其心肌梗死和冠心病猝死的发病率和病死率与有症状者基本一致。有对1 835例40岁以上人群隐性冠心病随访14.5年的报道,其冠心病病死率增加4~5倍。

国内研究者对朱河防治点普查及3年随访资料表明,普查时诊断为冠心病的患者(80%是隐性冠心病),在随访期间11.61%死于冠心病,平均每年死亡3.8%;非冠心病者,随访期间死于冠心病者平均每年仅0.29%,两者相差10倍以上。死于其他疾病者无明显差别(表2-3)。

表 2-3 普查时诊断为冠心病者的死亡情况

普查时诊断	总例数	随访期间死亡原因及例数		
		心力衰竭	心肌梗死	其他疾病
冠心病	112	9	4	6
非冠心病	1 882	3	8	87
显著性		$P<0.01$	$P<0.01$	$P>0.5$

从个体来说,确有一些隐性冠心病患者,在相当长时间继续从事原有工作并不产生症状,但就总体来说,隐性冠心病显然较非冠心病者危险性大。

Robb 等曾先后两次随访分析 1949—1970 年做过双倍二阶梯运动试验的病例共 3 325 例,其中阳性 449 例,阴性 2 876 例。随访期间,不仅运动试验阳性者冠心病死亡率高,而且死亡率和 ST 段压低的程度密切相关,即 ST 段压低越多,死亡比率越大:

$$死亡比率=\frac{运动试验阳性冠心病病死率}{运动试验阴性冠心病病死率}$$

他们将 ST 段压低分为以下 3 级。①Ⅰ级:0.1~0.9 mm,死亡比率为 2.0。②Ⅱ级:1.0~1.9 mm,死亡比率为 3.1。③Ⅲ级:≥2.0 mm,死亡比率为 10.3。

(二)无痛性心肌缺血(混合型)

完全无症状的隐性冠心病,因为没有临床症状,一般并不住院治疗。自从动态心电图监测发现在心绞痛患者除了心绞痛发作时有心肌缺血的心电图变化外,在不发作心绞痛时还有更多次心肌缺血的心电图出现,此后学者对此进行了许多研究。

心肌缺血是心肌得不到足够的血液供应,其可以是因冠状动脉狭窄供血不足,也可能是心肌需氧增加,或是两者兼有。心肌缺血先是引起心脏功能性改变,继而是心肌代谢异常和电生理异常;如果此时心肌仍得不到足够的血液供应,将发生可逆性心肌损伤;此阶段如果心肌缺血仍然持续,有可能发展为不可逆的心肌损伤,即心肌坏死,或叫心肌梗死。

球囊闭塞冠状动脉研究,观察其病理生理变化,其顺序是:冠状动脉堵塞→心脏舒张功能异常→收缩功能异常→血流动力学异常→心电图改变→心绞痛。该研究说明心肌缺血达到一定程度和足够时间后才能引起心绞痛。但是,他不能解释隐性心肌梗死患者的情况,因为该患者已经达到并发生了心肌坏死,而仍没有疼痛的症状。

国内外有较多的研究,认为心肌缺血和个体血液中的镇痛物质水平不同有关。无痛性心肌缺血者血浆中内源性吗啡样物质水平高。国内吴林也曾报道运动前后隐性冠心病较相应的心绞痛者血浆内啡肽高,运动后又较运动前高。

其他,还有认为无痛性心肌缺血是因为个体的痛觉阈值高或是识别痛觉的神经通道功能受损。

无论是怎样的解释,但都承认心肌缺血可以是没有疼痛的,或无痛性心肌缺血这个事实是存在的。无痛性心肌缺血和有心绞痛的心肌缺血应该同等对待。在临床治疗方面就不只是针对心绞痛,而是要治疗无痛性心肌缺血和有心绞痛的心肌缺血的总负荷。

(三)隐性心肌梗死

无症状的心肌梗死或隐性心肌梗死,我们过去称为未被及时发现的心肌梗死。我们报道的无症状性心肌梗死病例都是生前在体检做心电图时发现的陈旧性心肌梗死,在急性期未被及时发现。这类无症状的隐性心肌梗死在发现后,也是因为没有症状,也就没有警觉,一些患者在被发现后也不重视。这一类患者心血管病事件的发生率比同龄非冠心病的死亡率高16倍。它的预后和诊断与急性心肌梗死的患者相似(表2-4、表2-5)。

表2-4 隐性心肌梗死的随访

发病年份	例数	各年度死亡例数							1979年生存例数
		第1年	第2年	第3年	第4年	第5年	第6年	第7年	
1972	7	1*		1*	1***	1△			3
1973	0								—
1974	2	2**							0
1975	8	1*		1△					6
1976	3								3
共计	20	4		2	1	1			12

*:猝死;**:心力衰竭;***:再梗死;△:脑卒中

表2-5 急性心肌梗死的随访(1979年)

发病年份	例数	各年度死亡例数							1979年生存例数
		第1年	第2年	第3年	第4年	第5年	第6年	第7年	
1972	5	1***				1*			2
				1△					

续表

发病年份	例数	各年度死亡例数							1979年生存例数
		第1年	第2年	第3年	第4年	第5年	第6年	第7年	
1973	9			3*	1△△				5
1974	7	2***			1**				4
1975	8		1*	1*					6
1976	13	1***							12
共计	42	4	1	4	2	2	0	0	29

*:猝死；**:心力衰竭；***:死于发病后28天以内的急性期；△:脑卒中；△△:糖尿病

四、隐性冠心病的防治

隐性冠心病占整个冠心病的70%～90%,数量很大。上述资料多是社区人群普查得来的。由于隐性冠心病患者一般不到医院门诊或住院治疗,所以对其的防治已经超越医院的范围。鉴于它没有症状,不容易被发现,或发现了也不被重视,在某种程度上来说,其预后可能更差。随着我国冠心病发病率的不断增多,隐性冠心病患者的数量必将相应增加,所以对隐性冠心病的防治应该给予足够的重视。

(一)预防

预防隐性冠心病和预防其他类型的冠心病相同,主要是向群众宣传相关的防治知识,尽可能地减少冠心病的易患因素,制定合理的饮食和运动方案,积极治疗和控制与冠心病相关的疾病,如高血压、血脂异常和糖尿病等。

(二)尽早发现和检出隐性冠心病

治疗的关键首先是检出和发现隐性冠心病的患者。当前,简便易行的方法是每年(对30岁或40岁以上人群)定期做1次常规心电图检查,对疑似者可进一步做心电图负荷试验、24小时动态心电图、超声学或放射性核素检查,必要时也可考虑做冠状动脉造影。将病情告诉患者,促使其知情并主动进行治疗。

(三)治疗原则

隐性冠心病的治疗原则上应和有症状的冠心病患者相同对待。对既有心绞痛,又有无痛性心肌缺血的患者,不能满足于单纯心绞痛的治疗,还要考虑无痛性心肌缺血心电图的总效益。

第三章 心律失常

第一节 期前收缩

期前收缩亦称过早搏动,简称早搏,是一种提早的异位心搏。按起源部位可分为房性期前收缩、房室交接性期前收缩和室性期前收缩3种。期前收缩是最常见的异位心律,可在窦性或异位心律的基础上发生。可偶发或频发,可以不规则或规则地在每个或每数个正常搏动后发生,形成二联律或联律性期前收缩。

一、病因

期前收缩可发生于正常人。但心脏神经症与器质性心脏病患者更易发生。情绪激动、精神紧张、疲劳、消化不良、过度吸烟、饮酒或喝浓茶等均可引起发作,亦可无明显诱因。洋地黄、锑剂、奎尼丁、拟交感神经类药物、氯仿、环丙烷麻醉药等毒性作用,缺钾及心脏手术或心导管检查都可引起。冠心病、晚期二尖瓣病变、心肌病、心肌炎、甲状腺功能亢进性心脏病、二尖瓣脱垂、心力衰竭等常易发生期前收缩。

二、发病机制

(一)异常自律性

在某些条件下,如窦性冲动到达异位起搏点处时由于韦金斯基现象,使该处阈电位降低及舒张期除极坡度改变而引起期前收缩;病变心房、心室或浦肯野纤维细胞膜对不同离子通透性的改变,使快反应纤维转变为慢反应纤维,舒张期自动除极加速,自律性增强,而产生期前收缩。

(二)折返现象

环形折返激动是心动过速中最常见的发生机制,如果在1次折返激动后,折返环路各部分的电生理特性(如不应期和传导速度)不匹配,则环形折返激动不能持续,只引起 1 次期前收缩。如折返途径相同则期前收缩形态一致,如折返激动的传导速度一致,则期前收缩与前一搏动的配对时间固定。

(三)平行收缩

见下文平行收缩型室性期前收缩。

(四)触发活动

在病理状态下,心房、心室、希氏束、浦肯野纤维等部位可产生继发于动作电位的除极活动,称为后除极。后除极的振幅达到一定阈值便可反复激动心脏产生快速性心律失常,这一过程称为触发活动。

(五)机械反馈学说

机械反馈学说认为心肌细胞存在牵张激活通道,可增加左心室容量,进而激活更多的牵张通道,因此心脏扩大者易发生室性心律失常。室性期前收缩后的代偿间歇使舒张期延长,可导致成对室性期前收缩,心肌梗死后的瘢痕组织在收缩期向外凸出所形成的牵张是引起室性心律失常的原因。

三、临床表现

期前收缩患者可无临床症状,亦可有心悸或心搏暂停感。频发的期前收缩可致乏力、头晕等症状(因心排血量减少引起),原有心脏病患者可因此而诱发或加重心绞痛或心力衰竭。部分患者因频繁发作的期前收缩导致严重焦虑、失眠等不适,从而形成恶性循环,使室性期前收缩更为频繁,导致患者的生活质量下降。

听诊可发现心律不规则,期前收缩后有较长的代偿间歇。期前收缩的患者第一心音多增强,第二心音多减弱或消失。期前收缩呈二联律或三联律时,可听到每 2 次或 3 次心搏后有长间歇。期前收缩插在 2 次正常心搏间,可表现为 3 次心搏连续。脉搏触诊可发现间歇脉搏缺如。

四、心电图表现

期前收缩的共同心电图特征为较基本心律提早的 1 次或多次 P-QRS 波群。

(一)房性期前收缩

P′波提早出现,形态与窦性 P 波不同,PR 间期＞0.12 秒。QRS 波大多与窦性心律的 QRS 波相同。有时稍增宽或畸形,伴 ST 及 T 波相应改变者则称为心室内差异性传导,需与室性期前收缩鉴别,房性期前收缩伴心室内差异传导时畸形 QRS 波群前可见提早畸形的 P′波。提早畸形 P′波之后也可无相应的 QRS 波,称为阻滞性房性期前收缩,需与窦性心律不齐或窦性静止鉴别。房性期前收缩冲动常侵入窦房结,使后者提前除极,窦房结自发除极再按原周期重新开始,形成不完全性代偿间歇,偶见房性期前收缩后有完全性代偿间歇。

频发房性期前收缩(标记 A)提前的畸形 P′在前一次心搏 T 波上,下传 QRS 波与窦性不同的为室内差异性传导,第 1 个和第 8 个标记 A,其后无 QRS 波为阻滞性房性期前收缩。

(二)房室交接性期前收缩

除提早出现外,其心电图特征与房室交接区性逸搏相似,提早出现的异位 P′波在 Ⅱ、Ⅲ、aVF 导联倒置,提示其起源于房室交界区。期前收缩冲动侵入窦房结形成不完全性代偿间歇,不干扰窦房结自发除极的则形成完全性代偿间歇。

(三)室性期前收缩

QRS 波群提早出现,其形态异常,时限大多>0.12 秒,T 波与 QRS 波主波方向相反,ST 随 T 波移位,其前无 P 波。发生于束支近端处的室性期前收缩,其 QRS 波群可不增宽。室性期前收缩后大多有完全代偿间歇。基本心率较慢时,室性期前收缩可插入 2 次窦性心搏之间,形成插入型室性期前收缩。偶见室性期前收缩逆传至心房的逆行 P′波,常出现于室性期前收缩的 ST 段上。

房性及室性期前收缩,按其与基本心律的关系有 2 种类型,这里以室性期前收缩为例。

1.配对型

所有期前收缩和其前一个 QRS 波有固定距离,此型多见(图 3-1)。

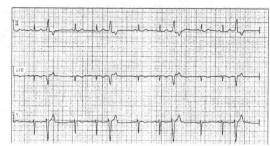

图 3-1　配对型室性期前收缩呈三联律

2.平行收缩型

期前收缩与前面的 QRS 波群无固定间期,但期前收缩之间有固定规律,最长的期前收缩间距与最短期前收缩间距之间呈整倍数关系,且常出现室性融合波(图 3-2)。

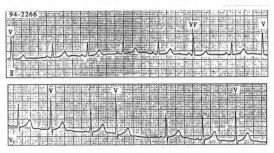

图 3-2 平行收缩型室性期前收缩

期前收缩与前一心动无固定配对时间,期前收缩发生迟者与窦性激动相遇形成室性融合波(Ⅱ导联第 6 个心动)。

研究发现上述规律可由于窦性或异位冲动,在保护性传入阻滞区缓慢递减传导,而在阻滞远端产生阈值下电位,影响平行心律异常冲动形成的自发除极,使之提早、延迟或完全被抑制,而有所改变,称为电张电流调变的平行心律。

房性或室性期前收缩有时由 2 个以上异位起搏点产生,心电图表现为 2 种或 2 种以上不同形态、配对间期不等的期前收缩,称为多源性期前收缩。连续 2 次或 3 次和 3 次以上的期前收缩分别称为连发心动过速和短阵心动过速。

五、临床意义

正常人和无器质性心脏病患者的各类期前收缩大多无临床意义。虽然既往把频发和复杂性室性期前收缩(室性期前收缩连发、多源性室性期前收缩、R 在 T 上的室性期前收缩)与演变为致命性室性快速心律失常预测相关联,但后者的发生主要取决于有无器质性心脏病和心脏病类型及其程度。发生在下列背景下的室性期前收缩,演变为室性心动过速或心室颤动的可能性大,如急性心肌梗死、冠心病心肌缺血时及心肌病、低钾血症、洋地黄中毒、抗心律失常药物的毒性作用和特发或继发性长 QT 间期综合征等。长期频发的室性期前收缩可致心腔扩大,进而引起心肌病,其心脏征象和临床表现与扩张型心肌病一致,称为心动过速性心肌病,对于每天室性期前收缩≥总心率 5% 的人,即使没有任何症状,也需要跟踪随访,以防室性期前收缩诱发心动过速性心肌病;如果左心室功能已经降低,而且找不到其他导致心力衰竭的病因,应考虑室性期前收缩诱发的心动过速性心肌病。

频发房性期前收缩多见于二尖瓣病变和甲状腺功能亢进的患者,多源性房性期前收缩常为心房颤动的前奏。

六、治疗

应根据有无器质性心脏病,是否影响心排血量及发展成为严重心律失常的可能性而决定治疗原则。无器质性心脏病的期前收缩,大多不需特殊治疗。有症状者宜解除顾虑,由紧张过度、情绪激动或运动诱发的期前收缩可试用镇静剂和β受体阻滞剂。对于频繁发作、症状明显或伴有器质性心脏病的患者,宜尽快找出期前收缩发作的病因和诱因,给予相应治疗,同时正确识别其潜在致命可能。

对于可诱发室上速、心房颤动的房性期前收缩应积极治疗。

不伴有器质性心脏病的室性期前收缩,其治疗重点是缓解症状。伴有器质性心脏病的室性期前收缩,根据病史、室性期前收缩的复杂程度、左心室射血分数,参考信号平均心电图和心律变异性分析进行危险分层。高危患者加强治疗。

除病因治疗外,可用抗心律失常药物治疗,房性和房室交接处期前收缩大多选择作用于心房和房室交接处的Ⅰa、Ⅰc、Ⅱ、Ⅳ类药物,而室性期前收缩则多选用作用于心室的Ⅰ类和Ⅲ类药。对于期前收缩患者,应综合考虑患者长期应用抗心律失常药物治疗的风险和收益,伴有心力衰竭和心肌梗死的患者禁用Ⅰ类抗心律失常药物。有潜在致命危险的室性期前收缩常需紧急静脉给药。急性心肌梗死初期可静脉内使用胺碘酮或利多卡因。心肌梗死后若无禁忌,则常用β-受体阻滞剂或胺碘酮治疗。长QT间期综合征患者禁用Ⅰ类药,原发性长QT间期综合征患者可选用β受体阻滞剂、苯妥英钠或卡马西平,继发性者在病因治疗的基础上,宜用异丙肾上腺素或心房或心室起搏治疗。

射频消融术是除抗心律失常药物外另一种有效治疗室性期前收缩的方法。目前认为可对频发室性期前收缩并伴有临床症状、多次室速、心室颤动(均由相似的单形性室性期前收缩诱发)和因频发室性期前收缩出现心动过速性心肌病患者行射频消融治疗。

第二节 心脏传导异常

心脏传导异常是由解剖或功能失常造成的持久或暂时性的冲动传导异常,其主要表现为传导阻滞。传导阻滞表现为传导时间延长,部分或全部传导中断。

传导阻滞分生理性和病理性。由于冲动到达过早引起的传导阻滞,如阻滞性房性期前收缩、干扰性房室分离等属生理性阻滞。病理性传导阻滞则是由传导系统的器质性或功能性改变引起的。传导阻滞按发生的部位可分为窦房传导阻滞、房内传导阻滞、房室传导阻滞和室内传导阻滞。房室传导阻滞中,阻滞可发生于房室结、希氏束或左右束支。

传导阻滞按阻滞程度可分为3度:①一度传导阻滞表现为传导时间延长,但无传导中断。②二度传导阻滞有莫氏Ⅰ型和莫氏Ⅱ型两种形式;莫氏Ⅰ型的特征为传导时间逐次延长,直至一次传导中断;莫氏Ⅱ型的特征为在传导中断前后无传导时间的改变。二度传导阻滞中,阻滞程度达到3∶1或以上,则称为高度传导阻滞。③三度传导阻滞指所有冲动都不能被传导,又称完全性传导阻滞。

一、窦房传导阻滞

窦房结产生的冲动不能使心房除极或使心房除极延迟,称为窦房传导阻滞。

(一)心电图表现

心电图主要表现为窦性P波及相继的QRS波缺如。二度Ⅰ型窦房传导阻滞表现为PP间期和相应的RR间期逐次缩短,直至P-QRS波缺如出现长间期。二度Ⅱ型窦房传导阻滞表现为显著延长的PP间期,其长度是窦性心律PP间期的两倍或数倍。二度窦房传导阻滞2∶1传导则在心电图上不能与窦性心动过缓相鉴别。一度窦房传导阻滞在心电图上不能诊断。三度窦房传导阻滞时P波完全消失,出现逸搏心律,心电图上亦难以诊断。

(二)病因和治疗

急性窦房传导阻滞的病因有急性心肌梗死、急性心肌炎、洋地黄或奎尼丁类药物作用和迷走神经张力过高。慢性窦房传导阻滞常见于冠心病、心肌病、迷走神经张力过高或原因不明的病态窦房结综合征。窦房传导阻滞的治疗与病态窦房结综合征相仿。对于无症状患者,往往不需要治疗。有症状的患者,如去除可逆因素无效,则需行起搏器植入治疗。对于因颈动脉窦过敏或血管神经反射介导所致窦房传导阻滞并引起血流动力学异常的患者,起搏治疗通常是有效的。

二、心房内传导阻滞

心房内传导阻滞是以P波增宽为心电图表现,P波时限超过0.12秒,波峰有切迹,电压可增高或不增高。见于各种病因引起的心房扩大和心房肌梗死。

三、房室传导阻滞

心房激动向心室传导延迟或完全不能传至心室称为房室传导阻滞。房室传导过程中(心房内、房室结、房室束及束支-浦肯野纤维系统)任何部位的传导障碍都能引起房室传导阻滞。

(一)病因和病理

1.局灶性或弥漫性急性心肌炎性变

如急性风湿性、细菌性和病毒性心肌炎。

2.急性心肌缺血或坏死性变

如急性心肌梗死。

3.传导系统或心肌退行性变

如原因不明的传导系统纤维化，冠心病、心肌病、急性炎症或损伤性病变引起的心肌纤维变性，二尖瓣或主动脉瓣钙化以及肿瘤压迫引起的退行性变。

4.损伤性病变

损伤性病变大多为心脏手术引起的传导系统损伤或周围组织水肿，如二尖瓣或主动脉瓣换瓣手术、心内膜垫缺损或巨大室间隔缺损修补术、法洛四联症根治术等。

5.先天性心脏传导系统缺损

其可单独存在或合并其他先天性心脏病，如大血管错位、室间隔或心内膜垫缺损等。

6.传导系统功能性病变

如迷走神经功能亢进、缺氧、电解质紊乱(如高钾血症)、药物作用(如洋地黄)和甲状腺功能亢进等不同原因引起的传导功能改变。儿童及青少年房室传导阻滞的主要病因多见于急性心肌炎症和炎症所致的纤维性变，少数属先天性。老年人持续房室传导阻滞的病因以原因不明的传导系统退行性变为多见。如果病理改变为可逆的，则阻滞常在短期内恢复，否则呈持续性。

(二)心电图表现

1.一度房室传导阻滞

一度房室传导阻滞指每个心房冲动都可激动心室，但 PR 间期延长(在成人超过 0.20 秒，儿童超过 0.18 秒)(图 3-3)。PR 间期延长可源于房室结、希氏束-浦肯野纤维或上述两个部位。如体表心电图中 QRS 波形态和时间正常，则房室传导延迟一般源于房室结内。如 QRS 波呈束支阻滞型，则传导阻滞可发生于房室结和(或)希氏束-浦肯野纤维。

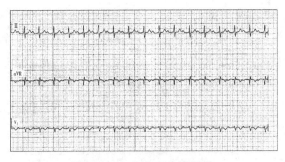

图 3-3　一度房室传导阻滞

图示 PR 间期延长

2.二度房室传导阻滞

二度房室传导阻滞指间歇出现 P 波后无 QRS 波群,P 波与 QRS 波之间可呈规则或不规则比例,QRS 波群形态正常,或呈束支阻滞型。二度房室传导阻滞分为两型。莫氏Ⅰ型的特征为 PR 间期逐次延长直至 P 波不能下传,RR 间期逐次缩短直至心室脱漏,P 波与 QRS 波群的比例大多不规则;莫氏Ⅱ型的特征为心室脱漏前 PR 间期固定。文氏型传导阻滞是指Ⅰ型阻滞。持续 2∶1 房室传导阻滞时较难区别Ⅰ型或Ⅱ型(图 3-4)。

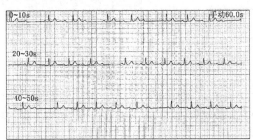

图 3-4　二度Ⅰ型传导阻滞

图示不典型文氏周期,心室脱漏前一个心搏 PR 间期显著延长,使 RR 相应延长,因而不见典型文氏周期 RR 逐次缩短的特征

3.高度房室传导阻滞

二度Ⅱ型传导阻滞为 3∶1 或 3∶1 以上比例,称为高度房室传导阻滞(图 3-5)。

4.三度或完全性房室传导阻滞

所有 P 波不能下传至心室,心房和心室各自由独立的起搏点控制,房室分离,P 波与 QRS 波群无固定关系。PP 和 RR 间期则基本规则,PP 间期短于 RR 间期,如两者差异不大,可通过上肢运动、站立或行走来增快 P 波频率以助鉴别。心室由交界处或心室自主心律控制,前者频率为 35~50 次/分,后者<35 次/分(图 3-6)。

QRS 波群形态与心室起搏点部位有关。在左束支的,QRS 波群呈右束支阻滞型;在右束支的,QRS 波群呈左束支阻滞型。心室起搏点自律功能暂停则引起心室停搏,心电图上表现为一系列 P 波(图 3-7)。完全性房室传导阻滞时偶有短暂超常传导表现。心电图表现为交界处或心室逸搏后 P 波 1 次或数次下传至心室,称为韦金斯基现象。其发生机制为逸搏对房室传导阻滞部位的刺激,可使该处心肌细胞阈值电位降低,应激性增高,传导功能短暂改善。

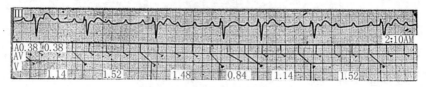

图 3-5 高度房室传导阻滞

窦性心动过速 2∶1～4∶1 房室传导阻滞

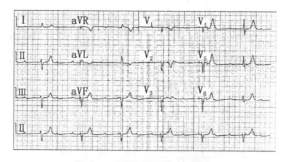

图 3-6 三度房室传导阻滞

图示 PP 间距和 RR 间距比较固定,但 P 波和 QRS 波互不相关,P 波频率较 QRS 波频率快,QRS 波较宽,说明为心室起搏点所控制

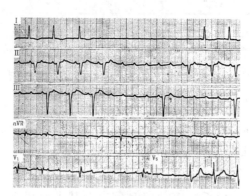

图 3-7 三分支传导阻滞、心室停搏发作

图示 2∶1 房室传导阻滞突然转为心室停搏,下传的 QRS 波呈右束支传导阻滞合并左前分支传导阻滞的表现

四、心室内传导阻滞

心室内传导阻滞指房室束分支以下的传导障碍。正常冲动经房室束及三分支系统几乎同时到达心室肌,室内传导时间在 0.08 秒左右,不超过 0.10 秒。

(一)病因和临床意义

左束支传导阻滞常提示心肌弥漫性病变,如冠心病、心肌病或主动脉瓣狭窄。右束支传导阻滞不一定有广泛心肌损害,如不伴其他器质性心脏病,常无重要意义,常见病因为风湿性心脏病和先天性心房间隔缺损,亦见于慢性肺心病、冠心病、心肌炎、心肌病和急性肺动脉栓塞。不完全性右束支传导阻滞可见于无心脏病证据的健康人。双侧束支阻滞和三分支传导阻滞的主要病因是原因不明的传导系统退行性变。

(二)心电图表现

1.完全性右束支传导阻滞

QRS 时限在 0.12 秒或以上;Ⅰ导联有明显增宽的 S 波;V_1、V_2 导联有小 R 波、大 R 波或 R 波双峰;V_5、V_6 导联 R 波窄而高,S 波宽;T 波与 QRS 波群主波方向相反。

2.完全性左束支传导阻滞

QRS 时限在 0.12 秒或以上;Ⅰ导联 R 波宽大或有切迹,S 波常不存在;V_5、V_6 导联 R 波增宽,有切凹或呈双重 R 波,无 Q 波;V_1、V_2 导联 R 波极小,S 波宽大;T 波与 QRS 波群主波方向相反。

3.不全性左或右束支阻滞

同完全性左或右束支阻滞,但 QRS 时限在 0.10~0.11 秒。

4.左束支前分支阻滞

QRS 时限不超过 0.11 秒,大多正常;额面 QRS 平均电轴超过 −45°,可达 −60°或以上;Ⅰ导联 R 波为主,S 波小或无;Ⅱ、Ⅲ、aVF 导联 R 波小,S 波深。

5.左束支后分支阻滞

QRS 时限在 0.11 秒以下;额面 QRS 平均电轴右偏达 +120°或以上;Ⅰ导联有明显的 S 波,Ⅱ、Ⅲ、aVF 导联 QRS 波群为 QR 型、V_1 QS 型、V_2 RS 型。

6.右束支传导阻滞合并左束支前分支或左束支后分支阻滞

心电图与心向量图改变基本上是上述相应束支传导阻滞的联合。

7.三支传导阻滞

三支传导阻滞见上文"房室传导阻滞"部分。

8.心室内传导阻滞

QRS 时限为 0.10～0.11 秒,但无左或右束支传导阻滞的典型改变。

(三)临床表现

一度房室传导阻滞很少有症状,听诊时第一心音可略减弱。二度房室传导阻滞则可有心脏停顿或心悸感,听诊可发现心音脱漏,脉搏也相应脱漏。心室率缓慢时可有头晕、乏力、易疲倦、活动后气促,甚至短暂晕厥。三度房室传导阻滞时,除上述症状外,还可能进一步出现心、脑供血不足的表现,如智力减退、心力衰竭等。听诊时心率慢而规则,为 35～50 次/分,第一心音强弱不等,强的心音又称"大炮音"。此外尚可有收缩压增高、脉压增宽、颈静脉搏动、心音不一致,以及心脏增大。

心室率过慢、心室起搏点不稳定或心室停搏时,可有短暂的意识丧失,甚至出现晕厥、抽搐和发绀,即所谓阿-斯综合征发作。迅速恢复心室自主心律的,发作可立即终止,神志也立即恢复,否则可导致死亡。

房室束分支以上阻滞,大多表现为一度或二度Ⅰ型传导阻滞,病程一般短暂,少数持续。阻滞的发展与恢复有逐步演变的过程,突然转变的少见。发展成三度时,心室起搏点多在房室束分支以上(QRS 形态不变),这些起搏点频率较高,为 35～50 次/分(先天性房室传导阻滞时可达 60 次/分),且较稳定可靠,因而患者症状较轻,阿-斯综合征发作少见,预后良好。

房室束分支以下阻滞(三分支传导阻滞),大多先表现为单支或二束支传导阻滞,而房室传导正常。发展为不全性三分支传导阻滞时,少数人仅有交替出现的左或右束支传导阻滞而仍然保持正常房室传导,多数有一度、二度Ⅱ型、高度或三度房室传导阻滞,下传的心搏仍保持束支传导阻滞的特征。早期房室传导阻滞可间断发生,但阻滞程度的改变大多突然。转为三度房室传导阻滞时,心室起搏点在阻滞部位以下(QRS 波群畸形),频率慢,为 28～40 次/分,且不稳定,容易发生心室停搏,多见有乏力、气短等临床症状,阿-斯综合征发作常见。

(四)诊断

根据典型心电图改变并结合临床表现不难作出诊断。为估计预后并确定治疗,尚需区分生理性与病理性房室传导阻滞、房室束分支以上的阻滞和三分支传导阻滞,以及阻滞的程度。

心脏传导异常常是间歇性发作,而且持续短暂,所以常规心电图检查有时不易发现。24 小时心电图监测、植入式心脏监测器和心脏电生理检查等可以对疑有心脏传导异常的患者进行进一步的检查。

(五)治疗

房室束分支以上阻滞形成的一至二度房室传导阻滞,并不影响血流动力状态者,主要针对病因治疗和随访。房室束分支以下阻滞者,不论是否引起房室传导阻滞,均必须结合临床表现、基础病因和阻滞的发展情况考虑是否有起搏治疗的适应证。

1.病因治疗

如解除迷走神经过高张力、停用有关药物、纠正电解质失调等。各种急性心肌炎、心脏直视手术损伤引起的房室传导阻滞,往往与急性炎性水肿有关,可试用肾上腺皮质激素治疗。急性下壁心肌梗死所致房室传导阻滞往往是可逆的,数小时至数天即可恢复,心肌再灌注后预后良好,可用阿托品治疗或临时起搏治疗,多不需永久起搏治疗。因睡眠呼吸暂停而出现房室传导阻滞的患者,则应针对睡眠呼吸暂停进行治疗后随访。

2.增快心率和促进传导

(1)药物治疗:常常用于因可逆性或急性原因所致心脏传导异常的临时处理。①拟交感神经药物:常用沙丁胺醇,每次2~4 mg,3~4次/天。预防或治疗房室传导阻滞引起的阿-斯综合征发作,宜用0.5 mg异丙肾上腺素溶液连续静脉滴注,控制滴速使心室率维持在60~70次/分。但需注意的是过量不仅可明显增快心房率而使房室传导阻滞加重,而且还能导致严重室性异位心律。在急性缺血性心脏病发生时应避免使用该类药物,而应实施临时起搏治疗。②阿托品:0.5~1.0 mg肌内或静脉注射。③碱性药物:碳酸氢钠或乳酸钠有改善心肌细胞应激性、促进传导系统心肌细胞对拟交感神经药物反应的作用,一般用于分子溶液静脉滴注或推注,尤其适用于高钾血症或伴酸中毒时。

(2)人工心脏起搏器治疗:心室率缓慢并影响血流动力学状态(如黑蒙、晕厥和心力衰竭)的二至三度房室传导阻滞,尤其是阻滞部位在房室束分支以下,如发生在急性心肌炎、急性心肌梗死或心脏手术损伤时,均有用临时起搏器治疗的指征。急性发病或高度至三度房室传导阻滞患者需施行麻醉或外科手术时,临时起搏器的植入可保证麻醉或手术诱发心室停搏时患者的安全,并可预防心室颤动的发生。持续高度或三度房室传导阻滞伴有心、脑供血不足症状,活动量受限,心功能异常或有过阿-斯综合征发作者,均应考虑采用埋藏式起搏器植入治疗。

束支传导阻滞不影响房室传导功能时,本身不需要特殊治疗。三支传导阻滞导致房室传导阻滞时的治疗如上述。二支传导阻滞（右束支合并左束支前束支或后分支传导阻滞）的治疗尚有争论,目前倾向于对伴晕厥或近乎晕厥者采用起搏器治疗。

五、预激综合征

预激综合征是指在正常的房室传导系统之外存在附加连接组织（房室旁路），使部分或全部心室肌或心房肌,在正常房室传导系统顺传或逆传的激动传抵心室或心房之前,提早出现了心电激动,是一种房室间传导异常的现象。在一定条件下无论是房室旁路呈前向传导或是逆向传导,均可导致房室折返性心动过速的发作,是临床上一种常见的心律失常类型。

旁路的形成是心脏发育过程中遗留的。在胚胎发育早期,房室心肌是相连的,发育中心内膜垫和房室沟组织形成中央纤维环和房室环,隔断了房室间心肌的联系,房室传导只能经正常的房室结和希氏束传导。但发育过程中,有时会遗留一些散在的房室间相连的心肌,成为异常的房室旁路。经心电图检测房室旁路的发生率为 0.01%～3.1%。尽管旁路的发生率随年龄的增加而下降,但心电图检测房室旁路存在或旁路导致的房室折返性心动过速患者可见于各年龄段人群。预激综合征大多数发生在无器质性心脏病的患者,少数发生于先天性或后天性心脏病的患者。

根据旁路所处的解剖部位和不同的电生理特征表现,可以分成 2 种类型:普通旁路导致的典型预激综合征和特殊旁路导致的变异型预激综合征,后者包括短 PR 间期综合征和 Mahaim 纤维参与的预激综合征。

（一）典型预激综合征

Wolff、Parkinson 和 White 于 1930 年把一种特殊类型的心电图表现和临床上心动过速现象联系在一起,作为一个完整的综合征首次报道,以后该类型的预激综合征称为 WPW 综合征。此型是所有预激综合征中最为常见的一种,男性多于女性,各年龄组均有发病,但发病率随年龄增大而降低。

WPW 综合征在器质性心脏病中最常见的是埃布斯坦综合征畸形,埃布斯坦综合征畸形患者 WPW 综合征发生率达 5%～25%,而且都是右侧房室旁路（WPW 综合征 B 型）。在室间隔缺损、大动脉转位及二尖瓣脱垂患者中,预激综合征的发生率也比普通人群高。其他疾病,如瓣膜病、各类心肌病、冠心病等也有合并预激综合征者,但其与预激综合征的关系不易确定。

1.解剖学基础

WPW 综合征的旁路是一组起源于近房室环的心房侧、以肌束形式穿过房室沟、末端连接心室的工作肌细胞,由 Kent 最早在哺乳类动物心脏发现,故也称 Kent 束,故 WPW 综合征亦可称为 Kent 束型预激综合征。根据房室旁路的位置可将之分为游离壁旁路和间隔旁路,前者位于左、右心房室环的游离壁,后者位于间隔区,并可进一步分为前、中和后间隔旁路。前间隔旁路(位于上间隔旁)指位于希氏束旁的旁路,消融靶点图如可记录到希氏束电位,也可称为希氏束旁旁路。一般认为二尖瓣环的前间隔处是纤维三角,不会产生心肌纤维,所以左前间隔处不会产生房室旁路。后间隔旁路(位于下间隔旁)指位于冠状静脉窦口附近及其后方的三角形区域,包括左、右、后间隔和冠状静脉窦口内和冠状静脉窦憩室内的旁路,但均不超过冠状静脉窦口上缘。中间隔(真间隔)旁路位于希氏束以下和冠状静脉窦口以上,是真正的间隔旁路。相当一部分的 Kent 束以一定的角度斜跨房室环,其心房插入点与心室插入点在房室环水平上差距可以超过乳糜微粒,在心脏电生理检查和经导管消融术中需注意这一解剖特点,以精确定位旁路的位置。

房室旁路存在时,心房激动分别经旁路与正常房室传导途径激动心室。心房激动经旁路迅速传至旁路的心室端,旁路室端心室肌提早激动,然后沿邻近心室肌在心室内缓慢传导。而经正常途径传导的心房激动在房室结内传导缓慢(生理性房室结内递减性传导),但此后快速沿希氏束-浦肯野纤维系统(希-浦系统)激动两侧心室。两者融合形成的心室肌激动,起始部分由旁路传导的激动组成,其余则由正常途径传导的激动组成。同样,心室激动可分别经旁路和正常途径逆传,先后激动心房,形成融合的心房激动。经旁路激动心室肌的早晚和多少与激动分别由旁路和房室结传抵心室的时间差相关。房室结传导减慢或房室传导阻滞时,心室可能全部由旁路激动。相反,当房室结传导加速或旁路房端距窦房结较远(如左侧旁路),则心室大部由正常途径激动,心室预激波可不明显。压迫颈动脉窦、Valsalva 动作、应用洋地黄等减慢房室结传导的措施,可增大心室预激波,而运动、深吸气等增快房室结传导的措施则使心室预激波减小或消失。房性期前收缩、快速高位心房起搏刺激或邻近旁路心房端的起搏刺激均可使心室预激波增大。

2.心电图特征和分型

预激综合征使心房激动由旁路下传,使心室某一部分心肌预先激动,这部分心室肌的预激构成了短 PR 间期、宽大畸形 QRS 波及预激的 δ 波,此为特征性的心电图表现。预激的心室肌兴奋组成了 QRS 波起始部粗钝的预激波(δ 波),此波不仅占据了 PR 间期的一部分,使 PR 间期缩短,且使 QRS 波变成宽大畸形的室性融合波(由旁路下传的预激心室肌的兴奋波和由正常房室传导系统下传的心室肌兴奋波构成)。

预激综合征的心电图特征:①PR 间期<0.12 秒;②QRS 时限>0.10 秒;③QRS波起始粗钝,称为 delta 波(δ波)或预激波;④PJ 间期一般是正常的,在 0.27 秒左右,在同一患者,尽管不同时间心电图表现预激的程度不同,但 PJ 间期保持不变;⑤可有继发性 ST-T 改变。

根据心前区导联心电图的表现,常将 WPW 综合征分为两型,即 A 型和 B 型。A 型是指预激波在胸前 $V_1 \sim V_5$ 导联中都呈正向,QRS 波也以 R 波为主。B 型是指预激波在 V_1 导联为负向,QRS 波以 S 波为主,$V_4 \sim V_6$ 导联中预激波和 QRS 波都呈正向。随着心脏电生理和导管消融技术的发展,目前认为预激综合征的心电图表现对提示旁路的位置有帮助,预激综合征 A 型提示旁路位于左心房室间,B 型提示旁路位于右心房室间,Ⅱ、aVF 导联高 QRS 波提示旁路位于房室环前部,而Ⅱ、aVF 导联 QRS 主波负向为主提示旁路位于房室环后部。

体表心电图定位房室旁路有一定局限性,如仅适用于预激波大的显性预激,且无器质性心脏病基础或多条旁路存在时。精确定位宜进行电生理检查。

其他可能的心电图表现:①隐匿性预激综合征,预激波不存在或较小,预激综合征的心电图特征不明显。可能由于旁路心房端距窦房结较远或旁路前向传导阻滞。国内资料表明半数以上旁路呈隐匿性,窦律时心电图正常,心动过速发作呈顺向型房室折返性心动过速。②间歇性预激综合征,预激波间歇出现,可能由于旁路不完全前向传导阻滞导致。③手风琴现象,预激波在一连串心搏中逐渐变大或变小,QRS波群增宽程度随之改变,犹如手风琴的合拢与展开,称为手风琴现象。常见于 WPW 伴心房颤动发作时,由于预激程度改变所致。④多条旁路具有两条或以上不同部位旁路时,不同时期记录的心电图可有两种或以上不同的预激表现。

3.WPW 综合征伴发的快速型心律失常

(1)阵发性室上性心动过速:是 WPW 综合征患者最常见的心律失常类型,产生的机制是由于激动在旁路和正常通路之间发生了折返运动。正常的房室结-希氏束通路与旁路构成房室间的两条传导通路,房室结属慢反应纤维,传导速度较慢,不应期较短,有频率依赖性传导速度递减特征。旁路是普通心肌,属快反应纤维,传导速度较快,而不应期较长。房性期前收缩可能在旁路前传受阻(处于不应期时)而沿房室结-希氏束前向传导,再经旁路逆传,从而导致房室折返性心动过速的发生。这种房室折返性心动过速在临床上有 2 种类型:①顺向型房室折返性心动过速最为常见。折返激动的运行方向为激动从心房传导至房室结-希浦系统,激动心室后,经旁路逆传至心房。由于心室激动是从房室结-希浦系统下传的,因而心动过速呈窄 QRS 波图形,只有当伴有束支传导阻滞(功能性或持久性)或心室内传导阻滞时,才呈宽 QRS 图形,但没有预激波,心室激动后经旁路快速激动心房,故 RP<PR。②逆向型房室折返性心动过速较少见,激动运行的方向与顺向型心动过速方向相反,即激动从心房传导至房室旁路,激动心室后,经房室结-希浦系统逆传至心房。由于心室激动是从房室旁路开始的,因而心动过速时 QRS 波宽大畸形,并呈完全预激,如果能辨认出逆传的心房波,则 RP>PR。

临床有时还可见到 WPW 综合征患者发生房室结折返性心动过速,此时,房室旁路不参与折返。心脏电生理检查可明确诊断。

WPW 综合征患者发生房室折返性心动过速时,可伴有束支传导阻滞。如果间歇性预激或隐匿性预激时的窦性心律心电图提示存在束支传导阻滞,QRS 波形态与心动过速时一致,则可以做出房室折返性心动过速伴束支传导阻滞的诊断。少部分室上性心动过速患者在房室折返性心动过速发作时 QRS 波有时呈窄 QRS 波型,有时呈束支传导阻滞型。如果呈束支传导阻滞型心动过速的频率较窄 QRS 波时减慢,则可以做出房室折返性心动过速的诊断,且旁路位于束支传导阻滞一侧(如心动过速时出现右束支传导阻滞时频率减慢,则旁路位于右侧),因为一侧束支出现传导阻滞时同侧的心室激动延迟,导致房室折返性心动过速,整个折返环的激动时间延长。

持续性交界区折返性心动过速是一种无休止或近乎无休止的室上性心动过速,是由一种少见的具有缓慢传导与递减传导性能的隐匿性房室旁路(慢旁路)参与的房室折返性心动过速。与典型的房室旁路由普通心肌构成,传导速度较快而不应期较长不同,慢旁路具有缓慢传导与递减传导特性,旁路内存在慢反应细胞,可能是房室结组织异位的结果。慢旁路主要位于房室环的右后间隔部位,但其他位置也可出现,多为单旁路,也可有多条慢旁路并存和(或)快旁路并存。在房室结的前传功能未受损的情况下,慢旁路无前传功能,而正常房室传导功能受损时可能会使慢旁路前传功能显现。持续性交界区折返性心动过速发生时房室结是心动过速折返环的前向传导支(前传),慢旁路是折返环的逆向传导支(逆传),表现为顺向型房室折返性心动过速。心电图通常表现为窄 QRS 波心动过速。由于逆传为慢旁路所致,故 RP>PR。慢旁路多位于右后间隔,逆传的 P 波在下壁导联(Ⅱ、Ⅲ、aVF 导联)多呈负向。心电图表现常与低位右心房后间隔来源的房速或不典型房室结内折返性心动过速类似,常需心内电生理检查以助鉴别。持续性交界区折返性心动过速的频率为130～240次/分。可发生在各年龄组,但一般多见于儿童和青少年。患者可因长期心动过速出现心动过速性心肌病,导致心功能不全,可能被误诊为扩张型心肌病。

(2)房性心律失常:如心房颤动、心房扑动或房性心动过速等。WPW综合征患者心房扑动或房性心动过速发生较少,但心房颤动发生却较多,文献报道心房颤动发生率为11%～39%。提示WPW综合征和心房颤动有内在联系的证据:①WPW综合征患者中,高血压、冠心病、风湿性心脏病、心肌病、甲状腺功能亢进等的比例并不比普通人群高,但心房颤动的发生率却高于普通群体;②旁路经外科手术切除或经导管消融消除后,心房颤动的发生率降低。

WPW综合征患者易发生心房颤动的可能机制如下:①心动过速时心室激动从心室经旁路逆传至心房,恰逢心房肌的易损期,引起心房颤动;②经常发生房室折返性心动过速,心房肌易发生电重构,从而发生心房颤动。

预激综合征伴心房颤动和心房扑动时由于心房率快,旁路不应期较短,心房激动大多经旁路传导至心室,QRS波宽大,近乎完全预激。此时,不仅心房主动收缩消失,且心室激动顺序快速紊乱,心排血量明显减少,可致低血压、近乎晕厥或晕厥,还能引起心室颤动。心房颤动反复发作还可引起心脏扩大或心动过速性扩张型心肌病。

WPW综合征发生心房颤动时,从旁路下传的激动形成的QRS波宽大畸形,而不存在旁路的心房颤动从房室结-希浦系统下传,若发生心室内差异性传导时QRS波也宽大畸形,这2种情况的临床意义不同,治疗原则也不一样,需鉴别。如洋地黄、维拉帕米类药物可减慢房室结传导,改善差异传导。因而可用于经房室结下传的差异传导。但这些药物缩短旁路的不应期,有利于激动经旁路下传,因而在激动经旁路下传时应当禁忌使用。一般认为,心房颤动时心室率超过200次/分,要怀疑有激动从旁路下传的可能。

(3)心室颤动和猝死:WPW综合征患者心源性猝死发生率较普通人群高,在3～10年的随访研究中,WPW患者心源性猝死的发生率为0.15%～0.39%。猝死作为WPW综合征的首次表现很少见。WPW综合征患者发生猝死的原因推测如下:①心房颤动蜕变导致心室颤动。心房颤动时激动从旁路下传,由于旁路不应期短,RR间期也缩短,快速心室率可蜕变为心室颤动。有研究报道,心房颤动时RR间期≤250毫秒是预激综合征患者心房颤动蜕变为心室颤动的重要预测指标。②部分WPW综合征患者,无心房颤动发作史,而以心室颤动为首发表现,其发生机制尚不明确,也许合并的器质性心脏疾病在心室颤动的发作中发挥着作用。

WPW综合征发生猝死的危险因素:①心房颤动时最短RR间期≤250毫秒;②心动过速发作时有明显症状;③存在多条旁路;④埃布斯坦综合征畸形;⑤家族性WPW综合征,该类型临床罕见。

(二)短PR间期综合征

短PR间期综合征是指心电图在正常窦性节律时PR间期<0.12秒,QRS波时限正常(伴束支传导阻滞或心室内传导阻滞者例外),无预激波,同时伴有阵发性室上性心动过速的综合征。该综合征由Lown、Ganong和Levine于1952年首次作为综合征报道,故又称Lown-Ganong-Levine综合征,简称L-G-L综合征。

1.解剖学基础

最早认为,该综合征中PR间期缩短是由于存在房室结内旁路,因旁路传导较房室结快,故PR间期缩短。对PR间期缩短曾有3种看法:①房室结内存在特殊的传导快速的纤维,即所谓的房室结内旁路。②心房-希氏束旁路(房希旁路),指发自心房、跨过房室结插入希氏束近端的旁路。Brechenmaker在687例心脏病理检查中报道了2例这样的旁路,可以解释一部分患者的PR间期缩短的解剖基础,目前尚无该旁路参与折返性心动过速发生的电生理证据。③James纤维,指发自心房、跨过房室结的主要递减传导区域,但仍插入房室结的纤维,但有人认为房室结结构复杂,这只是房室结的一个正常部分,其功能尚未确定。

由于确定以上旁路存在的证据太少,且房室结传导受自主神经张力的影响,后来有人提出交感神经张力升高和房室结解剖结构小也是L-G-L综合征患者PR缩短的机制。随着心脏电生理学的发展,对L-G-L综合征的认识也更加全面。

L-G-L综合征有以下电生理特征:①AH间期<60毫秒;②心房起搏频率≥200次/分时,仍能保持1:1房室传导;③心房起搏频率增快时(300毫秒),AH可有延长,但增加的幅度不大,一般不超过100毫秒。因此,目前的看法是,L-G-L综合征是加速的房室传导,并且加速发生在房室结,故也称为加速的房室结传导,其心房传导和希浦系统传导是正常的。

2.临床电生理特征

临床电生理特征主要以房室结内折返性心动过速为主,在电生理检查时表现出房室结双径路传导的特征,与PR间期正常者的房室结内折返性心动过速相同。

部分患者可能合并存在房室旁路,从而发生房室折返性心动过速。少数患者可发生心房扑动/颤动。

(三)Mahaim 纤维参与的预激综合征

Mahaim 纤维参与的预激综合征是由 Mahaim 纤维形成的心室预激,发生率低,占心室预激患者中的 3% 以下。心电图特征:①PR 间期正常,甚至可长于正常;②QRS 波时间延长;③QRS 起始部可无预激波或轻度预激波;④可伴有继发性 ST-T 改变。

1. 解剖学基础

Mahaim 纤维仅有前传功能,且具有递减性传导的特征。主要位于右侧,故其形成的房室折返性心动过速呈完全性左束支型的心电图表现。目前从解剖和电生理特征上将 Mahaim 纤维分为 3 种类型。①束-室纤维:Mahaim 纤维起源于希氏束或右束支,终止于右心室游离壁,心电图上可有预激表现,但不能引起心动过速。②结-束纤维或结-室纤维:Mahaim 纤维起源于房室结的慢径,终止于右束支远端或右心室近三尖瓣环处。心动过速的环路由旁路前传至右束支或右心室,经希氏束、房室结逆传,可有房室分离,说明心房不是折返环的一部分,因此左束支传导阻滞型心动过速酷似室性心动过速,需做电生理检查以助鉴别。③房-束纤维或房-室纤维:Mahaim 纤维起点在右心房游离壁的房室瓣附近,跨过三尖瓣环,根据旁路的终点部位分为房-束纤维(终止于右束支远端)和房-室纤维(终止于右心室游离壁近三尖瓣环处)。其构成的心动过速环路与结-束、结-室旁路相似,但心房是折返环路的必需成分,故无房室分离的表现。心动过速的每一个周期中都存在逆行 P 波,需仔细辨认。组织学已经证实,该种纤维的近端结构(位于三尖瓣环部分)类似于房室结,是产生递减传导的部位;远端类似于希氏束或左右束支,插入右束支远端或右心室近三尖瓣环处,可以产生 Mahaim 纤维电位,故可以认为该纤维是"附加的房室传导系统"。

2. 临床电生理特征

Mahaim 纤维参与的心动过速,是经旁路下传的、心电图呈宽 QRS 波的折返性心动过速,其体表心电图的特征是心动过速呈左束支传导阻滞图形,且多数电轴左偏。这类心动过速,由房束纤维所致者占 81%~88.5%,由房室纤维所致者占 11.5%~19%,而由结束或结室纤维的旁路所致的心动过速罕见。Mahaim 纤维可见于伴有其他房室旁路或房室结双径路的患者。

在心脏电生理学上,Mahaim 纤维有以下特征:①右心房前侧壁下部起搏可形成心室预激,在给予心房程序期前刺激时,随刺激 S_1S_2 间期的逐渐缩短,心室预激程度逐渐增加,直至心室完全预激;②当快速心房起搏导致心室完全预激时,12 导联体表心电图 QRS 波形态与心动过速的图形完全一样,提示心动过速的激动是经旁路前传至心室;③心室刺激时,不能发现旁路具有逆向传导现象;④在心动过速时,于房室结不应期起搏心房游离壁可提前重建心动过速周期;⑤在心动过速或右心房起搏使心室呈预激图形时,于右心房前侧壁下部至右心室最早激动之处可记录到 Mahaim 纤维产生的旁路电位。消融该电位可消除心动过速的发作。

3.临床表现

(1)阵发性心悸:预激综合征最主要的临床表现,由于发生房室折返性心动过速所致。其特征是突然发作,突然终止。发作时患者主诉突发心悸或心跳增快,常伴胸闷、头昏、出汗和面色苍白,严重者可发生心绞痛,甚至晕厥。心悸持续时间不等,可达数分钟,也可达数小时,甚至数天。部分患者症状发作前可有明显诱因,如情绪激动、焦虑、酗酒、睡眠不佳、生活规律改变等,也可在运动中或运动后发作。

(2)心功能不全:最常见于持续性交界区折返性心动过速。在心动过速发作频率较快、发作时间较长或并存器质性心脏病的患者,由于快速心律失常影响心脏排血功能,患者可表现为心功能不全。患者有呼吸困难、血压下降,或有下肢水肿。体检时发现心率增快(可>200 次/分),心音低钝,双肺出现湿啰音。在少数心动过速频繁发作达数月或数年的患者,心脏可扩大而呈扩张型心肌病的表现,临床以慢性心功能不全表现为主,称为心动过速性心肌病。

(3)晕厥:预激综合征并发快速性心律失常的主要临床表现之一,老年患者更易发生。其发生机制:①心房扑动或心房颤动时心室率突然增快而致心排血量下降,脑供血不足引起黑蒙或晕厥;②心动过速突然终止伴较长时间的心脏停搏(>3 秒)而引起晕厥。

(4)猝死:预激综合征较少见的表现,其发生原因目前多认为是心房颤动经房室旁路前向传导引起极快的心室反应并蜕变为心室颤动所致。心房颤动持续发作,心室率过快诱发心功能不全和心肌缺血也是机制之一。合并器质性心脏病的预激综合征患者,因心律失常发生后很快发生心功能不全,如不能及时控制快速心律失常,常短时间内导致死亡。运动性猝死也是预激综合征的常见表现之一,可能与运动状态下交感神经张力增高导致房室旁路传导能力下降和心室颤动阈值降低有关。

4.诊断和鉴别诊断

阵发性心悸,多数突发突止,心悸发作时和转复窦性心律后心电图检查基本可以做出诊断,确诊需电生理检查。

(1)预激综合征的诊断和鉴别诊断:显性预激的诊断根据心电图特征。①束支传导阻滞:预激综合征患者有时会和束支传导阻滞相混淆,特别是B型预激易被误诊为左束支传导阻滞。当然,预激综合征患者有时也合并束支传导阻滞。此时束支传导阻滞侧心室被旁路预激时,束支传导阻滞的心电图表现会被掩盖。从心电图的表现而言,预激综合征和束支传导阻滞的鉴别要点见表3-1。②心肌梗死:有时负向预激波很像Q波,易与心肌梗死相混淆,如B型WPW综合征的$V_1 \sim V_3$导联呈QS型,貌似前间壁心肌梗死。显性预激综合征还能掩盖心肌梗死的心电图表现。当预激所致的QRS向量指向左心室腔时,左心室壁心肌梗死所致的Q波会被掩盖。通过仔细询问病史,确定有无可靠的心肌梗死病史、症状,有无心电图的动态演变过程及心肌酶学检查足以明确。③A型预激综合征与右心室肥厚的鉴别:除了观察PR间期和QRS时限、预激波特点外,还要注意是否有电轴右偏,V_5、V_6导联出现深S波等。④孤立、间歇出现的预激需与出现于心室舒张晚期的室性期前收缩鉴别:通过延长单个导联心电图记录时间,观察P波和室性期前收缩的关系,以及压迫颈动脉窦使窦性心律减慢,观察P波和室性期前收缩的关系,可以鉴别。

表3-1 预激综合征和束支传导阻滞的鉴别要点

特点	WPW综合征	束支传导阻滞
PR间期	<0.12秒	>0.12秒
QRS时间	预激波的存在使QRS波≥0.12秒,但异常宽大者少见	常>0.12秒,异常宽大者多见
QRS波形态	起始部有预激波	呈挫折粗钝,但起始部无预激波
QRS波可变性	可变性大,可以变宽大畸形,也可变为正常	一般恒定,或随病程略有改变
伴发的心律失常	往往有室上性心动过速的发作	多无心动过速的发作

(2)预激综合征伴心动过速的诊断和鉴别诊断:预激综合征伴心动过速发作可表现为窄或宽QRS心动过速。

(3)根据体表心电图做出的诊断不一定准确,有时需电生理检查帮助鉴别。

5.治疗

(1)典型WPW综合征:对顺向型房室折返性心动过速可选用Ⅰ类抗心律失常药物、β受体阻滞剂、Ⅲ类抗心律失常药物和钙通道阻滞剂治疗,而对逆向型房室折返性心动过速或伴有心房扑动/颤动的患者,传统上认为应选用Ⅰ类抗心律失常药物和Ⅲ类抗心律失常药物,避免应用有减慢房室结传导的药物,如洋地黄、维拉帕米类药物。美国心脏病学会、美国心脏协会和美国心律协会联合发布的《室上性心动过速管理指南》中指出,对于预激伴有心房颤动患者,静脉用胺碘酮或口服β受体阻滞剂也可能引起极快的旁路传导和血流动力学改变,因此应该避免;血流动力学稳定的患者应该静脉使用伊布利特或普鲁卡因胺;对于血流动力学不稳定的患者,产生循环功能障碍或存在心力衰竭、心绞痛等时应予以紧急电复律治疗。

对室上性心动过速反复发作、药物治疗不满意或不愿药物治疗,或发作时有血流动力学障碍的患者,应行导管消融治疗。目前导管消融可根除99%以上的患者心动过速的发作,成为根治旁路的首选方案。对于持续性交界区折返性心动过速患者,如不进行干预,绝大多数将发展成心动过速性心肌病,因而一旦发现,应尽早行导管消融进行根治治疗。对于已有心动过速性心肌病的患者,成功消融可使大多数患者心脏缩小,心功能恢复。对于预激综合征(显性或隐匿性旁路)合并阵发性心房颤动的患者,进行旁路消融是必须的,但国内外指南都没有具体指出是应仅行旁路消融,还是应同时进行旁路和心房颤动的消融。结合近年文献和学者的经验,对于旁路合并阵发性心房颤动的患者,应根据患者实际情况综合考虑,如果为旁路消融后心房颤动发作可能性仍较大的患者,如伴有频发房性期前收缩、短阵房速的患者;心房颤动频繁发作的患者;年龄>50岁且危险因素较多的患者,可以考虑同时行旁路和心房颤动的消融,而年龄<50岁且无明显危险因素的患者应先进行旁路消融,再严格随访。

对于预激综合征无症状的患者,目前的共识是考虑到预激综合征可能导致恶性心律失常,应该对这类患者进行危险分层。对于静息状态下心电图中有间歇性预激或运动试验中预激突然消失的患者,说明其旁路的不应期较长,发生恶性心律失常可能性较小,提示为低危患者,可以定期随访。其他患者可考虑通过电生理学检查(经食管调搏心脏电生理检查或心内电生理检查)来进行危险分层。若电生理学检查发现高危特征(旁路前传不应期<270毫秒),应对旁路进行导管消融。对于特殊职业患者(如飞行员等)的无症状预激综合征患者建议导管消融。

(2)L-G-L综合征:L-G-L综合征伴房室结内折返性心动过速者,药物治疗可选用Ⅰ类抗心律失常药物、β受体阻滞剂和钙通道阻滞剂治疗。伴有心房扑动/颤动、心室率快时可选用Ⅰ类抗心律失常药物或Ⅲ类抗心律失常药物,如胺碘酮。也可以将导管消融治疗作为首选方案。

（3）Mahaim 纤维参与的预激综合征：Mahaim 纤维参与的心动过速的前向传导对腺苷敏感，但对钙通道阻滞剂和 β 受体阻滞剂不敏感，但后面二者可影响房室结逆传从而可预防心动过速的发作。Ⅰa 和 Ⅰc 类药物对减慢或预防心动过速有效。

导管消融可阻断 Mahaim 纤维从而可根除心动过速的发作。对于结束纤维或结室纤维，消融房室结慢径即可阻断旁路下传。对于房束纤维，需要在三尖瓣环旁标测到 Mahaim 纤维电位予以消融，不能以旁路的心室插入点为消融靶点，因为容易损伤右束支，导致右束支传导阻滞，使心动过速更易形成和维持。对于房室纤维，可以标测消融 Mahaim 纤维电位，也可以在三尖瓣环旁寻找纤维在心室的插入点（即心室的最早激动点）作为消融靶点。由于束室纤维不参与心动过速，所以不需要导管消融。

第三节 异位快速心律失常

异位快速心律失常是指窦房结以外部位起源的快速心律失常，如心房、房室结、希氏束-浦肯野纤维系统或心室的心动过速、扑动、颤动和加速的自主节律。其中的心动过速是指短阵或持续发作的快速而基本规则的异位心律，持续时间可长可短，可以反复发作，发作间隙长短不一。临床表现为突发突止者，称为阵发性心动过速；表现为非突发突止者，称为非阵发性心动过速；心动过速持续时间＜30 秒的为非持续性心动过速；心动过速持续时间＞30 秒的为持续性心动过速；如果心动过速连发，偶有少许窦性心律者则称为无休止性心动过速。

一、室上性心动过速

（一）概念与分类

传统的室上性心动过速是指起源于希氏束分支以上部位的心动过速。随着现代电生理的研究进展，认识到其折返途径涉及心房、房室交界处、希氏束、心室。目前广义的室上性心动过速包含所有起源和传导途径不局限于心室内的心动过速，可以分为以下 5 种：①窦性快速性心律失常：生理性窦性心动过速、不适当窦性心动过速、窦房结折返性心动过速、体位性(直立性)心动过速综合征;②房性心动过速:房内折返性心动过速、异位自律性增高或触发机制引发的房性心动过速;③房室结内折返性心动过速:慢快型、慢慢型、快慢型和左侧变异慢快型;④房室折返性心动过速:顺向型或逆向型;⑤自律性交界性心动过速和非阵发性交界性心动过速。本节内容不包括房内大折返所致的心房扑动。而狭义的阵发性室上性心动过速特指房室结折返性心动过速和房室折返性心动过速。

(二)病因

常见的房室结内折返性心动过速和房室折返性心动过速多见于无器质性心脏病的患者。房性心动过速多见于器质性心肺疾病的患者,如心脏瓣膜病、冠心病、高血压性心脏病、肺源性心脏病和心肌病及心包疾病等所致心房病变和(或)负荷过度的患者;甲状腺功能亢进、醉酒或戒酒、药物毒性反应、心力衰竭和开胸手术后的患者。应用洋地黄过程中由窦性心律转为房性心动过速伴有房室传导阻滞是洋地黄中毒的特征性表现,发病率大约为 2.5‰。

(三)发病机制

冲动频率异常和传导异常是阵发性室上性心动过速发生的 2 个基本发生机制。

1.冲动频率异常

冲动频率异常包含自律性增强和触发活动。自律性增强见于本身具有自律性的正常细胞,以及原来无自律性的快反应细胞在病理情况下转变为慢反应细胞,从而成为具有自律性的异位不正常细胞。正常和不正常的自律性细胞的 4 相自动除极速度加快,即 4 相自律性增加导致冲动频率增快,发生心动过速。自律性增强的心动过速不能被电刺激诱发或终止,对超速起搏的反应是超速抑制或无任何反应。另外,在某些实验条件下的心房组织中可以见到触发活动,即自发激动的动作电位之后出现一慢的除极波,当其达到阈电位时可引起另一次动作电位,因此也被认为是冲动频率异常的另一机制。触发活动与细胞膜的慢内向电流有关,这种触发活动可发生 1 次,也可连续多次。当触发活动出现在动作电位的 2 相及 3 相时,称为早期后除极;如果后除极出现在动作电位的 4 相,则称为延迟后除极。能够诱发触发活动所致心动过速的电刺激的配对间期或周长,与心动过速的周长成正比关系;超速起搏可使触发活动所致的心动过速频率加快。

2.冲动传导异常

冲动传导途径的异常是引起心动过速的另一机制,即折返机制。一般认为

1个折返环的形成需要具备3个条件：①至少存在2条或以上功能上或解剖学上的传导途径，在近端和远端相聚，形成一闭合环路；②在闭合的环路上有1条存在单向传导阻滞；③形成环路的2条通路上存在不同的传导速度和不同的不应期，使得冲动在非阻滞通道上传导的时间足够使单向传导阻滞的通路脱离不应期。冲动在环内反复循环，产生持续而快速的心律失常。心脏电生理检查时期前刺激或分级递增起搏能诱发或终止快速性折返性心律失常。

室上性心动过速时，折返可发生在窦房结与邻近心房肌间、心房内、房室结内（包含或不包含邻近的心房组织）或房室间（经旁路）任何一处，从而形成折返，产生心动过速。房室结内的快径与慢径（可能存在多个）间电生理特征上的差别（前者传导速度快、不应期长，而后者传导速度慢、不应期短）为折返的基础，环形运动可以在快径与慢径之间或不同慢径之间进行，从而导致房室结内折返性心动过速的发生。旁路与正常房室传导系统间电生理特性的差别是经旁路传导的房室间折返的基础。常见的环行运动方向为自房室结下传至心室，再沿旁路逆传至心房（顺向型房室折返性心动过速），也有经旁路下传至心室，再经希氏束逆传的（逆向型房室折返性心动过速）。局部心肌缺血、坏死或纤维化病变所致心肌细胞电生理特性改变，与邻近正常心肌间存在差别，为心肌内折返形成的有利基础。心房病变可使相应心肌细胞静息膜电位下降，由快反应细胞转为慢反应细胞时，传导减慢，并有异常自律性。早期后除极触发激动可由细胞外钙离子增高、儿茶酚胺等药物作用引起，而延迟后除极触发激动则可能与洋地黄中毒有关。在以上机制中，以折返机制多见，且以房室结折返和房室折返最多见，本文将重点讨论房室结内折返性心动过速和房室折返性心动过速。

(四)室上性心动过速类型

1.窦性心动过速

窦性心动过速包括生理学窦性心动过速、不适当窦性心动过速和体位性（直立性）心动过速综合征。

2.房性心动过速

(1)心房内或窦房结折返性心动过速：心房内折返性心动过速的折返环可在心房内任何区域内。窦房结折返性心动过速是指发生在窦房结区域的阵发性折返性心动过速，占阵发性室上性心动过速的比例不到2%，有学者建议将窦房结折返性心动过速归为心房内折返性心动过速的一种特殊类型。其心房激动顺序与窦房结一样。而发生于远离窦房结区域的心房内折返比窦房结折返更为常见，也更多见于有心脏疾病的患者。心房折返性心动过速的心率变化范围较大，窦房结折返时的心率较其他形式的心房折返慢,平均为130次/分,远离窦房结的心房内折返频率通常较快,心率在120~240次/分。因心率范围有明显重叠,不能根据心率来区分二者。窦房结折返性心动过速可发生在任何年龄,无性别差异。由于发作时心率不十分快,症状可不明显。心电图表现符合窦性心动过速,心动过速发作时有以下特点:可以为房性期前收缩、心房调搏、室性期前收缩、心室调搏诱发或终止;不依赖心房内传导延缓或房室传导阻滞,常伴二度Ⅰ型传导阻滞而不影响心动过速;P波形态和激动顺序与窦性搏动相同;兴奋迷走神经可终止心动过速发作。如心房激动顺序与窦房结一样则为心房内折返性心动过速。常见于有器质性心脏病的患者,其折返环可位于心房内任何部分。发作可阵发或持续无休止,常伴与心动过速相关的症状。心动过速发作时有以下特点:可因心房刺激落在心房相对不应期内导致心房内传导延迟而诱发;心房激动顺序与窦性搏动顺序不同;可有房室传导阻滞而不影响心动过速;兴奋迷走神经可终止心动过速发作,也可能不终止。

(2)自律性房性心动过速:自律性增强是房性心动过速(房性心动过速)的常见机制之一,较其他机制的房性心动过速更不容易治疗。自律性房性心动过速可以由心房内单个病灶所致,但可以有多个病灶发生。临床上可表现为慢性和持续性发作,但最常见的表现方式为短暂发作,常与心肌梗死、心功能不全、慢性肺部疾病的恶化、急性感染、饮酒和各种代谢紊乱有关,而儿茶酚胺释放、低氧血症、心房扩大和药物也是重要的影响因素。静息时自律性房性心动过速的频率通常比较慢,一般在100~175次/分,由于其受儿茶酚胺的影响显著,运动时心率可达250次/分,若心动过速持续存在,可导致心动过速心肌病的发生。自律性房性心动过速的临床和电生理特点表现:①呈现慢性或持续性快速性房性心动过速,心房率变化较大,逐渐加快或减慢,存在温醒现象(指心率逐渐加快到最快频率);②心房内激动顺序与窦性不同;③程序刺激不能诱发或终止心动过速,迷走神经刺激不能终止房速,而腺苷能短暂地减慢心动过速的频率;④电生理检查排除了房室结内折返性心动过速或房室折返性心动过速。常见的起源部位是界嵴、心耳、Koch三角、肺静脉和冠状静脉窦。

(3)触发机制引起的房性心动过速:多见于洋地黄中毒,而且多伴有房室传导阻滞。另可发生在运动、某种疾病或药物引起的儿茶酚胺过量、应用肾上腺素药物等情况下。典型的触发性心律失常能被程序性刺激诱发和终止。快速起搏对诱发和刺激比期前刺激更为有效,经常需要应用外源性儿茶酚胺等药物增加诱发的成功率。刺激迷走神经、腺苷、维拉帕米和β受体阻滞剂都能终止这类心动过速。

由于折返激动和触发活动在电生理学上鉴别有困难,目前多数学者将房性心动过速分为自律性的房性心动过速和非自律性房性心动过速(包括折返激动和触发激动)。

对房性心动过速的治疗手段包括药物、电治疗、经导管消融及外科手术等。

临床上治疗首先采用兴奋迷走神经的方法,有部分患者可能有效,如采用乏氏动作、咳嗽、呕吐反射、按压眼球和按摩颈动脉窦等方法,后2种方法对老年人应慎用。

如果以上治疗无效可采用药物治疗,常见的药物有普罗帕酮、维拉帕米、洋地黄类、胺碘酮、美托洛尔等。

同样,如果患者合并心功能不全或心绞痛或有血流动力学的变化则可选用电治疗(直流电同步电复律)。

选择经皮导管射频消融术是根治的最佳方案。使用数根多极标测导管在心房内标测。对于局灶性起源的房性心动过速(自律性增强的、微折返性的和触发机制的)寻找心房最早激动点予以消融。对于大折返性的房性心动过速应用激动标测、电压标测和起搏标测确定折返环,找到折返环的关键峡部予以消融。目前三维标测系统的应用使房性心动过速的标测和消融更为简便精确,手术成功率明显提高。

3.房室结折返性心动过速

房室结位于Koch三角的前方,位于二尖瓣、三尖瓣附着缘之间的房间隔内。既往认为房室结内有纵向分离的2个通道,其中一个为慢通道,特点是传导慢、不应期短,位于后间隔近冠状窦口处;另一个为快通道,特点是传导快、不应期长,位于房间隔前上部。房室结内纵向分离的2个通道导致了房室结折返的发生,但这一观点后来遭到质疑。心脏外科手术和经导管射频消融房室结周围心房组织(结周组织)能根治房室结内折返性心动过速,表明结周组织参与了房室结内折返性心动过速折返环的形成。解剖学和心脏电生理研究发现,位于后间隔的房室结慢径存在2条后延伸:右侧后延伸在三尖瓣环和冠状静脉窦口之间;左侧后延伸沿房间隔下行到冠状静脉窦近段的上方二尖瓣环附近。右侧后延伸在解剖发育上通常较左侧后延伸为长,有更明显的递减传导特征和更长的传导时间,是房室结内折返性心动过速功能和解剖上的主要发病机制,其与左侧后延伸在电生理上的差异是慢慢型和快慢型房室结内折返性心动过速形成的区别。解剖学上的2个及多个通道和电生理特性成为临床上房室结内折返性心动过速的基础。目前房室结内折返性心动过速折返环可确定的参与部分有真房室结、慢径、快径（或另一快径）和结周心房组织，但确切的折返环目前尚无定论。

(1) 临床表现：发作呈阵发性，突发突止，诱发因素多为情绪激动或体位改变，有时并无明显诱因，在静息状态下亦可出现。心动过速发作时频率在130～240次/分，且持续时间较短。在无器质性心脏病的年轻人，大多仅有突然心悸感，有时伴多尿。反之，在有器质性心脏病的患者，心动过速频率超过160次/分，且持续发作时间较久的，可引起心、脑等器官供血不足，导致血压下降、头昏、黑蒙、晕厥、抽搐发作（阿-斯综合征），以及心绞痛、急性心力衰竭，甚至猝死。心动过速有多次发作倾向，起始发作间歇较长，以后逐渐缩短，发作频繁时可1天数次。

(2) 临床上房室结内折返性心动过速有4种类型。

慢快型房室结内折返性心动过速：又称典型房室结内折返性心动过速，房室结右后延伸前传，房室结快径逆传，占90%左右。可能的折返环：房室结快径逆传后先激动心房右侧前间隔，经左心房间隔或左心房传导到冠状静脉窦近端，通过冠状静脉窦与右心房结周组织相连接，再沿房室结右后延伸前传到房室结的快径。

慢慢型房室结内折返性心动过速：经房室结右后延伸前传，左后延伸逆传，少见。可能的折返环：房室结左后延伸逆传激动冠状静脉窦口顶部的心房肌组织，经冠状静脉窦肌组织激动三尖瓣环和冠状静脉窦口之间的右心房，再沿右后延伸前传到房室结，激动左后延伸。

快慢型房室结内折返性心动过速，可能有3种机制：①房室结快径前传，房室结右后延伸逆传，与典型房室结内折返性心动过速折返环相同，但激动顺序相反；②房室结快径前传，房室结左后延伸逆传，与下文的左侧慢快型房室结内折返性心动过速折返环相同，但激动顺序相反；③房室结左后延伸前传，右后延伸逆传，与慢慢型房室结内折返性心动过速折返环相同，但激动顺序相反，少见。

左侧慢快型房室结内折返性心动过速：房室结左后延伸前传，快径逆传，罕见。该型患者通常在右侧消融慢径失败，在左侧后间隔或二尖瓣环左后游离壁心房侧消融成功。可能的折返环：快径逆传与典型房室结内折返性心动过速相同，经左心房间隔或左心房传导到冠状静脉窦近段的左后间隔或后游离壁，再激动房室结左后延伸前传到快径。

(3)常见的房室结内折返性心动过速的心电图特点如下。①心动过速多由房性或交界性期前收缩所致,诱发的期前收缩 PR 间期较长;②室上性的 QRS 波群,频率为 130～240 次/分,偶见频率慢至 100～120 次/分;③不同次的发作,房室结内折返性心动过速的频率可以是不同的,即使同一次发作,观察较长时间可以发现前后频率也可有不同;④发作和终止常为突然性,期前收缩或应用刺激迷走神经的方法可终止发作;⑤如在发作终止后发现有一过性一度房室传导阻滞或在正常情况下进行心电图检查时发现有一度房室传导阻滞,常常提示发生的心动过速为房室结内折返性心动过速;⑥慢快型者,逆行 P 波可落在 QRS 波群起始部、中部或终末部,部分患者的 Ⅱ、Ⅲ、aVF 导联上有逆向的 P 波(假 S 波),而 V_1 导联上有假 R 波,RP＜PR;慢慢型者,逆行 P 波可落在 QRS 波后的 ST 段上,部分患者的逆行 P 波可落在 QRS 波群中或终末部,RP＜PR;快慢型者,逆行 P 波可落在 ST 段或在 T 波上,RP＞PR;慢慢型或快慢型的逆行 P 波在 Ⅱ、Ⅲ、aVF 导联上呈倒置状,而 V_1、V_2 和 aVL 导联直立;⑦房室结内折返性心动过速可伴有功能性束支传导阻滞而表现为宽 QRS 波心动过速(右束支传导阻滞或左束支传导阻滞图形),但由于 His 束和下方的心室不参与折返环,故束支传导阻滞并不影响心动过速的频率。

(4)房室结内折返性心动过速的临床电生理特点如下。①心房和(或)心室扫描可发现 HA 时间出现跳跃式延长,一般在 70～130 毫秒,也有的跳跃达 200 毫秒以上。②AH 或 HA 跳跃延长后可出现室上速。③慢快型房室结内折返性心动过速发作时希氏束电图可见 V、A 波融合或叠加,希氏束电位位于其前,AH 间期明显大于 HA 间期,且＞200 毫秒;慢慢型 AH 间期通常大于 HA 间期,且＞200 毫秒,部分患者的 V、A 波可融合或叠加,此时可根据心房激动顺序和激动时间来鉴别慢慢型或慢快型房室结内折返性心动过速;快慢型 AH 间期通常小于 HA 间期,且＜220 毫秒。④少数情况下房室结内折返性心动过速可出现房室关系呈 2∶1 或 1∶2 关系、房室文氏传导和房室分离现象等。

(5)治疗。①一般治疗:首先针对基本病因和诱因,如充血性心力衰竭、心肌梗死、缺氧、电解质紊乱、药物中毒等原因。如无任何诱因,则可使患者安静、休息,有条件给予吸氧和镇静剂,部分患者可自行恢复窦性心律。②物理治疗:经过上述处理心动过速仍存在,则可采用物理的方法——兴奋迷走神经的方法,如瓦氏动作、咳嗽、呕吐反射、按压眼球(按压时应用力适当)和按摩颈动脉窦(对老年人应慎用),按压和按摩均应仅按单侧,切忌两侧同时按压。③药物治疗:上述处理后心动过速仍存在,可选择药物治疗。可静脉推注腺苷三磷酸,由于该药有抑制窦房结的作用,静脉推注后可能会出现一过性窦性静止,故在老年人中要小心应用。静脉缓慢推注(稀释后应用)维拉帕米有较好的疗效,如20分钟后仍不能终止,可追加1次,总量不超过15 mg为安全。严禁在短时间内与β受体阻滞剂联合应用。如以上药物仍无效,可改用普罗帕酮、奎尼丁、普鲁卡因胺、丙吡胺或胺碘酮(表3-2)。④电复律:如药物治疗无效或患者出现血流动力学改变(血压下降或出现心力衰竭或合并心绞痛等)可选择或直接进行同步直流电复律。如条件和技术水平许可,亦可选择进行食管调搏技术复律。⑤导管消融治疗:在心腔内放置多根多极电极导管,通过心脏电生理技术在心内标测定位后,将消融导管电极置于引起心律失常的病灶处或异常传导路径区域,应用高能电流、激光、射频电流、细胞毒性物质、冷冻及超声等方法,使该区域心肌坏死或损坏,达到治疗顽固性心律失常的目的。导管消融治疗快速性心律失常的机制:阻断引起心动过速的折返环路,如房室旁路、房室结的慢径、峡部依赖性心房扑动的峡部及心肌梗死后室性心动过速的缓慢传导区等;消除异位兴奋灶,如自律性增高的房性心动过速和右心室流出道室性期前收缩或室性心动过速等。

表3-2 阵发性室上性心动过速的药物治疗

药物名称	作用机制	用药方法	常用剂量
去甲肾上腺素	抑制房室结内折返	持续静脉滴注/静脉推注	5~10 mg
腺苷	抑制房室结内折返	迅速静脉注射	5~10 mg
美托洛尔	抑制房室结及窦房内折返	静脉注射或口服	0.02 mg/kg 或 12.5~25 mg
维拉帕米	抑制房室结及窦房内折返	缓慢静脉注射	5~10 mg
地尔硫䓬	抑制房室结及窦房内折返	缓慢静脉注射	0.15~0.45 mg/kg
普罗帕酮	减慢多数心脏组织的传导	静脉滴注/静脉注射	1.0~1.5 mg/kg
胺碘酮	延长多数心脏组织的复极时间	静脉滴注/静脉注射	1~2 mg/kg
奎尼丁	减慢旁路传导,降低自律性	口服	100~200 mg
毛花苷C	抑制房室结内折返	缓慢静脉注射	0.2~0.4 mg

4.自律性交界性心动过速和非阵发性交界性心动过速

自律性交界性心动过速极为罕见,发作特点:频率在140~270次/分;可能因房室文氏传导出现RR间期不等;可见到房室分离;有时可诱发多形性室速;程序刺激不能终止。目前对该类室上速的确切机制不清楚,可能与房室交界区自律细胞的异常兴奋有关,可通过导管消融治疗。加速的异位自主节律为潜在起搏点自律性的加速,亦称非阵发性心动过速。

(五)室上性心动过速的鉴别诊断

1.窦性心动过速

心率在140～160次/分的窦性心动过速较难与室上性心动过速鉴别。突发突止的发作史、心率固定不变而心律绝对规则、兴奋迷走神经可使发作终止的,以室上性心动过速的可能为大。窦性心动过速大多逐渐增快或逐渐减慢,心率常有变动,兴奋迷走神经不能终止发作。

房性心动过速伴2∶1房室传导阻滞时,心室率多在100次/分,心电图中半数P波可埋没在QRS波群中,因而常被误诊为窦性心动过速。鉴别诊断应注意在心电图显示P波清楚的导联中找出P波的频率及其与QRS波群的关系。

2.心房扑动

心房扑动大多伴2∶1房室传导,心室率为140～160次/分。心房活动在心电图上表现为规则的锯齿形扑动波,可被误诊为室上性心动过速。兴奋迷走神经可使心室率减半或减慢,心电图显示明确的锯齿形心房扑动波有助于确诊。少数房性心动过速的心房率可达300次/分,与心房扑动接近,同时伴2∶1房室传导,此时较难与心房扑动鉴别。

3.窄QRS波心动过速

对于窄QRS波心动过速(QRS波<120毫秒),根据心电图可做出初步诊断。有些特殊心电图表现可以起到提示作用:存在房室分离,可能是自律性交界性心动过速、房室结内折返性心动过速或希氏束-浦肯野纤维网来源的室速;心动过速时P波形态与窦性心律时相似,考虑窦房结或窦房结旁起源的房速;心动过速时出现束支传导阻滞而导致心动过速频率减慢的,提示房室折返性心动过速。根据体表心电图有时不能做出明确诊断,规则的长RP窄QRS波心动过速最可能的诊断是房速,但不能除外持续性交界区折返性心动过速或不典型房室结内折返性心动过速;而极少数的房室结内折返性心动过速可出现房室关系呈2∶1或1∶2关系、房室文氏传导和房室分离现象等,这些情况需靠心内电生理检查才能确诊。

二、室性心动过速

(一)概念和分类

室性心动过速简称室速,是指起源于心室,由自发、连续3个或3个以上、频率>100次/分的期前搏动组成的心律。如果是心脏电生理检查程序刺激所诱发的,则必须持续 6 个或以上连续的心室搏动。室速多见于器质性心脏病患者,发作时间稍长,常常伴有血流动力学的改变,因此,临床上情况都表现较为紧急,是心血管病常见的急症之一。

室速的分类有多种方法,一般根据发病机制可分为自律性、折返性和触发性室性心动过速。其他分类方法如下。

1.根据室速持续时间分类

(1)持续性室速:指室速的持续时间达到或超过 30 秒,或虽未到 30 秒,但出现严重的血流动力学改变。事实上,室速发作持续 15 秒的,一般都将持续 30 秒或 30 秒以上。

(2)非持续性室速:室速的持续时间未达到 30 秒,在 30 秒内能自行终止者。

2.根据室速的发作形态分类

(1)单形性室速:指室速发作时,其 QRS 波形态稳定而单一,大部分室速为此类。根据 QRS 形态又可分为右束支传导阻滞型室速和左束支传导阻滞型室速,右束支传导阻滞型室速病灶位于左心室,左束支传导阻滞型室速病灶多数位于右心室,少数位于左心室间隔附近。

(2)多形性室速:指室速发作时,其 QRS 波形态不同。一般认为,连续 5 个以上 QRS 波形态不稳定且无明确的等电位线,和在多个同时记录的导联上 QRS 波不同步者,称为多形性室速。其中包括尖端扭转型室速。

3.根据室速病因分类

冠心病性室速、药物性室速、再灌注性室速、心肌病室速、致心律失常型右心室心肌病的室速等。

4.根据室速是否合并有器质性心脏病分类

临床上又可分为病理性室速和特发性室速。

5.其他分类

临床上还有一些特殊类型的室速。如具有遗传背景特征的室速(长 QT 综合征、短 QT 综合征及 Brugada 综合征等),具有特殊临床特征和心电图及心电生理的室速(如儿茶酚胺敏感性室速和分支型室速等)。

(二)病因和发病机制

室速大多数见于各种类型的器质性心脏病,尤其是心肌病变广泛而严重的患者,如冠心病伴心肌梗死后心功能不全或合并室壁瘤者,心肌梗死后产生心电活动的异常、室壁运动异常、束支传导异常及心力衰竭等为室速的发生提供了病理基础,尤其是心肌梗死区域内或周边残存的心肌组织具有缓慢传导功能,梗死区域自身或与周边心肌组织可以形成各种折返导致室速的发生。流行病学资料表明90%以上的扩张型心肌病存在持续性室速,尸检发现1/3的室速患者有心内膜广泛的瘢痕形成,50%以上患者有心肌组织被纤维组织取代。右心室心肌发育不良、肥厚型心肌病及严重心肌炎等都是由于心肌本身的病变导致心肌细胞的排列紊乱,心肌缺血、心肌功能下降等为室速的发生提供了病理基础。这些器质性心脏病患者的心室肌内瘢痕形成,心肌细胞变性,为折返的形成提供了解剖学上的基础。少数先天性心脏病(如法洛四联症等)纠正术后,在没有传导功能的解剖区域,如瓣环、室缺补片和外科切口瘢痕之间可形成折返环导致室速的发生。

少数室速见于无明确器质性心肌病变的正常人,如原发性QT间期延长综合征、二尖瓣脱垂等。洋地黄毒性反应、拟交感神经药物过量和抗心律失常药物、三环类抗抑郁药导致的继发性QT间期延长、锑剂和氯喹及低钾血症或低镁血症所致QT间期延长等。

此外,低温麻醉、心肺手术或心导管的机械性刺激也可导致各种室速。室速的电生理机制大多为折返,其折返环大多位于心室,少部分室速有左、右束支参与折返。少数属异常自律性或后除极继发激动,这类室速通常不能为电生理的程序刺激所终止。

(三)临床表现

室速的诱因常为心肌缺血、心功能不全或电解质紊乱等,亦可无明显诱因。发作时症状与心动过速所致血流动力功能障碍程度密切相关,而后者又受患者年龄、有无器质性心脏病基础、基础心功能状态、心动过速频率和重要器官基础血供状态等因素影响。室速发作时,血流动力功能障碍程度多较严重,心脑器官供血不足表现常较明显。

临床症状可有心悸、胸闷、气促、胸痛、头晕、黑蒙;严重者可有晕厥、休克、阿-斯综合征发作,甚至猝死。体格检查可发现患者精神紧张,神情淡漠,甚至昏迷;有的患者脉搏不易扪及,有的出现脉搏短绌、交替脉,有的出现血压下降或测不出;如有房室分离,颈静脉搏动可见大炮A波、第一心音强弱不等,偶可闻及大炮音;心律一般较齐,但也有心律不齐,心率一般在130～200次/分,有时肺部可闻及哮鸣音、湿啰音等。

兴奋迷走神经的措施大多不能终止室性心动过速发作。

(四)心电图表现

(1)QRS波呈室性波形,增宽而变形,QRS波时限>0.12秒;少数起源于希氏束-浦肯野纤维系统的室速可不超过 0.12 秒。

(2)常有继发性 ST-T 改变。

(3)心室频率为 140～200 次/分,规则或略不规则,偶见 R-R 间距相差达 0.33 秒。

(4)窦性心律可持续单独存在,形成房室分离。

(5)偶尔窦性 P 波下传夺获心室,形成 1 次提早出现的窄 QRS 波(心室夺获),其形态与窦律时 QRS 波相同或略有差别(合并频率依赖性室内差异传导);有时窦性 P 波夺获部分心室,与室性异位搏动形成心室融合波,后者形态兼有窦性和室性 QRS 波的特征。心室的夺获和融合波是诊断室速的有力证据,但临床发生率很低,文献报道<5%的患者可见该现象。

(6)室速发作时 QRS 波形态大多一致,也可具多种形态,分别称为单形和多形室速。

(7)室速常被期前收缩诱发,其形态通常与期前收缩一致,也有不一致的。

(8)室速可自行终止,终止前常有频率和节律的改变;也可转变为心室扑动、心室颤动,转变前多有心室率的加速。

(五)特殊类型的室性心动过速

1.特发性室速

特发性室速指发生在目前临床诊断技术未能明确有器质性心脏病的、不存在代谢紊乱的和除外长、短 QT 间期综合征或 Brugada 综合征等的室速,发生率约占全部室速的 10%。特发性室速多为阵发性发作,也可呈无休止发作,多数为单形性。特发性室速多根据室速的起源部位进行分类,如常见的心室流出道来源(包括主动脉瓣或肺动脉瓣上心外膜起源)或左心室间隔面来源(分支型室速)等。也有学者根据室速对药物的反应将其分为维拉帕米敏感型室速或腺苷敏感型室速。随着现代临床电生理学的进展,发现特发性室速可以发生于心室多个部位,除上述常见的心室流出道和左心室间隔面外,少数还可起源于心室流入道(三尖瓣或二尖瓣)旁、左右心室的希氏束旁、左右心室的乳头肌、心大静脉或前室间静脉旁心外膜等部位。

(1)流出道室速:多为右心室流出道起源,左心室流出道及主动脉瓣上心外膜起源也不少见,肺动脉瓣上心外膜起源较少见。发病机制多认为与儿茶酚胺介导的延迟后除极和触发活动有关。β受体阻滞剂或腺苷可能终止心动过速。临床上也称为腺苷敏感型室速或儿茶酚胺敏感型室速。电生理检查时不易被期前刺激诱发,但可以被心房或心室分级递增起搏所诱发,静脉应用异丙肾上腺素更易诱发。室速多表现为单型性反复发作,中青年多见,运动时易诱发,持续发作严重者可导致晕厥及猝死。除上述室速心电图表现外,QRS 波在下壁Ⅱ、Ⅲ和 aVF 导联上表现为高大 R 波,aVR 和 aVL 导联多呈 QS 形态。V_1 导联呈左束支传导阻滞型的多数为右心室流出道起源;V_1 导联呈右束支传导阻滞型或主波向上的,呈左束支传导阻滞型;但 R 波振幅较大(r/S 比值>30%)或 r 波时限较长(r 时限/最宽 QRS 波时限>50%)的提示左心室流出道或主动脉瓣上心外膜起源。经导管消融治疗流出道室速的成功率可达 90% 以上,对于有症状的持续性或非持续性流出道室速推荐导管消融。

(2)左心室间隔面起源室速:起源于左心室间隔面左束支的分支浦肯野纤维网处,故也称为分支型室速,室速时 QRS 波时限较短,多在 0.12~0.14 秒。发生机制多认为是折返机制,由部分浦肯野纤维网与周边局部心肌发生折返所致。电生理检查可被期前刺激或分级递增起搏所诱发和终止。维拉帕米可终止其发作,故临床上也称为维拉帕米敏感性室速。室速多数起源于左心室中后间隔的左后分支处,心电图表现为右束支传导阻滞伴额面电轴向上(电轴左偏或极度右偏),下壁导联 QRS 波主波朝下;少数起源于左前分支处,心电图表现为右束支传导阻滞伴额面电轴向下(电轴右偏),下壁导联 QRS 波主波朝上;极少数可起源于左心室高位前间隔的分支,邻近希氏束,QRS 波较窄,有的可<0.12 秒,电轴正常或右偏,下壁导联 QRS 波形态与室速的出口有关,此类室速临床上有时难以与室上性心动过速鉴别,需做电生理检查明确。左心室间隔面起源室速多发于中青年,男性多见,多数表现为持续单形性发作;极少数可呈无休止发作,药物或电击复律也无法维持窦性心律;偶见 QRS 波呈多形性,时而呈右束支传导阻滞+左前分支传导阻滞型,时而呈右束支传导阻滞+左后分支传导阻滞型,可能的机制是折返环靠近左前分支和左后分支交界处,折返环有时出口于左后分支,有时出口于左前分支。分支型室速预后大多良好,发生晕厥、猝死风险低。经导管射频消融术可根治,成功率可达 95%。

器质性心脏病患者因心肌病变累及流出道或左心室间隔面,有时发作的室速 QRS 波形态类似于特发性室速的心电图表现,如致心律失常型右心室心肌病的病变可累及右心室流出道,或法洛四联症外科术后患者右心室流出道瘢痕折返等,都可以导致右心室流出道来源的室速;部分冠心病心肌梗死患者由于左心室间隔面心内膜缺血,导致部分浦肯野纤维网及周边组织变性,可以发出 QRS 波呈右束支传导阻滞+左前(或左后)分支传导阻滞的室速。故临床上在诊断特发性室速前需确认无其他可能病因存在。

2.致心律失常型右心室心肌病伴发的室速

致心律失常型右心室心肌病的病理基础是右心室心肌先天性发育不全,部分心肌被纤维-脂肪组织替代、右心室扩大、室壁变薄、单个或多个室壁瘤形成。随着病程进展,可导致整个右心室广泛累及,并因左心室受累而出现双心室心力衰竭。超声心动图上可见右心室壁局限性变薄膨出及活动减弱或反常活动。发病与遗传因素相关,可能与部分染色体缺陷有关。致心律失常型右心室心肌病伴发的室速是目前我国较常见的器质性心脏病室速,多发于中青年,运动可触发,临床上常以室速为首发症状。早期通常没有症状,但有猝死风险。发作多折返性机制,以非流出道来源的多形性右心室室速多见,有时可伴有右心室流出道室速或室性期前收缩,严重者可发生心室颤动。心电图窦性心律时可表现为完全性或不完全性右束支传导阻滞,$V_1 \sim V_3$导联 QRS 波时限>110 毫秒,V_1、V_2 导联 QRS 波终末可见 epsilon 波(出现于约 30%的患者,为紧跟 QRS 波群的低幅棘波或振荡波,可持续几十毫秒,是部分右心室心肌细胞除极较晚而形成),右心导联 T 波倒置。室速发作时 QRS 大多呈左束支传导阻滞型,下壁 Ⅱ、Ⅲ 和 aVF 导联为 QS 或 RS 型。抗心律失常药物可控制发作但常不能预防复发,猝死率高,临床上多选用Ⅲ类抗心律失常药物,也可选用其他抗心律失常药物及射频消融。因心外膜瘢痕多于心内膜,室性心律失常常起源于心外膜,有时需行心外膜标测和消融。但由于此病为进展性疾病,消融后疾病进展导致新的病灶形成,而导致室速复发,故常规建议植入除颤器。导管消融不能作为第一选择。

3.心肌梗死伴发的室速

心肌梗死伴发的室速是心肌梗死患者猝死的主要因素。急性心肌梗死尤其前壁梗死患者,由于心肌缺血坏死、交感神经兴奋和缺血再灌注损伤等,可导致局部心肌自律性增高、触发活动出现及折返形成导致室速发作,并极易转变成心室扑动、心室颤动导致猝死。存活患者经过血运重建和抗心律失常药物等积极治疗后,大多病情逐渐稳定。而心肌梗死后的室速绝大多数为折返性机制。由于梗死部分及周边心肌组织内交错存在缺血变性、坏死和存活的心肌细胞,导致缓慢传导的形成,从而出现折返性室速。心肌梗死后室速也可以由非折返性机制引起,表现为反复发作的非持续性的单形性室速。心肌梗死后室速是西方国家最常见的器质性心脏病室速。随着我国人民生活水平的提高,急性心肌梗死救治成功率的提高,今后心肌梗死后室速的发病率会逐渐提高。心肌梗死后室速的抗心律失常药物一般选择β受体阻滞剂和Ⅲ类抗心律失常药物(胺碘酮、索他洛尔等)预防和治疗。出现持续性室速的患者一般建议植入除颤器,对于反复发作的药物控制不佳的室速可以考虑导管消融以减少发作。

4. 束支折返性室速

束支折返性室速是目前唯一明确了折返环路的室速,其折返环由希氏束远段、左右束支、浦肯野纤维系统和部分心室肌构成。希氏束-浦肯野纤维系统的传导异常是导致室速的关键因素。室速常见于扩张性心肌病和缺血性心肌病,患者多伴有左心功能障碍和充血性心力衰竭。正常情况下,希氏束-浦肯野纤维系统电生理特性为传导速度快,不应期长,很难维持持续的室速折返环。但在心肌疾病患者中,希氏束-浦肯野纤维系统存在器质性或功能性的传导延缓和(或)单向传导阻滞,构成了持续性室速的基础:当心室期前收缩在右束支的不应期出现,导致激动经左束支缓慢逆传到希氏束,再从已经在不应期中恢复的右束支下传激动心室,即逆传由左束支参与,前传由右束支参与,加上希氏束远段和部分心室肌构成了稳定折返,导致室速持续发作。束支折返性室速占扩张性心肌病单形性室速的 30%~50%,但仅占缺血性心肌病单形性室速的 5%~6%,因为缺血性心肌病的单形性室速多为瘢痕折返性导致(同心肌梗死后的室速)。束支折返性室速发作时心率可超过 200 次/分,由于常伴有严重器质性心脏病,容易引起晕厥和猝死,获得每位患者室速发作的心电图较为困难。窦性心律时的心电图常可见到一度房室传导阻滞,QRS 波明显增宽,多伴有束支传导阻滞或室内传导阻滞。束支传导阻滞并不意味着真正的完全阻滞,而是功能性的传导延缓或单向传导阻滞。室速发作时心电图的 QRS 波以左束支传导阻滞型最常见(右束支前传伴左束支逆传),右束支传导阻滞型少见(左束支前传伴右束支逆传、左前分支前传伴左后分支逆传或左后分支前传伴左前分支逆传,后二者室速发作时右束支为旁观者,不参与折返,又称作分支折返性室速)。心电生理检查时可见窦性心律下 HV 时间明显延长,多>60 毫秒;室速诱发后每个心室激动前均有稳定的希氏束电位或束支电位,且 HV 间期多较窦性心律时明显延长。抗心律失常药物治疗束支折返性室速的效果差,常需频繁的电复律治疗,但导管射频消融(根据折返环选择性消融某一束支,多消融右束支,少数患者消融左前分支或左后分支)能根治此类室速。消融后远期可能发生完全性房室传导阻滞,或发作其他瘢痕相关的室速和心力衰竭而导致死亡,故绝大多数患者需要植入除颤器或带有除颤功能的心脏再同步治疗。

5. 儿茶酚胺敏感性多形性室速

儿茶酚胺敏感性多形性室速是一种少见的原发性、遗传性、家族性的心律失常,由染色体上基因突变引起,多见于无器质性心脏病的儿童或青少年,30% 有家族性猝死特征。临床表现为反复发作的交感神经兴奋（运动或情绪紧张）诱发的双向性、多形性室速、晕厥和猝死。患者的心脏结构正常，QT时限多在正常范围，部分患者可伴发房性心律失常。多在儿童早期出现，表现为不明原因的晕厥或猝死，以晕厥为就诊症状的患者常因其不发作的心电图多正常而易误诊为血管迷走性晕厥或癫痫。运动负荷试验或异丙肾上腺素滴注可诱发室速，故对不明原因晕厥患者，尤其存在明显的肾上腺素促发因素的，应该常规行运动负荷试验。动态心电图和植入型循环记录器也有助于诊断，可以发现与运动和情绪刺激相关的室速等。诊断上除上述临床表现外，除外其他引起室性心律失常的因素，可以考虑诊断儿茶酚胺敏感性多形性室速。对有不明原因的家族猝死史的患者，应进行运动负荷试验和基因筛查。治疗上患者应谨慎地避免所有形式的剧烈运动和情绪激动。药物首选β受体阻滞剂。应用β受体阻滞剂的患者若仍有持续性室速、心室颤动等发生，应植入除颤器治疗。部分患者联合应用β受体阻滞剂和维拉帕米可能有效。左侧交感心脏神经节去除术是通过非开胸手术，切除支配心脏的一些交感神经分支，以减少肾上腺素的释放。临床研究发现术后仍有近一半患者复发应激诱发的心律失常，但对服用β受体阻滞剂后仍症状严重的或植入除颤器后电击治疗频繁的患者，左侧交感心脏神经节去除术仍是一个很重要的治疗手段。

6.尖端扭转型室速

尖端扭转型室速是较为严重的一种室性心律失常。常见于原发性或继发性QT间期延长，前者如长QT综合征，后者发生于低钾血症、低镁血症、抗心律失常药物（如奎尼丁、胺碘酮）或其他药物（如氯喹、三环类抗抑郁等）作用时，也可见于严重心动过缓时。发作时呈室性心动过速特征，一般发作时间不长，非持续性，常在十几秒内自行停止，但较易复发，也可演变为心室颤动。发作频率200～250次/分，QRS波呈多形性，增宽变形的QRS波群围绕基线不断扭转其主波的正负方向，主波方向时而向上，时而向下，每连续出现3～10个同类的波之后就会发生扭转，翻向对侧。临床上常表现为反复发作心源性晕厥或阿-斯综合征。

(六) 宽 QRS 波心动过速的鉴别诊断

宽QRS波心动过速（QRS波>120毫秒）发作时如果RR间期较不规则，则应考虑伴有束支传导阻滞或前传旁路的心房颤动或心房扑动、房速伴不规则房室下传。RR间期规则或较规则的宽QRS波心动过速，除了室速外，还可能是室上速伴束支传导阻滞、伴频率依赖性室内差异性传导或伴前传旁路，相互间的鉴别常有一定困难。从40年前起就有学者提出心电图鉴别诊断方案，但鉴别要点均相对复杂烦琐。直到1991年Brugada等提出四步鉴别诊断法,鉴别室速与室上速伴差异性传导或束支传导阻滞的方法才有所简化。其后为进一步鉴别室速与室上速经旁路前传,Brugada等又提出三步法。这些鉴别方法虽已简化,但仍比较复杂。2007年Vereckei等提出四步法新流程将Brugada方法有所简化,在此基础上,又于2008年提出了更为简便的aVR单导联诊断新流程。根据新旧流程分别做出心电图诊断,再经心电生理检查验证,发现aVR单导联诊断新流程的准确率明显高于Brugada方法。aVR单导联诊断新流程中省略了房室分离及特殊QRS波图形标准,因为Vereckei等发现省去房室分离等标准并不影响新流程的敏感性和准确性。临床实践及文献报道证实,aVR单导联诊断新流程更为简单实用,易学且准确性高。

(七)治疗

室速的治疗应该采用个体化方案,综合考虑多种因素,包括心律失常的种类、基础疾病和诱因等,同时要根据病情考虑抗心律失常治疗可能带来的获益与风险。根据不同的患者,不同的类型,是否合并有器质性心脏病和发作时血流动力学的状态来评估和选择治疗方案。

1.急性发作期的处理

(1)临床血流动力学不稳定者应立即行电转复,能量开始选用150~200 J,效果不佳时能量应及时加大,情况紧急时可直接选用300~360 J。

(2)临床血流动力学尚稳定者可先选用抗心律失常药物治疗,无效时再选择电复律,也可直接选择电复律。一般首选利多卡因,其有效率在40%~50%。也可首选胺碘酮,其有效率文献报道可达70%,尤其对冠心病所致室速。索他洛尔静脉注射的转复率也可达65%左右。对特发性室速(分支型室速)应用维拉帕米静脉注射终止室速效果可达90%以上。

(3)积极处理病因,控制诱因,防止再次发作,如急性冠状动脉综合征引起的室速应尽快且完全地行血运重建术,由低钾或低镁血症诱发室速的患者及时纠正电解质紊乱,药物导致的室速患者可以考虑使用药物的拮抗剂或加快药物从体内排出,严重心动过缓伴发尖端扭转型室速患者可以考虑应用加快心率的药物或安装心脏起搏器。

2.慢性期的处理

该期主要为预防室速的发作,并预防由此而引起的猝死并发症。治疗原则包括基础疾病的治疗、抗心律失常药物的治疗、导管消融治疗、外科手术治疗及除颤器植入治疗等。

(1)抗心律失常药物的选用:此为目前最为广泛和有效的治疗方法之一。常用利多卡因、普罗帕酮、美西律、胺碘酮、索他洛尔、硫酸镁及β受体阻滞剂和维拉帕米等。对于无器质性心脏病患者偶发的非持续性室速,原则上不用抗心律失常药物;症状明显的无器质性心脏病室速患者的口服药物,大多数可首选β受体阻滞剂、普罗帕酮、美西律等。对于器质性心脏病室速患者,CAST研究发现Ⅰ类药物虽然能有效地抑制心律失常的发生,但增加了心律失常的相关性死亡和总体死亡率,故推荐使用Ⅲ类抗心律失常药物,尤其是冠心病患者更是首选胺碘酮或索他洛尔。尽管β受体阻滞剂抗心律失常作用效果较差,但大量的临床试验结果证实其可以改善心脏病患者的预后,可以作为联合用药的理想药物。有时患者植入除颤器后并发电风暴,可以联合使用Ⅲ类药物和Ⅰ类药物(如胺碘酮联合普罗帕酮、美西律联合索他洛尔)、β受体阻滞剂联合胺碘酮等,以减少电风暴的发生。联合应用时需密切监测心电图和心脏功能,许多患者常因联合使用药物导致不良反应的增加而不得不停止使用。

(2)导管消融治疗:导管消融术对合并有器质性心脏病患者的室速效果较差,但对无休止室速或除颤器植入术后频发持续性室速及电风暴患者,如果其他方法无效,导管消融可以一试,特别是对瘢痕折返性室速,导管消融能减少或终止持续性室速的反复发作,显著减少除颤器的电击治疗。对无器质性心脏病的特发性室速,导管消融成功率高,并发症发生率低,可以作为首选方法之一。

(3)外科手术治疗对于心肌梗死后形成较大室壁瘤或致心律失常型右心室心肌病存在右心室较大室壁瘤病灶的患者,需要行室壁瘤切除时,如果伴有室速,可以在术中直视下对室速进行标测,切除室速相关病灶,或直视下消融。对无器质性病变的心脏,可行心内膜或心外膜标测对相应病灶进行切割和消融。有报道进行颈胸交感神经节切除对长QT间期综合征有效,还有文献报道对肥厚型心肌病的肥厚的室间隔进行切除可预防其猝死。左侧交感心脏神经节去除术是儿茶酚胺敏感性多形性室速治疗的一种选择。

(4)除颤器植入治疗:该装置为各大指南推荐的治疗有危及生命的室性心律失常的首选方法。对持续性和反复发生的室速效果较好,但必须注意的是该方法仅仅是治疗室速而对病因无效,且价格昂贵。除颤器植入后还应同时进行药物治疗,以预防和减少室速发作。如果除颤器植入加药物治疗患者仍频发持续性室速,可以考虑进行导管消融治疗和除颤器的电击治疗。

三、加速的异位自主节律

加速的异位自主节律为潜在起搏点自律性的加速,亦称非阵发性心动过速。

心率常在70～130次/分,偶有慢至60次/分或快达140次/分者。由于频率与窦性心律接近,发作的开始和终止常不易被察觉,因而有"非阵发性"之称。按冲动发生部位可分为房室交接处、心室性和心房性3类,心房性罕见。

(一)病因和机制

加速的异位自主心律主要见于急性心肌炎、急性心肌梗死、洋地黄毒性反应、心脏手术及麻醉过程中。发生机制为自发或触发的自律性增高。

(二)临床表现和心电图表现

加速的异位自主心律本身并无特殊临床表现,发生于心房颤动时,可使心室律由不规则转为规则。心电图表现除心率较快外,与交接处心律或室性心律相同。常与窦性心律呈不全性或完全性干扰性房室分离,窦性心律超过异位心律频率时,异位心律被抑制。

(三)诊断和鉴别诊断

诊断主要依据心电图表现,并以此与下列情况相鉴别:窦性心动过速,心率相似但起搏点不同;阵发性异位心动过速,起搏点相似,心率明显快于非阵发性者;高度房室传导阻滞,有房室分离表现,但心房率大多超过心室率,而加速的异位自主心律心室率大多超过心房率。

(四)治疗

主要针对病因进行治疗。对心功能良好的患者,心动过速本身多不影响血流动力状态,极少发展为严重心律失常。发生在器质性心脏病心功能不全的患者时,应积极治疗病因,防止导致心力衰竭等严重后果。

四、心房扑动和心房颤动

(一)心房扑动

心房扑动简称心房扑动,是一种起源于心房的异位性心动过速,是心房快速而规律的电活动,频率在250～350次/分,至少在一个体表心电图导联上心房波间无明确的等电位线。它导致快而协调的心房收缩,心室率多数呈规则(房室传导比例多为2:1～4:1),少数呈不规则比例传导(房室传导比例不均),心室率常在140～160次/分。心房扑动分为阵发性和持久性2种类型,临床发生率较心房颤动少。心房扑动的发生常提示合并有器质性心脏病。

1.病因

(1)器质性心脏病:心房扑动几乎总是见于器质性心脏病患者,很少见于正常人。最常见于风湿性心脏病,以二尖瓣狭窄者最为多见,其次是冠心病,也可见于心肌病、心肌炎、高血压心脏病、慢性肺源性心脏病、病态窦房结综合征、某些先天性心脏病(尤其是房间隔缺损)、肺栓塞、慢性缩窄性心包炎、急性心包炎等。

(2)心外疾病:最常见的为甲状腺功能亢进症,其他原因还有心胸外科手术后、心导管检查、糖尿病性酸中毒、低钾血症、低温、缺氧、急性胆囊炎、胆石症、烧伤、全身感染、蛛网膜下腔出血,尤其是原有器质性心脏病患者更易发生。精神过度紧张、激动、过度疲劳等均可诱发心房扑动。

(3)药物:药物引起者较少见,但可见于洋地黄中毒。

(4)正常人:偶见于无器质性心脏病的正常人。

2.发病机制

目前认为是心房内环形折返机制所致心房扑动,此外,局灶性异位起搏点自律性增高也可能是因素之一。

根据心房扑动大折返环路的缓慢传导区是否位于三尖瓣环与下腔静脉交接的峡部,将心房扑动分为以下2种:①典型心房扑动,又称峡部依赖性心房扑动,即Ⅱ、Ⅲ、aVF导联F波向下的Ⅰ型心房扑动;②非典型心房扑动,又称非峡部依赖性心房扑动,即Ⅱ、Ⅲ、aVF导联F波向上的Ⅱ型心房扑动。

3.临床症状

心房扑动大多数为阵发性,常突然发作、突然终止,每次发作可持续数秒、数小时、数天。若持续时间超过2周即为持续性发作,又称慢性心房扑动。个别患者有达数年者。心房扑动也可由心房颤动转变而来。心房扑动如为持续性者,则大多变为慢性(永久性)心房颤动。阵发性心房扑动也有部分可转为慢性心房颤动。

临床上有无症状取决于是否存在基础心脏病和心室率的变化。当房室传导比例为3:1与4:1时,其心房扑动的心室率接近正常值,故而对血流动力学影响较小,症状可无或轻,或仅有轻微的心悸、胸闷等;当房室传导比例为2:1甚至达1:1时,心室率可超过150次/分,血流动力学可明显受累,患者可出现心悸、胸闷、头晕、精神不安、恐惧、呼吸困难等,甚至可诱发心绞痛,特别是老年患者或原有心脏病较严重者,心室率显著增快可诱发或加重心力衰竭的发生。

体检可发现:①如患者房室呈规律传导(2:1或3:1),此时表现为心律整齐;当呈2:1~4:1甚或4:1~6:1不同比例交替下传时,则表现为心律不齐。此时听诊第一心音强弱不等、间隔不一,应与心房颤动鉴别。②运动可加速心房扑动的房室传导比例,如由4∶1变为2∶1传导,心室率可增快并可成倍增加;当停止运动后,心室率又可逐渐恢复到原来的心率值。③压迫颈动脉窦可抑制心房扑动的房室传导比例,使2∶1变为3∶1或4∶1等,心室率变慢。当出现房室传导不同比例时,心律可不齐。停止压迫颈动脉窦后即可恢复原来的心率。

4.心电图特点

(1)窦性P波消失,代之以连续(无等电位线)形态、振幅相同、间距相等,频率为250~350次/分呈锯齿状或波浪状(F波)。

(2)QRS波群形态与窦性相同,有时因F波的影响,QRS波群形态可稍有差异。

(3)常见房室传导比例为2∶1,也可呈3∶1、4∶1,房室传导比例不固定者,心室律可不规则。

(4)有时F波频率和形态不是绝对规则,称为不纯性心房扑动或心房扑动-颤动。

5.鉴别诊断

(1)当心房扑动呈规律房室传导时,应与其他规则的心动过速进行鉴别:心室率150次/分左右的心房扑动需与窦性心动过速和室上性心动过速鉴别。仔细寻找心房活动的波形及其与QRS波群的关系,辅以减慢房室传导以暴露扑动波的措施,不难作出鉴别。心房扑动与心房率在250次/分左右且伴有2∶1房室传导阻滞的房速有时难以鉴别。

(2)当心房扑动呈不规则的房室传导时,应与心房颤动及频发期前收缩或室上性心动过速等心律失常进行鉴别:心电图检查可以作出诊断。

6.治疗

心房扑动的治疗主要分为病因治疗和对症治疗两方面。由于心房扑动大多是器质性心脏病所致。因此,治疗原发病很重要。有时当原发病未能纠正,心房扑动虽用药物控制但很易反复发作。心房扑动时心室率常明显增快,故原则上除了对极短阵发作的心房扑动且无器质性心脏病依据的患者可以观察外,对其他患者均应及时纠正,使心房扑动转为窦性心律,至少也应将其心室率控制在正常范围内。

有关抗凝治疗仍有争议,以往的观点认为,虽然有报道心房扑动患者左心耳血栓的发生率较高,但尚未证实在电复律后血栓栓塞事件发生率增高。近年来的文献报道认为,只要不是窦性心律的情况下均可发生栓塞事件,也应该进行正规的抗凝治疗。发生持续性心房扑动(超过72小时)后如需要转复,更应该进行正规的抗凝治疗后再行转复(药物或电转复)。

(1)终止发作。①直流电复律术:心房扑动电复律是最有效的方法,成功率可达94%～100%。最适用于持续性心房扑动而药物治疗无效者。对于预激综合征合并心房扑动,或伴有明显血流动力学障碍需要紧急复律的心房扑动,宜首选电复律治疗。急性心肌梗死伴心房扑动者由于心室率过快也应用电复律。通常应用25～50 J即可成功转复心房扑动。电复律的缺点:复发率高,约有20%的患者在复律后数天内又复发。文献报道转复后又复发者,在3个月内者约有20%,在3个月后约有50%,在1年后者为66%。复发率与心房扑动持续时间的长短有关,持续时间长的复发率高。故在复律后应服用抗心律失常药物进行预防。②药物转复:药物对心房扑动转律效果欠佳,目前尚无特别有效的药物。伊布利特和维纳卡兰等对心房扑动的转复带来希望,文献报道有效率可达50%～70%。但在国内尚无产品。

(2)预防发作。在应用上述5种药物转复有效后可以继续口服此类药物维持窦律。如不能转复为窦性心律,但有一定的降心室率作用,可改为口服。此外,如上述药物无效不能转复,则以控制心室率为主。可以选择的药物有地尔硫䓬和维拉帕米,β受体阻滞剂与地高辛合用对维持窦律和控制心室率均有较好的效果。

(3)根治疗法。①外科手术:手术分隔病灶心房,维持窦性心律下传心室,或造成完全性房室传导阻滞之后安装心脏起搏器,以达到控制心室率的目的,此方法已极少用于临床。②经导管射频消融术:典型心房扑动(Ⅰ型心房扑动、峡部依赖性心房扑动)消融成功率>90%,复发率为10%左右。消融靶点在下腔静脉开口和三尖瓣环之间的峡部,即是心房扑动折返环的解剖关键部位,行线性消融,实现峡部双向性传导阻滞。非典型心房扑动(Ⅱ型心房扑动、非峡部依赖性心房扑动)消融成功率低,常需要三维标测技术和普通电生理检查方法相结合,并根据折返环的路径、主要峡部和屏障选择合理的消融路径。

(二)心房颤动

1.定义

心房颤动简称房颤,是临床上最常见的心律失常之一。心房颤动是指规则有序的心房电活动丧失,由心房主导折返环引起许多小折返环导致的房律紊乱,是最严重的心房电活动紊乱。心房无序的颤动失去了有效的收缩与舒张,心房泵血功能恶化或丧失。由于可引起严重的并发症,如心力衰竭和动脉栓塞,因此严重威胁人类健康。

尽管2016欧洲心脏病学会上公布了新的心房颤动管理指南,但目前仍将其分为5类:初发心房颤动、阵发性心房颤动、持续性心房颤动、长程持续性心房颤动和永久性心房颤动。该指南指出,在永久性心房颤动患者当中,如果患者改变原来的想法尝试转复为窦律,则此类心房颤动患者应当归于长程持续性心房颤动。

2.分类

(1)首次诊断的心房颤动:第一次心电图发现为心房颤动,无论持续时间或心房颤动相关临床状况的严重程度如何。

(2)阵发性心房颤动:心房颤动持续短于48小时,可自行终止。虽然心房颤动发作可能持续到7天,但48小时是个关键的时间点,有重要的临床意义。超过48小时,心房颤动自行终止的可能性会降低,需考虑抗凝治疗。

(3)持续性心房颤动:心房颤动持续超过7天,一般不能自行转复为窦律,药物复律成功率低,常需要直接电转复。

(4)长程持续性心房颤动:心房颤动持续时间超过1年,采用节律控制策略等可以维持窦性心律者。

(5)永久性心房颤动:是指心房颤动经过药物或电治疗后不能转为窦性心律或24小时内又复发为心房颤动或患者没有转复愿望持续永久存在的心房颤动。常需要控制心室率和抗凝治疗。

(6)孤立性心房颤动:是分类外较为特殊的一种情况,患者可能以偶尔体检或缺血性卒中或心动过速心肌病为首发症状,可以是上述5种类型中的任何一种。

3.心房颤动的流行病学

尽管心房颤动是很常见的心律失常,但在健康人群中的发生率并不高。而随着年龄的增长,心房颤动发生率呈急剧性的增加。据统计,心房颤动总体人群患病率为0.4%~1.0%,60岁以上者在2%~4%,60岁以后每10年发病增加1倍,80岁以后发病率可达8%~10%。Framingham心脏研究的42年随访观察心房颤动的发病率:男性2.15%,女性1.71%,心房颤动在心脏病患者中的发生率约为4%,在心脏病的进展期甚至高达40%。合并心房颤动后心脏死亡率增加2倍,如无适当抗凝,脑卒中发生率高5倍。孤立性心房颤动缺血性脑卒中的危险增加,仅发生在60岁以上的患者。心房颤动是目前因心律失常而住院的最常见原因,仅在美国有150多万慢性心房颤动患者。

国内一组大规模流行病学研究对 14 个自然人群的 29 079 例进行了调查,心房颤动患病率为 0.77%。中国男性心房颤动总发生率约为 0.9%,略高于女性的 0.7%($P=0.013$)。心房颤动发生率按病因分类结果显示,在所有心房颤动患者中,瓣膜性、非瓣膜性和孤立性心房颤动所占比例分别为 12.9%、65.2% 和 21.9%。非瓣膜性心房颤动发生率明显高于瓣膜性心房颤动和孤立性心房颤动($P<0.01$),其中 1/3 为阵发性心房颤动,2/3 为持续或永久性心房颤动。两组患者的脑卒中患病率相近,非心房颤动人群脑卒中的患病率仅为 2.36%,提示心房颤动是严重危害我国人民健康的疾病之一。

4.病因

心房颤动无论性别、年龄、有无器质性疾病均可发生,但老年人居多。引起心房颤动的病因很多,主要为心脏本身的疾病。发达国家以冠心病、心肌疾病为主,发展中国家则以风湿性心脏瓣膜病为最多。少数心房颤动找不到明确病因,被称为孤立性心房颤动或特发性心房颤动。常见病因如下。

(1)高血压:高血压在心房颤动原因中的占比为 9.3%~22.6%,心房颤动的发生与高血压所致肥厚心肌的心电生理异常、肥厚心肌缺血及肥厚心肌纤维化有关。由于心肌肥厚及纤维化,心室顺应性减退,心房压升高及左心房增大,加上心肌缺血,从而诱发房性电生理紊乱而导致心房颤动。

(2)冠心病:在冠状动脉造影中显示有明显冠状动脉狭窄者中发生心房颤动者占 0.6%~0.8%,急性心肌梗死者心房颤动的发生率为 10%~15%。

(3)风湿性心脏瓣膜病:风湿性心脏瓣膜病仍是心房颤动的常见原因,尤其多见于二尖瓣狭窄合并关闭不全。其中二尖瓣狭窄患者中 41% 合并有心房颤动,而主动脉瓣病变发生心房颤动的机会较小。患者发生心房颤动的平均年龄大约为 37 岁,以女性居多。

(4)肺源性心脏病:肺源性心脏病发生心房颤动的报道为 4%~5%。常呈阵发性,其与肺内反复感染、长期缺氧、酸中毒及电解质紊乱有关。

(5)先天性心脏病:在先天性心脏病中,心房颤动主要见于房间隔缺损。

(6)心肌病:各种类型的心肌病均可以发生心房颤动,发生率在 10%~50%,成人多见,儿童也可发生。以原发性充血性心肌病为主,约占 20%。

(7)甲状腺功能亢进(简称甲亢):心房颤动是甲亢的主要症状之一,甲亢患者中心房颤动的发生率在 15%~20%,老年人甲亢者可能存在心肌的器质性损害,易发生慢性心房颤动。心房颤动可能成为有些患者的首发表现。

(8)预激综合征:需要提及的是,虽然预激综合征的主要表现是阵发性房室折返性心动过速,但其合并心房颤动的机会很高。文献报道预激综合征同时发生心房颤动的机会占 12%～18%。一般认为心室预激的心房颤动发生率与年龄有关,在儿童患者很少发生,而高龄患者则合并心房颤动发生率较高。

5. 发病机制

目前的研究发现心房颤动的发生机制主要涉及 2 个基本方面:①一是心房颤动的触发因素。包括交感和副交感神经刺激、心动过缓、房性期前收缩或心动过速、房室旁路和急性心房牵拉等。②二是心房颤动发生和维持的机制:心房具有发生心房颤动的机制是心房颤动发作和维持的必要条件,以心房有效不应期的缩短和心房扩张为特征的电重构和解剖重构是心房颤动持续的基础,重构变化可能有利于形成多发折返子波。此外,还与心房某些电生理特性变化有关,包括有效不应期离散度增加、局部阻滞、传导减慢和心肌束的分隔等。目前认为心房颤动是多种机制共同作用的结果。

(1)折返机制。①多发子波折返:Moe 及其同事于 1955 年提出的多发子波折返学说占据着统治地位。他们认为波阵面在心房内传布的过程中分裂成几部分,从而各自产生具有自我复制能力的"子波"。任一时刻出现的微波的数量取决于心房不同部分的不应期、质量及传导速度。异位局灶快速冲动发放引起的单个或成对的房性期前收缩或心动过速是心房颤动最常见的一个触发因素。房性期前收缩可引起心房内多个子波折返而导致心房颤动,但是若心房内没有形成多条折返径路的条件,即使有触发因素,也不能发生心房颤动;反之,有形成多个子波折返激动的异常条件存在,若没有触发因素,心房颤动也很少发生或复发。②自旋波折返:20 世纪 80 年代末,Winfree 等提出了颤动的自旋波折返假说,认为自旋波的产生与波裂现象有关。心脏通常被点兴奋源产生的环形波或线性兴奋源产生的平面波所控制。兴奋波的去极化波阵面之后紧随着复极化带,波阵面与其复极化波尾之间的距离为波长。平面波和环形波的波阵面上所有点向前扩散的速度相对恒定,这样,波阵面不可能与复极化波尾相遇。然而,如果心肌兴奋性恢复不一致,波阵面与复极化波尾可能在某一特定点遭遇而发生波裂。波裂形成时,波阵面曲率达到最大限度,以致兴奋波被迫开始围绕某一小区域旋转。这一由未被兴奋的可兴奋心肌组织构成的区域即为自旋波核心或转子。自旋波折返的一个显著特征是其核心为未被兴奋的可兴奋心肌。自旋波折返的主旨在于心房颤动的有序性,即貌似随机无序的电活动实质上是某一确定机制所决定的有序活动。

(2)触发机制:早在 1953 年,Scherf 等就提出异位局灶自律性增强是心房颤动发生机制的假说。Haissaguerre等首先采用导管射频消融异位局灶和(或)其冲动引起的房性期前收缩来治疗阵发性心房颤动取得了成功,并发现肺静脉的异位兴奋灶可通过触发和驱动机制发动和维持心房颤动,而绝大多数异位兴奋灶(90%以上)在肺静脉内,尤其是左、右上肺静脉。肺静脉内心肌袖是产生异位兴奋的解剖学基础。组织学上可看到肺静脉入口处的平滑肌细胞中有横纹肌成分,即心肌细胞呈袖套样延伸到肺静脉内,而且上肺静脉比下肺静脉的袖套样结构更宽更完善,形成心肌袖。腔静脉和冠状静脉窦在胚胎发育过程中亦可形成肌袖,并有这种可以诱发心房颤动的异位兴奋灶存在。异位兴奋灶也可以存在于心房的其他部位,包括界嵴、房室交界区、房间隔、Marshall 韧带和心房游离壁等。

(3)自主神经机制:心房肌的电生理特性不同程度地受自主神经系统的调节。许多研究发现自主神经张力改变在心房颤动中起着重要作用。Coumel 等称其为神经源性心房颤动,并根据发生机制的不同将其分为迷走神经性心房颤动和交感神经性心房颤动 2 类。前者多发生在夜间或餐后,尤其多见于无器质性心脏病的男性患者;后者多见于白昼,多由运动、情绪激动和静脉滴注异丙肾上腺素等诱发。迷走神经性心房颤动与不应期缩短和不应期离散性增高有关;交感神经性心房颤动则主要是由于心房肌细胞兴奋性增高、触发激动和微折返环形成。而在器质性心脏病中,心脏生理性的迷走神经优势逐渐丧失,交感神经性心房颤动变得更为常见。

(4)其他:电重构在心房颤动的发生和发展中也起着重要的作用,心房颤动时心房有效不应期的缩短可导致心房颤动的发作频率增加,发作持续时间延长,即使没有器质性病变者,仅电重构也能使心房颤动发作并持续。电重构的主要机制是离子通道的重构。多数学者认为短暂外向性钾电流通道、L 型 Ca^{2+} 通道及电流密度的下调,在心房电重构的发生和维持中发挥着重要的作用。

6.临床症状

心房颤动的临床表现为多样性,既可有症状,也可无症状,即使对于同一患者亦是如此。心房颤动的症状取决于发作时的心室率、心功能、伴随的疾病、心房颤动持续时间及患者感知症状的敏感性等多种因素。大多数患者感觉有心悸、呼吸困难、胸痛、疲乏、头晕和黑蒙等症状,部分患者还有多尿表现。部分心房颤动患者无任何症状,仅仅是在体检或偶然的机会出现心房颤动的严重并发症,如卒中、栓塞或心力衰竭时才被发现。有些患者有左心室功能不全的症状,可能继发于心房颤动时持续的快速心室率。晕厥并不常见,但却是一种严重的并发症,常提示存在窦房结障碍及房室传导功能异常或存在心房颤动转律过程中血栓形成后脱落所致。

在 2016 年意大利罗马召开的欧洲心脏病年会中发表的《2016 年欧洲心房颤动管理指南》中,将患者心房颤动的症状严重性通过改良的 EHRA 评分法来进行表达(表 3-3)。

表 3-3 改良的 EHRA 评分法

改良的 EHRA 评分	症状	描述
1	无	无任何症状
2a	轻	日常生活不受影响
2b	中	日常生活不受影响,但受心房颤动症状困扰
3	重	日常生活受限于心房颤动症状
4	致残	日常生活因心房颤动症状而终止

7.心电图表现

心房颤动的心电图表现:①P 波消失,代之以大小、形态及时限均不规则的颤动波(f 波);频率在 350~600 次/分,f 波可以相当明显,类似不纯性心房扑动;也可以纤细而难以辨认;②RR 间距绝对不规则。

心房颤动时的心室率取决于房室结的电生理特性、迷走神经和交感神经的张力水平,以及药物的影响等。如果房室传导正常,则伴有不规则的快速心室反应;如果合并房室传导阻滞,由于房室传导系统发生不同程度的传导障碍,可以出现长 RR 间期。但是,心房颤动时由于房室传导组织生理不应期的干扰、连续的隐匿性传导、睡眠时迷走神经张力增高以及影响心脏自主神经张力的因素亦可造成室上性激动延迟或不能下传引起长 RR 间期。心房颤动患者发生长间歇较为常见,所以普通心电图上出现长 RR 间期,不能轻易地诊断为心房颤动合并高度房室传导阻滞。患者在清醒状态下频发 RR 间期≥3.0 秒,同时伴有与长 RR 间期相关症状者,作为心房颤动治疗时减药、停药或植入心脏起搏器的指征可能更有价值。心房颤动时如果出现规则的 RR 间期,常提示房室传导阻滞、室性或交界性心律。如出现 RR 间期不规则的宽 QRS 波群,常提示存在房室旁路前传或束支传导阻滞。

8.鉴别诊断

(1)心房颤动伴室内差异性传导与室性期前收缩的鉴别。室性期前收缩的特点:①V_1 导联 QRS 波呈单向或双向型,V_6 导联呈 QS 或 rS 型;②以左束支传导阻滞多见；③有固定的联律间期，后有完全性代偿间歇；④畸形 QRS 波的起始向量与正常下传者不同。

(2)心房颤动伴室内差异性传导与室性心动过速的鉴别。①前者的节律大多绝对不规则；心率极快时才基本规则，而后者基本规则（RR 间期相差仅在 0.02~0.04 秒）或绝对规则。②前者 QRS 时限多为 0.12~0.14 秒，易变性大；而后者 QRS 时限可>0.14 秒，如>0.16 秒则肯定为室性心动过速，此外易变性小；③前者无联律间期也无代偿间歇，后者有联律间期并固定，发作终止后有代偿间歇。④前者无室性融合波而后者有。⑤V_1~V_6 导联 QRS 波方向一致，都向上或都向下，高度提示室性心动过速。⑥出现连续畸形 QRS 波时，如电轴发生方向性改变者，多为室性心动过速（扭转型室性心动过速）。

(3)预激综合征合并心房颤动与室性心动过速的鉴别。室性心动过速的特点是：①心室率在 140~200 次/分，>180 次/分者少见；②心室节律可稍有不齐或完全整齐，RR 间期相差仅 0.02~0.04 秒；③QRS 波很少呈右束支传导阻滞图形，无预激波；④可见到心室夺获，有室性融合波；⑤室性心动过速发作前后的心电图可呈现同一形态的室性期前收缩。

预激综合征伴心房颤动的特点：①心室率多在 180~240 次/分；②心室节律绝不规则，RR 间期相差可>0.10 秒；③QRS 波宽大畸形，但起始部可见到预激波；④无心室夺获，故无室性融合波；⑤发作前后，心电图可见到预激综合征的图形。

(4)心房颤动与房室交接区性心律的鉴别。在某些情况下，心房颤动的 f 波非常细小，以致常规心电图上不能明显地显示出来，此时容易误诊为房室交接区性心动过速。但心房颤动时心室律是绝对不规则的（伴三度房室传导阻滞除外），而房室交接区性心律是绝对匀齐的。此外，如能加大增益，f 波可能会出现。如能在特殊导联（如食管导联）描记到 f 波，即可确诊为心房颤动。

9.心房颤动的治疗

治疗的主要原则：①尽量寻找引起心房颤动的基本病因并加以治疗，如纠正心脏瓣膜病变，纠正低血压，改善心脏功能、缓解心肌缺血，控制甲状腺功能亢进等；②消除易患因素，转复和维持窦性心律；③预防复发；④控制心室率；⑤预防栓塞并发症，减少病残率提高患者生活质量，延长生命。

(1)病因治疗：心房颤动的病因治疗至关重要，积极治疗原发性心脏病才容易使心房颤动转复为窦性心律，并使之转复后长期维持。即使不能治愈病因，能解除血流动力学异常也很重要。在冠心病、高血压、心肌病等情况下，如心肌缺血改善、心力衰竭纠正、血压控制良好，心房颤动转复的机会增大并能长时间维持窦性心律。风湿性心脏病二尖瓣狭窄合并心房颤动患者，实施手术去除病因后，许多患者能在复律后长期维持窦性心律。

(2)药物治疗：心房颤动的药物包括复律、控制心室率及抗凝药物。

药物复律：目前国内临床上常用于复律的药物有胺碘酮、普罗帕酮、多菲利特、伊布利特等。①药物复律的适应证：持续性心房颤动小于半年，或经超声检查证实心房内无血栓；对于阵发性心房颤动患者，在心房颤动发作或发作间歇期均可以治疗；电复律后用药物维持窦性心律。②药物的选择：在心房颤动进行药物复律时应该遵守的临床选药原则是无器质性心脏病的阵发性心房颤动及有器质性心脏病（但非冠心病亦不伴左心室肥厚）的阵发性心房颤动者，可首选普罗帕酮，次选索他洛尔、伊布利特，若仍无效，可选用胺碘酮，但也可作为首选；有器质性心脏病或心力衰竭者，胺碘酮为首选药；冠心病（包括急性心肌梗死）合并心房颤动者，应首选胺碘酮，次选索他洛尔；迷走神经介导性心房颤动选用胺碘酮，或胺碘酮与氟卡尼联合应用，也可用丙吡胺。

应该注意的是，对器质性心脏病合并心房颤动患者，尤其是冠心病和心力衰竭患者，应尽量选用胺碘酮、索他洛尔，避免使用Ⅰa类（奎尼丁）和Ⅰc类（普罗帕酮）药物。

胺碘酮静脉注射转复心房颤动的成功率为34%～69%，口服转复成功率在15%～40%，但由于其严重不良反应临床应用受到限制。

普罗帕酮静脉注射可以转复心房颤动，对近期发生者效果较好，其特点是不良反应较少，对合并器质性心脏病者应慎用。

伊布利特静脉注射后1小时左右起效，其转复心房扑动效果较心房颤动好。对长程心房颤动效果差，文献报道大约有4%患者注射后发生扭转型室速，且在女性更易发生，因此，应用时应在监护下进行，用药后监护时间不少于5小时。

目前很少应用奎尼丁和普鲁卡因胺进行转复，主要是考虑其严重的不良反应，丙吡胺和索他洛尔转复心房颤动效果不确定。

近年来，新药在心房颤动转复中逐渐占有一定地位，如决奈达隆和维纳卡兰等对心房颤动的转复有较好的疗效。

决奈达隆：是一种新型Ⅲ类抗心律失常药物，其结构与胺碘酮结构相似，但不含碘，心脏外不良反应少，常用剂量为400 mg，每天2次，临床试验其能降低心房颤动患者心血管病的住院率和心律失常的病死率，但维持窦律的有效性不及胺碘酮，指南推荐为轻或无器质性心脏病非永久性心房颤动的一线用药,但禁用于心功能 NYHA Ⅲ～Ⅳ级心力衰竭和新近(4 周内)仍有失代偿的心力衰竭患者。

维纳卡兰:维纳卡兰是目前市场上第一个心房选择性的心房颤动治疗药物,其同时作用于钠离子和 K^+ 通道。该药经过肝脏色素同工酶代谢,半衰期在 4～8 小时,均不受年龄、肾功能及其他药物等影响。该药引起室性心律失常的不良反应发生率低。目前维纳卡兰被欧盟批准用于新近发生心房颤动(非外科手术患者发作时间≤7 天,手术后患者发作时间≤3 天)的成年患者的复律治疗。

对于所有心房颤动患者开始抗凝治疗之前均应进行出血风险评估,仍建议使用 HAS-BLED 出血风险积分(表 3-4),包括高血压、肝肾功能损害、卒中、出血史、国际标准化比率波动、老年(如年龄>65 岁)、药物(如联用抗血小板药或非甾体抗炎药)或嗜酒,评价心房颤动患者出血风险,积分≥3 分时提示"高危",出血高危患者无论接受华法林还是阿司匹林治疗,均应谨慎,并在开始抗栓治疗之后定期复查。对于非瓣膜性心房颤动患者,权衡低国际标准化比率时卒中风险和高国际标准化比率时出血风险,指南仍推荐控制国际标准化比率 2.0～3.0。

表 3-4　HAS-BLED 出血风险积分

字母	临床特点	积分
H	高血压	1
A	肝肾功能异常(各 1 分)	1 或 2
S	卒中	1
B	出血	1
L	国际标准化比率值波动	1
E	老年(如年龄>65 岁)	1
D	药物或嗜酒(各 1 分)	1 或 2 最高值 9 分

目前预防心房颤动血栓形成的药物有抗凝药物和抗血小板类药物,抗凝药物有华法林;抗血小板药物有阿司匹林和氯吡格雷。普通肝素或低分子肝素为静脉和皮下注射用药,一般作华法林的短期替代治疗或华法林开始前的抗凝治疗。

关于抗凝药物的选用,临床上公认华法林疗效确切,但需要定期监测国际标准化比率。使用华法林时,严重出血并发症发生率为 1.3%。不建议阿司匹林与华法林联合应用,因其抗凝作用并不优于单独应用华法林,而出血的危险却明显增加。氯吡格雷也可用于预防血栓形成的治疗,临床多用 75 mg,每天 1 次,顿服。其优点是不需要监测国际标准化比率,出血危险性低,但预防脑卒中的效益远不如华法林,即使氯吡格雷与阿司匹林合用,其预防脑卒中的作用也不如华法林。

华法林抗凝治疗的效益和安全性取决于抗凝治疗的强度和稳定性。欧美国家的临床试验证实抗凝强度为国际标准化比率 2.0～3.0 时,可以有效预防脑卒中事件,使脑卒中年发生率从 4.5% 降至 1.5%,相对危险性降低 68%,但并不明显增加脑出血的风险。如国际标准化比率＜2.0,则出血并发症少,但预防血栓形成的作用显著减弱;国际标准化比率高于 4.0,血栓形成减少,但出血并发症显著增多。

国内资料提示抗凝强度国际标准化比率维持 2.0～3.0 时,预防心房颤动患者血栓栓塞事件是安全有效的。保持国际标准化比率 2.0～3.0 所需的华法林剂量因人而异,华法林的需要量须根据国际标准化比率的监测值调整。

五、心室扑动和心室颤动

心室扑动简称心室扑动,心室颤动简称心室颤动,均属致命性心律失常,如不治疗,3～5 分钟内可致命。发作时心室激动程序打乱,心室肌快而微弱地规则或不规则活动,严重影响心室的排血功能,其结果是心室无排血,心音和脉搏消失,血压测不出,心脑等器官和外周组织血液灌注停止,阿-斯综合征发作和猝死。心室扑动是心室颤动的前奏,而心室颤动则是导致心源性猝死的常见心律失常,也是临终前循环衰竭的心律改变。

(一) 病因和发病机制

目前多数人认为心室扑动是心室肌产生环形激动的结果。其发生一般具有两个条件:一是心肌明显受损,缺氧或代谢失常;二是异位激动落在易颤期。由于心室扑动的心脏失去排血功能,因此,常不能持久,不是很快恢复,便会转为心室颤动而死亡。

突然发生于无循环衰竭基础的原发性心室颤动的患者或有结构性心脏病的患者,尤多见于冠心病,亦见于无结构性心脏病者。可短暂或持久发作,复苏和治疗及时又恰当的,存活的可能大。临终前心室颤动一般难以逆转。

心室颤动的电生理机制大多为多个微折返环,主导环折返和中心漂移的螺旋波折返可能起重要作用。有利于折返的病变心肌和临时发生的触发因素可能是原发性心室颤动的发生机制。细胞内 Ca^{2+} 聚集、自主神经张力波动、代谢改变、自由基作用都可能对心肌缺血时发生的心室颤动有重要影响。

原发性心室颤动的病因：①冠心病，尤其是急性冠状动脉综合征（如不稳定型心绞痛、急性心肌梗死）、梗死后心功能不全、室壁瘤等；②心肌病，尤其是右心室心肌病，亦见于缺血性或非缺血性扩张型心肌病、肥厚型心肌病，Brugada综合征，其他离子通道病等；③瓣膜病，尤其是主动脉瓣狭窄或关闭不全并发心绞痛或心功能不全的患者；④严重心动过缓，可由病态窦房结综合征或完全性房室传导阻滞引起；⑤并发心房颤动或心房扑动的预激综合征；⑥洋地黄或肾上腺素类药物过量；⑦电击或雷击；⑧低温；⑨原因不明，所谓特发性心室颤动。

(二) 心电图表现

1. 心室扑动

(1) 无正常的QRS-T波群，代之以连续快速而相对规则的大正弦波。

(2) 扑动波频率达150~300次/分，大多200次/分（图3-8）。快速室速与心室扑动的鉴别有时困难。

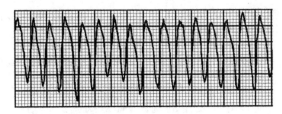

图3-8 心室扑动

2. 心室颤动

(1) QRS-T波群完全消失，出现不规则、形态振幅不等的低小波（<0.2 mV）。

(2) 频率达200~500次/分（图3-9）。

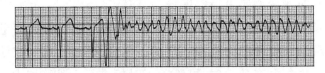

图3-9 心室颤动

有时心室颤动波细，多见于心室颤动持续较长后，复苏成功率低。

原发性心室颤动不仅可发生在有结构性心脏病患者并发持续单形室速或短阵多形室速的基础上，还常见于无结构性心脏病者短阵多形性室速发作后，如先天性和继发性QT时限延长综合征，短QT综合征、短联律间距多形性室速及Brugada综合征等。

短联律间距多形性室速的病因不明，室速多为短阵发作，可自动终止或演变为心室颤动。室速均由短联律间距（0.28秒左右）的室性期前收缩诱发，发作时心电图也呈尖端扭转型,室率极快。但发作间歇期除可见间距短的多形性室性期前收缩外,心电图基本正常,无 QT 延长,亦无异常 T 或 U 波。终止发作可选用维拉帕米、胺碘酮或利多卡因等。预防发作推荐除颤器植入。

(三)治疗

1.急性发作

心室扑动和心室颤动发生后应立即进行抢救,因为此刻的循环是无效的,应该力争在数分钟内建立有效的呼吸和循环,否则将发生脑细胞的不可逆性损伤,最终导致死亡。有条件时应立即施行电复律术。由于心室颤动和心室扑动的发作是无先兆的,任何地方任何条件下均可发生,故很可能在无任何医疗条件的情况下进行抢救,应遵循心肺复苏的原则进行。具体步骤为 A(airway):保持呼吸道通畅,清除呼吸道异物;B(breathing):建立有效的呼吸,包括进行人工呼吸等;C(circulation):建立有效的循环,人工心脏按压和心前区叩击等;D(drug):药物治疗,应用以肾上腺素为主的复苏药物;E(electrocardiogram):进行心电监护;F(fibrillation):进行非同步电除颤复律术;G(gauge):对病情进行一次全面的评估;H(hypothermia):低温疗法;I(intensive care):进行重症监护和相应治疗。

2.预防

在成功抢救后,应该寻找发生的病因,针对病因进行治疗(如电解质的紊乱、药物中毒、其他外界因素及急性心肌梗死等),纠正电解质紊乱、解毒及重新建立心脏血液循环(冠状动脉内支架术或冠状动脉搭桥术等)。

如果病因为非一过性或不可逆性疾病所致的心室扑动和心室颤动,则应该在抢救成功后及时植入心脏复律除颤器。

最近的报道,对原发心脏电生理异常者,可选择进行射频消融治疗,部分患者应用β受体阻滞剂或胸部交感神经节切断术进行预防,有一定效果。

在心脏无法修复并有条件时,可于适当时机进行心脏移植术。

心肌疾病

第一节 应激性心肌病

应激性心肌病(stress cardiomyopathy,SCM)又称为 Tako-Tsubo 心肌病或 Tako-Tsubo 综合征,1991 年由日本学者首次报道,该病发病时表现为心脏收缩期心尖部膨隆、心底部狭小的左心室造影影像,心尖部呈球形改变,也称为心尖球形综合征、暂时性左心室心尖球形综合征(left ventricular apical ballooning syndrome,LVABS);2006 年 AHA 关于心肌病的科学声明中,将其归为一种独立的心肌病,命名为应激性心肌病。该病常见于绝经后女性,发作前常有精神或躯体应激,表现为突发胸痛,短暂的左心室功能障碍,酷似急性心肌梗死(acutemyocardial infarction,AMI)的心电图改变,心肌酶轻度升高,而冠状动脉造影无阻塞性冠状动脉病变。本病呈全球性分布,人群患病率低,占 AMI 的 0.07%～5%。

一、发病机制

发病机制尚不明确。冠状动脉结构异常、儿茶酚胺介导的心肌顿抑、冠状动脉痉挛、微循环障碍、血栓自发溶解导致的 ST 段抬高型心肌梗死半途终止、心肌炎或病毒感染、遗传、雌激素减少均是目前探讨的可能发病机制。

二、临床表现

(一)一般资料

目前本病缺乏大规模系统研究,真实的发病率不甚明了,多数报道该病常见于绝经后妇女,占疑似 AMI 的 0.07%～5%。

(二)诱发因素

该病均有强烈的心理或躯体应激作为诱发因素。心理应激指某种突发的严重情绪激动,如亲属死亡、亲人灾难性医学诊断、与人激烈争吵、被公司解雇、严重经济损失、惊恐状态、驾车迷路、赌场失意、遇到抢劫等。躯体应激指各种严重内外科疾病,如脑血管意外、支气管哮喘、癫痫发作、急腹症、严重外伤等,在用氯胺酮和肾上腺素治疗期间,右心室流出道室性期前收缩行射频消融术期间,多巴酚丁胺/阿托品超声心动图负荷试验期间亦可发病。

(三)症状

SCM 是一种发病酷似 AMI 的心肌病,其临床症状与 AMI 无明确差异。

(1)胸痛常位于左侧心前区或胸骨后,可呈压榨样、烧灼样、腌渍样,持续 20 分钟以上,可有肩背部或咽喉部、左上臂及上腹部放射痛,常有情绪激动、手术打击等心理或躯体应激诱因。

(2)往往急性起病,病程可持续 3~10 天,重者可以引起心力衰竭、恶性心律失常,轻者可很快恢复。部分患者可于院外疑诊 AMI 而给予抗血小板聚集等过程。

(3)患者可伴有恶心、呕吐、腹痛等胃肠道症状。

(4)亦有发热、乏力等全身症状。

(5)多无咳嗽、咳痰,伴心功能明显受损者可有胸闷、呼吸困难等症状。

该病起病突然,多数患者有胸痛、胸闷,胸痛多为持续性、压迫样,与心肌梗死难以鉴别;部分患者可有呼吸困难、晕厥、心室颤动、心搏骤停、心源性休克、心力衰竭、肺水肿等。

(四)体征

轻者体检往往无明显体征。重者查体可见心率增快、血压降低、心音低钝。由于本病可引起心功能不全,患者可能发生急性肺水肿,此时双肺可闻及满布肺野的湿性啰音等。需要提醒的是,本病发病率低,当患者出现胸痛等类似 AMI 表现时,应首先考虑引起胸痛的其他疾病,仔细查体及进行相关检查以排除引起胸痛的其他疾病。

三、实验室检查

(一)心电图

常见类似 AMI 的心电图动态演变过程。入院时最常见的心电图表现是 ST

段抬高和 T 波倒置,但心电图也可以正常。报道显示,ST 段抬高者占 50.0%～81.6%,通常出现于胸前导联(83.9%),尤其是 V_3～V_6 导联,前侧壁导联 ST 段抬高占 34%,前壁导联占 36%。ST 段一般呈轻度抬高,部分可呈现横跨胸前导联至肢体导联的 ST 段明显抬高。T 波异常占 64.3%,Q 波占 31.8%,常伴 Q T 间期延长。2～3 天后明显的特征性变化包括抬高的 ST 段回落,随后出现累及多数导联的广泛性 T 波明显倒置。

(二)心肌损伤标志物

与 AMI 相比,肌钙蛋白、肌酸激酶(CK)、肌酸激酶同工酶(CKMB)轻度到中度升高。肌钙蛋白阳性者占 85.0%～86.2%,CK-MB 升高者占 73.9%。CKMB 峰值常低于 AMI 患者。

(三)心脏影像学

大部分患者 CAG 正常,或无明显的狭窄,少部分患者有冠心病的危险因素,如高血压、糖尿病、吸烟等,冠状动脉也可出现病变,但该病变往往不能解释明显的胸痛发作。关键的检查为左心室造影,可见左心室中部及心尖部节段运动减弱或消失,基底部收缩功能仍保留或增强,导致心尖球形样变,左心室收缩期的形状很像日本渔民捕获章鱼用的章鱼罐,故而最初被命名为"Takotsubo 心肌病"。MRI、UCG 亦可见中段节段性室壁运动障碍,心尖部运动减弱、不运动,心室中部及心底代偿性运动增强,心尖部收缩期呈球形改变,左心室基底部代偿性收缩加强,左心室射血分数显著降低(图 4-1、图 4-2)。短期内 UCG 或 MRI 随访可观察到 SCM 患者严重受损的左心室功能可迅速恢复。

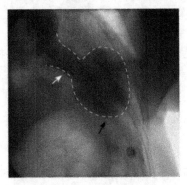

图 4-1　SCM 心室造影收缩期

白色虚线轮廓呈"章鱼瓶"状,白色箭头所指为收缩期细长的左心室流出道,黑色箭头所指为心尖部呈"球"状

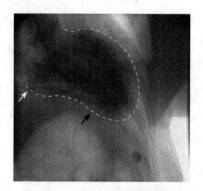

图 4-2　SCM 心室造影舒张期

白色箭头所指为左心室流出道,黑色箭头所指为心尖部

(四)其他检查

1. B 型钠尿肽(BNP)

有报道显示 SCM 患者血浆 BNP 水平均高于正常,而且 BNP 水平与左心室射血分数呈负相关。

2. 儿茶酚胺

目前多数学者认为在应激状态下,机体突然大量分泌儿茶酚胺,使循环内儿茶酚胺水平急剧升高,造成心肌急性损伤是 SCM 形成的关键机制。SCM 患者在住院的第 1～2 天内,其血浆儿茶酚胺水平是心功能 Killip Ⅲ级 AMI 患者的 2～3 倍,是正常人的 7～34 倍,在住院第 7～9 天,患者血浆多数儿茶酚胺、神经代谢产物和神经肽恢复至峰值的 1/3～1/2,但仍高于 AMI 患者相应的血浆浓度。

3. 雌激素

有学者认为血清中足够的雌二醇水平能够减少精神应激诱导的心脏病理改变,雌激素水平降低可能是绝经后女性 SCM 发病率增高的基础。

4. 核素心肌显像

核素心肌显像有助于显示局部心肌供血情况。

5. 心肌活检

心内膜心肌活检可无坏死组织,可与心肌梗死鉴别。

四、诊断

对于出现类似 AMI 症状和体征,伴有心电图 ST-T 改变及心脏生化标志物阳性的患者,发病前存在精神或躯体应激事件,特别是绝经后女性,应考虑到

SCM 的可能性。SCM 的发病诱因、早期临床症状、心电图变化、血清心肌酶学变化特点均易导致 ST 段抬高性 AMI 或 ACS 的诊断。由于与 AMI 的预后不同,且若误诊为 ST 段抬高的 AMI,不恰当地给予溶栓治疗,可能给患者带来不必要的出血风险,因此确诊特别重要。本病发病过程、发病特点、辅助检查等方面均酷似 AMI,根据病史特点、ECG 变化、心肌损伤标志物难以确诊,此时应行冠状动脉造影加心室造影,而冠状动脉造影未发现与胸痛相一致的冠状动脉闭塞或次全闭塞病变,而心室造影可见心尖部扩大,左心室流出道相对狭窄,形成球形样改变,方可建立诊断。

美国梅奥医院关于 SCM 临床诊断的建议标准:①左心室中部节段一过性运动减弱、消失或运动障碍伴或不伴心尖部受累;②没有阻塞性冠状动脉病变或急性斑块破裂的血管造影证据;③新出现的心电图异常,如 ST 段抬高和(或)T 波倒置,或心脏肌钙蛋白升高;④近期没有严重头部外伤、颅内出血、嗜铬细胞瘤、心肌炎、肥厚型心肌病。

无明显冠状动脉狭窄和受损的左心室功能迅速恢复是 SCM 与 AMI 或 ACS 的根本不同。

五、治疗

目前由于该病发病率不高,尚无大型循证医学研究何种治疗方案最为有效,因此 SCM 的处理基本上限于经验性治疗,大部分学者是按照非 ST 段抬高型 AMI 和 ST 段抬高型 AMI 指南采用他汀类药物、β 受体阻滞剂、阿司匹林、硝酸甘油、肝素联合治疗。SCM 的临床表现与 ACS 无法鉴别,初步处理应针对心肌缺血及心功能不全或心律失常的对症处理,同时持续进行心电监测,给予阿司匹林、静脉肝素和 β 受体阻滞剂、他汀类药物。若能耐受,应持续应用 β 受体阻滞剂,主要是因为过多的儿茶酚胺在本病发生、发展过程中发挥着重要作用。轻者给予上述一般治疗即可在 2~7 天恢复,预后良好。利尿剂治疗心力衰竭有效,左心室收缩功能严重障碍的患者可应用血管紧张素转换酶抑制剂,应尽量避免使用 β 受体激动剂。泵衰竭所致心源性休克则需应用血管活性药物和主动脉内球囊反搏。对严重左心室收缩功能障碍患者应考虑抗凝预防血栓栓塞,直至左心室功能恢复正常,同时给予上述药物治疗,必要时给予机械辅助循环等基本支持措施。

第二节 遗传性心肌病

遗传性心肌病是累及所有年龄人群的一类心脏疾病,常常在青春期或成年早期发病,有家族性遗传倾向。自1990年和1995年分别发现心肌病和离子通道病的第一个致病基因以来,对疑有遗传性心脏疾病的基因检测经历了从基础研究到临床应用的发展过程。目前,临床上离子通道病/心肌病基因检测在国外主要用于辅助诊断,国内尚未用于临床。WHO及国际心脏病学会联合会工作组对心肌病的定义及分类已经从原发于心肌本身的疾病扩展到任何原因引起的心肌损伤性疾病。本部分重点讨论原发性心肌病。心肌病的五分类法根据形态及血流动力学特征将心肌病主要分为5类:扩张型心肌病(dilated cardiomyopathy,DCM)、肥厚型心肌病(hypertrophic cardiomyopathy,HCM)、限制型心肌病(restrictive cardiomyopathy,RCM)、致右心室心律失常型心肌病(arrhythmogenic right ventricular cardiomyo-pathy,ARVC)及不定型的心肌病(如非致密性心肌病及线粒体心肌病)。借助分子遗传学可以对该分类标准进行更细致的分类,可以鉴别出有临床意义的亚型,但是分子识别并没有取代临床分型,因为在相同基因上的不同突变会引起不同的疾病。如影响到β肌球蛋白重链上毗邻氨基酸的突变,既可以引起肥厚型心肌病,也可以引起扩张型心肌病。所有遗传性心肌病的遗传背景都不同,每种都有多个致病基因和许多不同的基因突变。心肌病有很大的遗传异质性,变异程度决定了每种疾病的发病机制和最后转归。大约50%的HCM、35%的DCM、30%的ARVC与家族性遗传相关。原发性心肌疾病最早的基因缺损证据出现在1990年,发现家族性HCM编码β肌球蛋白重链的基因发生突变,继而发现所有心肌病类型均有基因突变。

一、病因和发病机制

(一)家族性扩张型心肌病

DCM的重要特征是左心室扩张、收缩功能障碍、心肌细胞坏死、心肌纤维化。对患者的无症状亲属分析表明家族性疾病占总病例的1/3~1/2。对DCM患者一级亲属进行临床筛查(病史、体征、ECG、超声心动图),发现20%~35%的DCM具有家族性发病,若把左心室扩大作为DCM的早期指标,高达48%的DCM存在家族性发病。超过40个疾病基因已经得到确认,虽然常染色体隐性遗传和X连锁遗传方式也有描述,但最常见的方式是常染色体显性遗传。DCM有时以其他表型遗传,包括心脏方面(如传导性疾病)和非心脏方面(如感觉神经性听觉异常)。DCM是由编码多种细胞腔隙和通路组成成分,如核被膜、收缩器、力传导器、基因转录和剪切作用装置等的基因突变引起。

DCM编码收缩蛋白类的基因突变造成心肌功能改变,β肌球蛋白重链基因突变降低肌节运动功能,细肌丝调节蛋白基因突变减少收缩调节蛋白的钙敏感性及肌钙蛋白对钙的亲和力,这些突变造成负性肌力作用。数个疾病基因编码Z盘的构成部分,包括每个肌原纤维节分界线结构,以及将收缩器连接到肌膜和细胞外基质的结构复合体等。这些突变可能引起力传导缺陷。受磷蛋白(一种调节肌浆网 Ca^{2+}-ATP 酶的肌细胞膜蛋白)精氨酸14的丢失导致钙泵过度抑制,从而减少心脏舒张期钙的再摄取,其他突变(如编码核纤层蛋白A和C型核被膜蛋白)的致病效应尚未明确。心肌细胞结构和功能的种种改变导致自噬现象的发生,这也是蛋白和细胞器退化的一条途径,最终导致细胞凋亡。

家族性DCM的表型分三组,其中两组基于基因遗传,第三组为Barth综合征(以前包括在X连锁遗传心肌病),有特有的线粒体受累的表现。

1.常染色体显性遗传

常染色体显性遗传出现在大多数家族性DCM,可以表现为心力衰竭或传导异常。目前已发现30多个与DCM有关的基因,主要包括细胞骨架蛋白基因、肌丝蛋白基因、核外膜蛋白基因及离子通道蛋白基因等。目前已经绘制出心肌病不伴有传导系统疾病的7个基因位点:肌动蛋白(15q14)、结蛋白(2q35)、δ-肌膜蛋白聚糖(5q33)、β-肌膜蛋白聚糖(4q12)、心脏肌钙蛋白T(1q3)、β肌球蛋白重链(14q11)和α原肌球蛋白(15q22)。β肌球蛋白重链和心脏肌钙蛋白T的突变被认为是通过减轻肌原纤维节收缩力而引起DCM。尤其β肌球蛋白重链突变破坏了肌动蛋白和肌球蛋白之间的相互作用或肌球蛋白内的传递运动的铰链区。心脏肌钙蛋白T的突变通过减弱心肌钙蛋白T和C之间离子相互作用而导致心肌收缩力的降低。α-原肌球蛋白突变干扰了细肌丝的完整性。其他的突变或者累及肌原纤维节或肌膜的稳定性,或者累及到信号的传导。心肌病伴有传导系统疾病与5个已描绘的位点和1个经过鉴定后的基因(核纤层蛋白A/C,位于1q22染色体,编码中间丝蛋白核被膜)相关。该突变也导致Emery-Dreifuss肌营养不良。

2.X连锁遗传

X染色体遗传的致病基因导致心肌营养不良蛋白、细胞骨架蛋白严重缺乏或缺失,特征是血清肌酸激酶肌肉亚型含量增加,该基因也是导致 Duchenne 和 Becker 肌肉营养不良的重要原因。肌营养蛋白不良的基因 5′部分的突变群影响 N 末端肌动蛋白结合区。

3.线粒体遗传

男性婴儿的线粒体遗传比较常见,遵循 X 染色体基因遗传,但是因为其特征性的线粒体功能异常、中性粒细胞减少、3-甲戊二酸尿症,将其单独归于一类。基因突变结果造成许多临床病症,包括 DCM、心内膜弹性纤维组织增生症、左心室非致密性心肌病。研究表明,心肌病与线粒体 DNA 突变、能量产生异常有关。至少有 2 个家族的 HCM 发展成严重 DCM,与转运 RNA 赖氨酸缺失相关。

(二)肥厚型心肌病

HCM 是一种常染色体显性遗传疾病,以左心室和(或)右心室及室间隔非对称性肥厚(厚度 13 mm)为特征,排除其他可能引起心肌肥厚的心血管疾病和全身疾病。HCM 的标志性病理特征是心肌细胞排列杂乱和纤维化。肥厚型心肌病被称为"肌原纤维节疾病",家族性 HCM 大部分为常染色体显性遗传,单一责任等位基因突变即可致病,编码肌小节结构蛋白的基因突变与其有关,迄今利用微卫星基因标记全基因组扫描及连锁分析等技术,已将 HCM 的致病基因定位在 9 个不同的染色体上,至少有 15 种 HCM 致病相关基因及 450 种以上致病性基因突变。2/3 的 HCM 患者可以发现这些基因的任何一个致病性突变。其中编码 β 肌球蛋白重链的 MYH7 突变和编码肌球蛋白结合蛋白 C 的 MYBPC3 突变最常见。该病约有 55% 发病呈家族聚集性,称为家族性肥厚型心肌病。

基因突变一般引起合成肌原纤维节蛋白内单个氨基酸的改变,但约一半 MYBPC3 突变是截短式突变,这种突变和一些 MYBPC3 歧义突变一起,可以造成半倍剂量不足,即野生型等位基因的产物不能补偿等位基因突变造成的产物减少。心肌病的体外研究及小鼠模型已经显示,肌丝突变造成收缩性的增加是通过改变肌球蛋白动力学,增加细肌丝钙敏感性。改变 cMYBP-C 介导的调节而形成的,这些紊乱触发心脏肥厚的信号通路促成 HCM 舒张功能障碍。心肌细胞舒张期间肌浆内钙浓度增加,可能加速信号的发出、钙电流的改变,导致心律不齐。

至少有两个机制解释肌节的突变如何改变钙的平衡。首先,肌节的突变影响细肌丝调节蛋白,如原肌球蛋白、肌钙蛋白 T 及 I,以及通过增加肌钙蛋白 C 对钙的亲和性来增加钙的敏感性。肌钙蛋白是肌浆中首要的动态钙缓冲剂,亲和性的增加将提高舒张期钙的水平。其次,肌节的突变增加肌球蛋白 ATP 酶能量需求,因为横桥闭链产生的心肌收缩力消耗约 70% 心肌细胞的 ATP,收缩无效将危害心肌细胞的能量学。能量不足会减少其他 ATP 消耗过程,如离子泵(特别是肌浆内网状结构 Ca^{2+}-ATP 酶)的活动,从而减少舒张期钙的摄取。有证据显示离体肌原纤维、能量学损伤小鼠模型、包括在心肌肥厚发生之前的突变携带者,都存在张力依赖性 ATP 消耗的增加。限制心肌能量产生的其他疾病,包括线粒体转移 RNA 突变,与 HCM 类似,也可以引起心肌肥厚。

(三)左心室心肌致密化不全

左心室心肌致密化不全有两个可能的遗传途径,男性以 X 染色体遗传方式进行,突变位于 *TAZ* 基因;另一种遗传方式是肌营养不良相关蛋白基因突变,该基因编码 α-变异短杆菌素,位于 18q12 染色体,已经分析出其结构特征及一氧化碳信号肽功能,其缺失导致小鼠心肌病,是左心室功能障碍的原因之一。

(四)致心律失常性右心室发育不良

ARVC 的主要特征是纤维脂肪替代正常心肌,主要以右心室为主,也累及左心室,其病变特点导致易发生右心室心律失常。ARVC 是家族性的,为典型常染色体显性遗传,占大约一半病例。在 ARVC 和两个相关的常染色体隐性遗传疾病 Naxos 病(ARVC 伴有羊毛状发和掌跖角化病)和 Carvajal 综合征(有相似的皮肤表型,但以左心室受累为主),已经发现编码桥粒蛋白的 5 个基因突变(桥粒斑蛋白、桥粒斑珠蛋白、亲斑蛋白 2、桥粒芯糖蛋白 2 和桥粒胶蛋白 2)。主要的致病突变是插入、缺失或无义突变导致编码蛋白的截短。其他两个非桥粒基因也与 ARVC 相关,一个是转化生长因子 β3,另一个是跨膜蛋白 43。进一步描绘位点有待于发现 ARVC 额外的疾病基因。

桥粒的作用是调节细胞间的黏合,并将膜蛋白固定于心肌细胞胞质区的中间结蛋白丝,因而桥粒的突变可能危害闰盘与细胞之间的黏合力,细胞表面破坏可能导致细胞分离和死亡。实验数据提示桥粒突变也造成了间隙连接的重构,这可以解释心电图改变和室性心律失常为什么会在心肌细胞丢失和右心室功能障碍之前就已出现。

但是这个机械性缺陷不能解释右心室为主的炎症和纤维脂肪改变。桥粒蛋白也修正 Wnt/β 连环蛋白信号传导,这对心脏心肌生成至关重要。桥粒突变造成斑珠蛋白分离能力减弱,斑珠蛋白核转运增加,抑制心脏祖细胞 Wnt 信号发出。斑珠蛋白的重新分布是 ARVC 的核心特征,可以作为死后尸检组织及心内膜心肌活检标本的诊断验证。ARVC 以右心室受累为主,可能依赖右心室的胚胎抗原、第二心区的心脏祖细胞性质。这些原始的右心室前体细胞易于分化成脂肪细胞(因为 T 细胞因子/淋巴增强子转录介导的减少),表现出其更易受到 Wnt 信号减少的影响。脂肪形成转录因子,如过氧化物酶增殖因子活化的 γ 感受器(驱动 TMEM43 表达)也可能调节细胞内脂质干扰,促成纤维脂肪变。因此,虽然末期 ARVC 治疗主要包括心力衰竭传统治疗,但是遗传方面的认识预示 Wnt/β 连环蛋白心肌信号发出的恢复和脂代谢途径的修饰(如被 PPARG 修饰基因)可能是更加定向的、疾病改善性疗法。

二、临床表现

遗传性心肌病患者有一系列临床表现,从患者家属筛查发现无症状患者,到如恶性室性心律失常造成的突发心脏猝死、心力衰竭等。家族成员中相同的结构蛋白突变为何临床表现广泛而多样,尚有待阐明。典型的临床表现为心力衰竭症状,如气促、端坐呼吸、阵发性夜间呼吸困难、水肿,以及心绞痛、晕厥、疲劳、乏力等心排血量减少表现和心脏传导异常。症状依赖于心室功能障碍、瓣膜受累、心律不齐的程度。临床表现、过程及预后依照突变的基因和造成该疾病的突变而有不同。

HCM 需要特别注意,因为即使是平时健康的年轻人,猝死也可能是其最初的临床表现,猝死的风险与基因突变类型和左心室流出道梗阻、肥厚的程度密切相关。对运动员的猝死发病率相关因素的研究显示,不同患者群的发病地区具有不同的结果,这可能是不同的基因表型影响猝死可能性的相对频率不同的结果。房颤被认为是疾病进展的表现之一,因其容易引起卒中及心力衰竭恶化而增加治疗的难度。HCM 患者可能进展到心室扩张期,其症状与任何原因造成的 DCM 患者无法区分。

遗传性 DCM 患者症状出现的年龄为 18～50 岁,男性比女性更常见,黑色人种比白色人种更常见。不进行心脏移植,大约 50% 的患者于诊断 5 年内死亡。与获得性心肌病类似,患者死于进展性心力衰竭或室性快速性心律失常造成的猝死。DCM 可能与遗传系统疾病,如糖原贮积症、黏多糖贮积症、神经肌肉性疾病和脂肪酸疾病相关。伴有任何一种这些疾病的患者,其与系统疾病相关的症状往往叠加在心肌病的临床表现之上。DCM 患者往往表现出传导系统疾病,这些患者死亡年龄通常在 20～30 岁。心肌病的病程与电生理异常可能不相称,一般开始可能存在轻度心脏传导异常,几年后进展到完全性心脏传导阻滞。

左心室心肌致密化不全患者左心室内膜下形成较深的小梁,患者可能发生心肌肥厚或心室扩张,也可能发生室间隔缺损、肺动脉瓣狭窄、左心室发育不全。

典型的 ARVC 患者右心室心肌进行性地被纤维脂肪组织替代,表现为明显的右心室起源的心律失常,表现从期前收缩、持续性室颤到猝死。

三、诊断和鉴别诊断

具有明确家族史的心肌病患者诊断不难,基因评价应在症状出现后尽快进行。初始诊断应包括相应明确的病史、适当的体格检查、心电图及随后的超声心动图及左右心导管检查。当怀疑感染性或病毒性心肌病时,应进行心肌活检。即使是具有明确家族遗传史,也应该在排除继发性因素(如冠状动脉疾病或高血压)的基础上诊断遗传性心肌病。所有 DCM 患者都应该进行完整的神经肌肉方面的评价以排除伴发的心肌病,同样任何类型的肌营养不良患者都应该进行心脏方面的评价来评定是否存在伴发的心肌病。

四、治疗

目前不存在家族性心肌病的特异性疗法,基本上是针对心力衰竭治疗。治疗的主要目的是阻止或逆转进行性心功能恶化和预防心脏性猝死。β受体阻滞剂及血管紧张素转换酶抑制剂被作为治疗遗传性 DCM 的基础,而且应该以最大耐受量用药,对血管紧张素转换酶抑制剂不能耐受的患者可能从血管紧张素受体阻滞剂治疗中受益。一般来说,强心剂和利尿剂治疗 HCM 的注意事项同样适用于任何收缩功能保持而舒张功能有障碍的家族性心肌病,虽然正性肌力药物对急性失代偿心肌病患者非常有效,但是对 HCM 患者及正常收缩功能或运动功能亢进的患者是禁忌的。同样,利尿剂治疗 HCM 应该慎重,因为 HCM 患者是前负荷依赖性,相对血容量不足可能进一步损害舒张功能。对于中到重度心力衰竭患者,醛固酮拮抗剂可以降低发病率和死亡率。对于严重传导异常患者,特别是左束支传导阻滞,双心室起搏(也叫再同步治疗)可能有利于缓解症状。

植入型心脏除颤器是抗心律失常的主要治疗方法。尽管研究了多种抗心律失常药物在心肌病患者中的应用,但是几乎没有研究数据表明这些药物能使患者获益。所有这些药物中,只有胺碘酮显示可以有限减少扩张型心肌病的心脏猝死,双心室起搏治疗明显降低任何病因造成的左心室射血分数<35%患者的死亡率。诊断性电生理检查因其极低的预测值,对确定是否应该应用双心室起搏,特别是 DCM 患者,帮助较少。应该鼓励调整生活方式,如有计划的体育运动有益于健康及提高血管内皮功能。外科处置(心脏移植)可以提高生活质量及减少死亡率。高风险的外科手术,如二尖瓣修复术或置换术,尽管术后早期常常有并发症,但仍是可以考虑的处置方式。部分心室切除术、动脉瘤切除术、背阔肌心肌成形术及其他外科手术结果显示混合的或负性结果,这些手术不作为一

般推荐。

最后,患者可能转变成难治性心力衰竭,此时需要有创手段,包括左心室辅助装置(作为恢复/移植过度桥梁)及最终的心脏移植,尤其对于遗传性 DCM。强烈鼓励定期筛查家族成员,DCM 患者的一级亲属,甚至在最初筛选时没有任何明显异常发现的,都应该在 3～5 年进行定期筛查。每个新发患者的病史应该包括详细的心脏家族史,至少包括 1 级、2 级亲属,所有亲属都应进行体格检查、心电图、超声心动图检查。特别应该注意那些有异常但没有达到心肌病诊断标准的亲属(如束支传导阻滞或左心室增大而左心室收缩功能正常)。这些有异常发现的亲属具有较高的发展成心肌病的风险。单独的左心室增大表现可能是关键的提示或处于疾病早期,一旦发现亲属有左心室增大,依据扩张程度应每 1～3 年进行进一步筛查。由于表型表达的程度及结果的严重程度不同,建议家族成员向专科医师进行基因咨询。

已有一些关于改善心脏能量学的治疗研究,一项哌克昔林治疗非梗阻性肥厚型心肌病和活动受限综合征患者的随机对照临床试验中,在肥厚型心肌病微血管病变造成氧受限的背景下,部分抑制脂肪酸氧化能改善心脏 ATP 水平和舒张功能、减少缺血症状、增加运动能力。由非心肌细胞(如成纤维细胞)介导激活的转化生长因子 β 信号肽造成的进展性间质性心肌纤维化,是肥厚型心肌病的一个特征。在小鼠心肌病模型中预先使用血管紧张素Ⅱ受体拮抗剂(AT_1 型)可以阻止心肌纤维化。

尽管有关心力衰竭的发病机制方面的知识有显著进展,但是没有药物能"治愈"心肌病相关的病理改变。当药物治疗使症状明显减轻及接近正常的心室收缩功能时,在任何情况下都不能终止治疗,已有研究显示,中断治疗导致左心室功能恶化,甚至劣于治疗前的情况。

第三节 细菌性心肌炎

一、病因

(一)布鲁菌病

布鲁菌病对心脏的影响主要表现为心内膜炎,其次是心肌炎,其心电图特征为T波改变及房室传导阻滞,值得注意的是,部分患者可出现暴发性心肌炎临床表现,病情较凶险,主要是由于细菌对淋巴细胞及多核巨细胞浸润所致。

(二)梭菌感染

梭菌感染可对多脏器功能造成损害,尤其是心脏。其对心肌的损害主要是细菌毒素引起,病理学有特征性改变,表现为心肌组织中有气泡形成、心肌纤维化,但炎性浸润不易见到。梭菌感染可能引起心肌穿孔、化脓性心包炎导致心肌脓肿。

(三)白喉性心肌炎

尽管自新中国成立后对白喉采取了积极预防和早期治疗,白喉性心肌炎的发病率显著下降,但白喉性心肌炎仍然是白喉最严重的并发症,约1/4的白喉患者并发心肌炎,也是引起死亡的最主要原因,占死亡病例的一半以上。白喉性心肌炎并不是白喉杆菌侵及心肌所引起,而是由于其内毒素通过干预氨基酸从可溶性RNA转运到多肽链,从而抑制了蛋白质的合成,造成循环系统特别是心肌细胞和传导系统出现病理损害。

二、病理学特征

外观可见心脏扩大、心肌收缩无力。显微镜下观察,心肌细胞脂肪浸润、间质炎症浸润、心肌细胞溶解、心肌透明变性是白喉性心肌炎的主要病理学改变,此种病变常见于第1周末及第2周初。在第2周可出现恢复性变化,包括成纤维细胞、肉芽组织及胶原组织的增生,瘢痕组织多在第3周形成。白喉内毒素不仅可以损害心肌纤维,而且可以损害心脏传导系统引起变性、坏死及瘢痕形成。这些病变是造成传导系统功能障碍的病理基础。

三、临床表现

典型的心脏异常表现出现在细菌感染后第1周,也会有心肌肥厚和严重充血性心力衰竭。临床体征表现为第一心音减弱、舒张期奔马律、肺淤血。血清转氨酶升高,其升高的水平与预后密切相关。多数患者心电图有ST-T改变、房性或室性心律失常及传导阻滞。多数患者预后良好,部分患者因严重而广泛性心肌损害常引起心排血量急剧下降,可突然出现循环衰竭、心源性休克甚至猝死,这部分患者在心电图上均有明显心肌损害证据,但白喉内毒素对周围小血管或血管舒缩中枢的损害也可能是造成休克的原因之一。

四、治疗及预后

由于白喉内毒素对心肌的损伤是严重的,因此一定要尽快、尽早应用抗毒素,抗生素治疗效果不明显。急性心肌炎期患者必须绝对卧床休息,因极轻度的体力劳动即可能引起猝死,卧床休息应持续到心脏完全恢复正常时为止。充血性心力衰竭时可考虑用小剂量洋地黄,但其疗效不佳。急性心肌损害是白喉最严重的并发症,心肌损害病例的死亡率在儿童期为50%～100%,在成人期约为25%。如心电图提示完全性房室传导阻滞或完全性束支阻滞或临床上出现休克或充血性心力衰竭征象,则预后极其恶劣。完全性房室传导阻滞或束支传导阻滞患者90%均在急性期内死亡,即使安装了永久起搏器,死亡率仍然很高;在急性期幸免于死亡的传导阻滞病例可恢复健康,但也可能演变为慢性心脏传导阻滞。

第五章 心血管病的介入治疗

第一节 经桡动脉途径冠状动脉的介入治疗

经股动脉途径是经皮冠状动脉腔内成形术(PCI)最常用的途径。与股动脉穿刺相关的并发症总的发生率为3‰～5‰,包括出血(皮下或腹膜后)、血肿、假性动脉瘤和动静脉瘘,偶尔可见永久性的致残甚至死亡,有时需要输血和外科手术修补,并无一例外地会延长住院时间、直接或间接地增加医疗花费。随着PCI适应证的逐渐拓展,对于需在围PCI期强化抗血小板和抗凝治疗的患者(如急性冠状动脉综合征、慢性心房颤动、人工瓣膜、外周血管疾病等),这一并发症的发生率更高。另外,肥胖、老年和女性也都是股动脉穿刺并发症升高的相关因素。因此,人们一直在探索减少穿刺相关并发症的方法,尤其对于有高危因素的患者。

1989年,加拿大医师Campeau首先报道了经皮穿刺桡动脉进行冠状动脉造影。1993年,荷兰医师Kiemenij报道了采用经桡动脉途径进行冠状动脉造影(TRA)及PCI(TRI),这一新的介入途径引起了心血管介入医师的关注。1997年公布的ACCESS研究结果显示,与经股动脉途径相比,经桡动脉途径除穿刺成功率较低外,两组在手术成功率、心脏并发症、手术耗材和X线曝光时间方面无显著差异,但经桡动脉组的出血和外周血管并发症较少,住院时间缩短、花费减少。之后,随着TRI的可行性和优越性逐渐被认识,这项技术得以迅速发展,在有的心脏中心甚至成为进行PCI的首选途径。2003年的资料显示,在美国,TRI在全部PCI病例中占10%,而在欧洲和亚洲部分中心,这一比例已达30%。阜外医院自2000年开展经桡动脉途径的冠状动脉介入诊疗,至2006年9月末,TRA逾20 000例,TRI逾6 000例。2005年完成的3 282例PCI中,TRI占2 018例(61.5%)。在日常医疗工作中,某些经验丰富、技术熟练的介入医师95%以上的冠状动脉造影和PCI是经桡动脉途径完成的。

一、经桡动脉介入治疗的解剖学基础

(一)上肢动脉的正常解剖

向右手方向发出的动脉,首先从升主动脉发出头臂干动脉,进而分为通向头部的右颈总动脉和通向右上臂的右锁骨下动脉;向左手方向发出的动脉,直接从升主动脉发出左锁骨下动脉。锁骨下动脉行至第一肋骨外缘延续为腋动脉,至上臂大圆肌下缘延续为肱动脉,在肘部平桡骨颈高度分为沿拇指侧走行的桡动脉和沿小指侧走行的尺动脉,从尺动脉还有较细的前骨间动脉发出,此三支动脉延续至手掌部通过掌部的掌深弓和掌浅弓相互吻合,形成侧支循环,其中掌深弓主要由桡动脉供血,掌浅弓主要由尺动脉供血。拇指的血供来自桡动脉的分支拇主要动脉,其余四指的血供来自从掌浅弓和掌深弓发出的指掌侧总动脉。正常人群中,由于手掌为双重供血,即桡动脉和尺动脉通过掌深弓和掌浅弓之间相互吻合交通形成丰富的侧支循环,即使桡动脉闭塞也不易发生手部缺血。因此,桡动脉插管一般不会引起手部供血不足。

桡动脉在桡骨颈,即肱肌抵止处,起始于肱动脉,起点约平肘横纹下1 cm,至桡骨茎突内侧附近止,平均长度约22 cm。桡动脉走行按照其与肱桡肌的位置关系可分为两部分:其近侧段(近心段)被肱桡肌所掩盖的部分称掩盖部(深部),平均长度约12 cm;其远侧段(远心段)称显露部(浅段),位于肱桡肌腱与桡侧腕屈肌腱之间,只被浅、深筋膜覆盖,直接位于皮下,位置表浅,其搏动容易触摸,平均长度约10 cm。桡动脉的穿刺部位通常选择在桡动脉的浅段范围之内,因穿刺部位不在关节弯曲处,易于压迫止血,且止血时关节可屈伸,较为舒适。

(二)右上肢的神经分布

右上肢的神经在腋窝附近即分为正中神经、桡神经和尺神经。在肘部附近,正中神经沿前臂正中央走行,因肱动脉与正中神经距离很近,当肱动脉穿刺后压迫止血不当导致较大血肿发生时,可压迫正中神经造成神经损伤。桡神经在前臂沿拇指侧走行,尺神经在前臂沿小指侧走行。桡动脉位置表浅,穿刺点容易压迫止血,且其附近无神经分布,故很少发生较大血肿和神经损伤。

二、常见上肢动脉解剖变异与处理策略

(一)动脉血管袢

通常肱动脉在肘部桡骨颈水平直接延续为桡动脉,但有时在从肱动脉分出

桡动脉部位附近的血管可能形成一个角度很大的血管弯曲,严重者可形成血管袢。若导引导丝进入肱动脉受阻,应考虑到血管袢可能性,此时如强行快速推进导丝,容易造成血管穿孔和强烈的血管痉挛,血管穿孔是导致前臂、上臂严重张力性血肿的常见原因之一。行桡动脉逆行造影可以证实血管袢的存在。

导丝通过血管袢时最重要的是动作轻柔,在全程透视下调整导丝的前行方向,必要时经过导管或鞘管造影,切忌盲目推送。亲水涂层导丝通过迂曲动脉的能力强,在某些动脉严重弯曲的病例还可以考虑利用通过性能更好的 PTCA 导丝先行通过,导丝通过后血管袢往往被拉直,可以完成后续操作。

(二)主、副双肱动脉异常

在肩部附近,从肱动脉近心端发出主、副双肱动脉,两者并列下行,主肱动脉血管径较粗,副肱动脉血管径较细。经桡动脉途径冠状动脉造影时,如导管误入副肱动脉,可致操作导管的阻力增加或推进受阻,需与肱动脉痉挛相鉴别。透视下经导管尖端注入少量造影剂,即可证实主、副肱动脉的存在。

(三)桡尺动脉环

此种解剖变异在 TRI 中并不少见,其典型表现为桡动脉近端在肘关节部位附近形成一袢状结构后再汇入肱动脉,常常合并走行较直、近心走向的小动脉或残留小动脉。桡尺动脉环的位置相对较高,桡动脉鞘多能成功置入,但是由于桡动脉主支形成一环,导丝难以通过并且很容易误入走行相对较直的小动脉和残留小动脉,在送导引导丝尤其是 TERUMO 亲水涂层导丝时也少感到阻力。如有阻力,单纯透视观察导丝走行也和桡动脉解剖一致,如果术者强行推送导丝,很容易造成该分支血管穿孔。即使送导丝过程中没有阻力,在送导管时往往出现阻力,前送困难。

利用造影导管行桡动脉逆行造影可以证实桡尺动脉环的存在,常用的处理办法是选择超滑导丝,在透视下耐心调整导丝的前行方向通过血管袢,一旦导丝能够通过此段血管,送导管后常可起到拉直血管的作用,能够保证进行后续操作。对于某些导丝难以通过的桡尺环,可借助造影导管进行操作,具体操作方法如下:前送造影导管至血管弯曲段通过旋转导管来调节导丝的指向,同时结合前送导丝动作常有助于导丝通过桡尺环。在某些桡动脉严重弯曲的病例还可考虑利用通过性能更好的 PTCA 导丝先行通过桡尺环,随后在该导丝支持下送入造影导管至肱动脉,随后再交换引导钢丝以完成后续操作。

三、经桡动脉途径穿刺的障碍与学习曲线

与经股动脉穿刺相比,经桡动脉穿刺有下列障碍:桡动脉内径较小(1.8～2.5 mm);解剖变异更常见(包括桡动脉本身和头臂干动脉的异常,以及动脉迂曲和动脉袢);桡动脉易于痉挛;将导管通过桡动脉途径送至冠状动脉更复杂。

因此,要保证桡动脉的穿刺成功,需要有专用的器械(包括穿刺针和导管)、预防动脉痉挛的"鸡尾酒"药物,除此之外,术者也将面临较之股动脉穿刺更长时间的学习曲线。桡动脉穿刺技术的学习,不仅指穿刺桡动脉本身,还包括通过上肢动脉将导丝和导管送至升主动脉,并操纵其进入冠状动脉。有学者认为,在最初的50例桡动脉穿刺中,失败率可达10%;当穿刺例数达500例时,失败率降至3%～4%。而在有1 000例的有经验术者中,失败率<1%。

对于桡动脉穿刺技术的培训,目前尚无相关的指南。最早开展TRI冠状动脉介入工作的Onze Lieve Vrouwe Gasthuis(OLVG)心脏中心提出,学习桡动脉穿刺技术需谨慎稳妥地分3步进行:第一步,从简单病变(单支)、桡动脉条件较好的病例(经筛选、男性)开始;第二步,开始着手做有挑战性的病例(老年、女性、桡动脉搏动弱);第三步,着手做复杂病例(多支病变、慢性闭塞病变、急性心肌梗死)。

四、桡动脉穿刺技巧

(一)筛选患者

经桡动脉途径介入主要的禁忌证是桡-尺动脉之间的侧支循环不良。尽管TRI术后仅有3%～5%的患者发生桡动脉闭塞,但在侧支循环不良的患者中可导致严重的临床后果,将这部分患者识别出来的经典方法是Allen试验。近年临床还应用其他方法评价桡-尺动脉之间的侧支循环。

1.Allen试验

Allen试验由Edgar V. Allen在1929年发明,是用于无创评价血栓闭塞性脉管炎患者腕部远端动脉慢性闭塞病变的方法。当时的做法:检查者用双手同时用力压迫患者的桡动脉和尺动脉,嘱患者握拳1分钟,然后分别检查桡动脉和尺动脉的供血情况。Allen试验有助于诊断动脉完全闭塞,但操作较烦琐。1952年一位学者对Allen试验进行了改良,更便于评价手掌的动脉血供。改良Allen试验的具体做法:检查者用双手同时用力压迫患者的桡动脉和尺动脉,并将手置于心脏水平(防止上肢静脉瓣功能不全造成假阳性结果)。首先嘱患者反复用力握拳5～7次,至手掌发白,然后嘱患者展开手掌,并放松对尺动脉的压迫,继续压迫桡动脉,观察手掌颜色变化。

若手掌颜色在 10 秒钟内迅速由白变红或恢复正常,则改良 Allen 试验阳性,表明尺动脉和桡动脉之间存在良好的侧支循环,可进行桡动脉穿刺;若 10 秒钟内手掌颜色仍然发白,则改良 Allen 试验阴性,表明尺动脉闭塞或桡-尺动脉之间侧支循环不良,不宜进行桡动脉穿刺。改良 Allen 试验简化了操作过程,但还存在一些问题:手掌松开时手掌过伸可能引起掌弓循环的血供减少,造成假阴性结果;另外,受压迫的尺动脉在减压后可发生短暂的反射性扩张,造成假阴性结果。

针对动脉的反射性扩张,有学者建议采用另一种改良 Allen 试验的操作方法:检查者仅压迫患者的桡动脉,并举手超过心脏水平,嘱患者连续握拳 5～7 次,然后将手下垂并自然伸开手掌,观察手掌颜色变化。若手掌颜色在 6 秒钟转红或恢复正常,则改良 Allen 试验阳性;若 7～15 秒钟转红或恢复正常,称为改良 Allen 试验可疑阴性,提示尺动脉血供延迟;若 15 秒钟以上手掌仍不转红,则改良 Allen 试验阴性。该方法临床不常采用。

2.血氧饱和度容积描记法

血氧饱和度检查是对 Allen 试验的重要补充,可以验证 Allen 试验可疑的病例,主要观察血氧饱和度值和血氧饱和度波形 2 个指标,具体操作方法如下:将血氧饱和仪指套连接于患者的拇指,记录基础血氧饱和度和波形,然后压迫桡动脉,观察此时的血氧饱和度和波形。血氧饱和度值下降<2%,或血氧饱和度波形保持不变,或波形轻微下降后短时间内恢复正常,提示桡-尺动脉侧支循环良好;血氧饱和度值、波形明显下降,甚至波形呈一"直线",提示桡-尺动脉侧支循环不良。另外,也可在进行改良 Allen 试验的同时观察血氧饱和度值及其波形的变化,协助评价桡-尺动脉侧支循环的状况。该检查方法排除了改良 Allen 试验中一些人为因素的影响,更为客观,可用于对改良 Allen 试验可疑或阴性患者的复查。

3.彩色多普勒超声波检查法

此法可测量桡、尺动脉的内径和血流速度,观察掌浅弓和掌深弓的血流方向,以及桡动脉受压后尺侧到桡侧的血流。若压迫桡动脉后,桡动脉远端未见任何多普勒信号,提示桡-尺侧支循环不良,相当于改良 Allen 试验阴性。该检查方法简单、方便,且较改良 Allen 试验更为直观、可靠,在有条件的心脏中心可作为评价手掌动脉血供的首选。

(二)术前准备

1.患者体位

取平卧位,手臂呈自然外伸、外展位,置于托板上,与身体保持20°～30°夹角,可将腕部适当垫起,以便于穿刺桡动脉及随后的导管操作。

2.消毒铺巾

常规碘伏消毒,消毒范围包括整个手掌、前臂、肘关节及肘上1/3处,以备必要时改行肱动脉穿刺,同时消毒右侧或双侧腹股沟部备用,并铺手术单。

3.穿刺点的选择

穿刺前摸清桡动脉走行,宜选择桡动脉搏动强、走行直的部位穿刺。一般离手腕横纹处越近,桡动脉搏动越强,容易触及,但此处桡动脉有时走行迂曲且细小分支较多,穿刺时导丝容易进入分支,使穿刺难度增加,并且如穿刺点离手腕横纹处过近,插入的动脉鞘管尾部靠近大鱼际,亦不便于导管操作。故穿刺点多选在距腕横纹2～3 cm处(桡骨茎突内侧1～2 cm处),该处桡动脉搏动清楚,且距腕关节有一定距离,便于术后压迫止血。若该部位桡动脉迂曲,可再向近心端上移1～2 cm。

4.局部麻醉

先以1%～2%利多卡因0.5～1 mL在皮肤穿刺部位注射一个直径1 cm左右的小丘疹,进针时针尖斜面向上,基本与皮肤平行,并避开浅表静脉。应注意利多卡因用量不可过多,否则因局部皮肤胀起而不易摸清桡动脉搏动。然后再向桡动脉的下侧后方进针,补充注射利多卡因1～2 mL,因利多卡因的弥散能力较强,这样即可达到满意的麻醉效果,又不影响穿刺时清楚地触摸桡动脉搏动,并且还对该处桡动脉有一定的固定和向上的支撑作用,特别对于桡动脉搏动较弱者更为适用。

(三)桡动脉穿刺

1.常用的桡动脉穿刺鞘组

目前常用的有Cordis、Terumo和Medikit3种桡动脉穿刺鞘组,分别有4F、5F和6F 3个型号供选择。穿刺针分别为22G、21G和20G,每种穿刺鞘组的配套导丝直径不同(分别0.018″、0.021″和0.025″),血管鞘长度有多个型号可选择(最长分别为25 cm、11 cm和17 cm),较长的血管鞘有助于预防操作过程中桡动脉近心段发生痉挛。Medikit有2个特点与其他桡动脉穿刺鞘组不同:①血管鞘有亲水涂层,减少送入血管的阻力;②血管鞘表面有15个呈螺旋形排列的小孔,可直接通过其注射"鸡尾酒"药物抗桡动脉痉挛。

2.桡动脉穿刺步骤

以 Cordis 桡动脉穿刺鞘组为例:以左手示指、中指、无名指触摸桡动脉搏动,确定桡动脉位置及走行,选好适宜的穿刺点并行局部浸润麻醉,然后将感觉最敏感的中指或示指指腹置于桡动脉搏动最强处,以指导穿刺针进针方向,右手拇指和示指持穿刺针进行桡动脉穿刺,穿刺针与皮肤成 30°～45°角,针尖斜面朝上,向位于左手中指或示指指腹下方的动脉搏动较强处进针,并注意保持与桡动脉走行方向一致。刺入桡动脉后可见针尾部有血液涌出。以左手拇指和示指固定穿刺针,右手将直头导丝送入针腔内,并小心向前推进 15～20 cm 后,用手术刀尖沿穿刺针正中向下切开皮肤 2～3 mm,注意刀尖不可过深,以免伤及桡动脉。然后用左手中指及无名指共同按压住桡动脉穿刺点的近心端,固定住导丝,右手拇指和示指捏住穿刺针将其退出。随后沿导丝置入带有扩张管的桡动脉鞘管,送入鞘管时应注意将导丝尾端露出鞘管,然后保留鞘管退出导丝和扩张管。

以 Terumo 桡动脉穿刺鞘组为例:该穿刺针为套管穿刺针,分针芯和针鞘两部分,无色透明的塑质穿刺针鞘位于穿刺针芯的针尖斜面以上,如果仅是穿刺针针尖的斜面部分刺入桡动脉腔内,虽然可见到穿刺针芯尾端有回血,但此时穿刺针的塑料针鞘前端并未进入桡动脉腔内,应继续进针穿透桡动脉后壁,这时穿刺针鞘的前端多已穿透桡动脉后壁,左手拇指和示指固定针鞘柄,右手拔出针芯后,缓慢退针鞘至其尾部有血液喷出,再将直头超滑导丝从穿刺针鞘尾端送入桡动脉,之后退出针鞘,沿导丝置入带有扩张管的动脉鞘管,然后保留鞘管退出导丝和扩张管。

3.桡动脉鞘管的选择

桡动脉鞘管型号从 4～6F,长度为 8 cm、11 cm、12 cm、16 cm、23 cm 等,其中以 11 cm、12 cm、16 cm 长度的桡动脉鞘管最为常用。经桡动脉造影多选用 5F 或 6F 鞘管。一般使用 5F 造影导管完全可以满足冠状动脉造影的需要,如为单纯冠状动脉造影,选用 5F 鞘管即可。如果需要更换 6F 鞘管,既可选用 6F 桡动脉专用鞘管,也可选用 6F 普通动脉鞘管。选用 6F 桡动脉专用鞘管时,须先经 5F 鞘管送入直径 0.019″桡动脉穿刺专用导丝,退出 5F 鞘管,再沿导丝置入 6F 桡动脉鞘管。选用 6F 普通动脉鞘管时,须先经 5F 鞘管送入直径 0.035″的导引导丝,然后退出 5F 鞘管,再置入 6F 鞘管。此项操作中需注意的要点是不能以直径 0.019″桡动脉专用导引导丝代替直径 0.035″的导引导丝,以免在操作中因导引导丝硬度不够而弯曲变形,导致置入鞘管失败。因桡动脉鞘管只有 4F、5F 和 6F

三种,故如需要更换7F鞘管,选用7F普通动脉鞘管即可,操作方法同前述。

4.桡动脉穿刺过程中常见问题及其对策

(1)局部浸润麻醉时,皮下注射麻醉药物过多,引起局部肿胀,摸不清桡动脉搏动:局麻时注射针尖应基本与皮肤平行,皮下注射丘疹范围以不超过1 cm为宜,为保证局部浸润麻醉效果,可向桡动脉下侧方注射麻药3～4 mL。利多卡因有较强的弥散作用,同时这种给药方式亦可起到向上支撑和固定血管的作用,有助于触摸桡动脉搏动及便于穿刺,对桡动脉搏动较弱者尤为适用。有的术者先在穿刺点处皮下注射局麻丘疹,待穿刺桡动脉成功后,送入导丝,退出穿刺针,再在穿刺点附近皮下补充注射少量利多卡因进一步浸润麻醉桡动脉,以减少因疼痛诱发桡动脉痉挛,之后再使用尖刃手术刀片切开皮肤及置入鞘管。

(2)同一部位反复穿刺不成功:桡动脉穿刺应尽量第一针穿刺成功,第一针穿刺成功既指穿刺针首次刺入皮下,"一针见血"穿刺桡动脉成功,广义上也包括穿刺时穿刺针不拔出皮肤,在皮下通过数次变换进针角度及方向而穿刺桡动脉成功。如进针部位与桡动脉走行偏离,可在原穿刺点附近重新选择穿刺点,再次试行穿刺。在同一部位附近反复试行穿刺,易引起该段桡动脉痉挛,这时即使穿刺针可能已经刺入血管腔内,但也因无回血或回血缓慢而难以判断。如果穿刺部位出现血肿,即使穿刺针并未进入血管腔内,有时也能见到有少量血液从穿刺针尾端缓慢流出,从而干扰术者准确判断。再次穿刺应选择第一次穿刺部位近心端1～2 cm处,如穿刺部位血肿较大,穿刺点至少应避开血肿波及的主要范围。因为利多卡因具有较强的弥散能力,浸润麻醉作用波及的范围较大,并且为尽量避免再次局部浸润麻醉对触摸桡动脉搏动会有不利影响,因此如再次穿刺时的穿刺点距原穿刺点在1～2 cm范围以内,除对疼痛特殊敏感者外,可先不在新穿刺部位皮下注射麻药或仅向新穿刺点的深部注射麻药,待穿刺成功,导丝顺利进入桡动脉后,再在穿刺点附近皮下补充少量麻药,以减少因操作中疼痛诱发桡动脉痉挛。

(3)穿刺针刺入桡动脉后,从穿刺针尾部涌出的血流不畅。可见于以下原因:①穿刺针针尖斜面部分没有全部进入血管腔,部分针尖斜面处于血管的前壁或后壁内,或针尖斜面贴近血管壁而影响血流。这时以右手拇指和示指持穿刺针柄,边做轻缓的进、退针动作,或微细地调整针尖角度和方向,边观察穿刺针尾部涌出血流的变化,如能顺畅地送入导丝,可判定针尖斜面已全部进入血管腔。②桡动脉痉挛达到一定的严重程度可以引起桡动脉内局部血压降低和血流缓慢,从而表现为穿刺针尾部血流涌出不畅。但此时推送表面光滑纤细的导丝多可顺畅地进入桡动脉内；③穿刺针进入桡动脉分支，此类情况较少见。此时向前推送导丝肯定受阻，应重新选择穿刺点试行穿刺，并且操作时需注意进针方向与桡动脉主支走行方向保持一致。

(4) 经穿刺针向桡动脉内推送导丝时阻力增大或推进困难。穿刺针刺入桡动脉腔内的标志是穿刺针尾部有血液涌出或喷出，而这时通过穿刺针送入导丝受阻可见于以下原因：①导丝进入靠近桡动脉穿刺点附近的桡动脉小分支，即导丝进入桡动脉后，随即进入小分支。桡动脉远心端（穿刺点附近）的分支较多，穿刺桡动脉时，导丝容易进入靠近穿刺点附近的桡动脉分支，这些分支一般管腔较细，导丝向血管内推进的长度亦有限，故当导丝进入桡动脉后很快即可感觉到阻力增加或推送困难。这时切忌强行推送导丝，以免导丝尖端受损变形，影响随后的操作。应稍后退导丝，一边旋转穿刺针调整方向，一边反复试探性地再向前推送导丝，直至导丝无阻力地进入桡动脉主支。一般而言，直头导丝较易进入桡动脉分支，而弯头导丝或直径略粗的直头导丝（如 Terumo 桡动脉穿刺导丝）则不易进入。②导丝进入桡动脉近心端稍远离穿刺点的桡动脉较大分支，即导丝进入桡动脉后，经过一段桡动脉主干再进入近心端较大的分支。因这些分支位于桡动脉近心端，并且其管腔一般较桡动脉远心端的分支略粗，故进入血管内的导丝较长，感觉到的阻力反而较小，而对于有经验的术者，根据操作时的手感，判断导丝是否进入桡动脉近心端较大的分支并不困难。此时，若沿导丝盲目置入鞘管，可能会因为鞘管的前端部分进入桡动脉分支而导致桡动脉穿刺失败。故应采用分阶段置入动脉鞘管法进行操作，即沿导丝试探性地先将桡动脉鞘管的一半长度（5～6 mm）置入桡动脉，撤出导丝和扩张管，打开鞘管阀门时如无回血，可能是鞘管进入过深，应适当回撤鞘管，再重复上述操作。如有回血，则证明鞘管已在桡动脉主支之内，在透视下经鞘管送入 0.035″超滑导丝至肱动脉水平以上，然后沿超滑导丝将鞘管全部置入桡动脉内。③桡动脉中远端（近心段）高度迂曲，导丝送入桡动脉一段距离后顶住弯曲的血管壁，阻力增大。推送导丝一旦出现阻力，不能盲目送入鞘管，若强行推送，桡动脉鞘扩张管的尖端可能穿破桡动脉壁，是引起前臂张力性血肿的原因之一。此时在 X 线透视下操作，有助于判断桡动脉走行。如果判断导丝在血管腔内，可以采用分阶段置入动脉鞘管法操作，先把鞘管全长的一部分（1/3～1/2 全长）送入桡动脉内（决不可将鞘管完全送入或达到甚至超过导丝的远端，以免损伤血管内膜或穿破桡动脉），然后撤出导丝和扩张管，打开鞘管阀门时有血液喷出，此时先送入 0.035″超滑导丝至腋动脉水平以上，再将全部鞘管全部置入桡动脉。④导丝尖端顶在桡动脉的侧壁上。

一般向穿刺针内送入导丝后不久即感觉推进受阻时,应考虑到这种可能性。多是由于穿刺针针尖过于靠近血管对侧壁或穿刺针与血管对侧壁之间的角度过大所致。此时只需稍后退穿刺针,或将穿刺针稍加旋转,调整穿刺针的方向,即可使导丝顺利向前推进。送入导丝的操作应轻柔细心,切忌暴力推送,一旦遇到阻力,应在透视下推进导丝,直到导丝尖端超过尺骨鹰嘴水平。⑤操作过程中穿刺针移出血管腔。如经试用①~④中所述的方法,导丝仍不能顺利推进时,应退出导丝,观察穿刺针是否还在血管腔内。如穿刺针尾端喷血不畅,应重新穿刺。如喷血通畅,则确认穿刺针仍在血管腔内,可再送入导丝。如再次推送导丝仍有困难,应重新穿刺,穿刺点宜依次再向近心端移 1~2 cm。如屡试不成功,应考虑为桡动脉高度弯曲、严重痉挛、高度狭窄或闭塞及桡动脉畸形等少见情况,此时经穿刺针注射 3~5 mL 造影剂,观察桡动脉形态及走行即可证实。遇到上述情况时,应改行肱动脉或股动脉穿刺。

(5)桡动脉穿刺成功,并顺利送入导丝,但置入鞘管时阻力大或推进受阻。其可见于以下原因:①穿刺部位的皮肤切口过小。皮肤切口大小应与所选用的鞘管体部直径接近,一般为 2~3 mm。切皮肤切口时,宜使用尖端较细的 11 号手术刀片(尖刃),较 13 号手术刀片(圆刃)更容易准确把握切口的大小和判断刀片刺入皮肤的深度。若切口过小,置入鞘管时阻力加大,疼痛刺激可诱发桡动脉痉挛,并且因鞘管前端边缘较薄,强力通过过于狭窄的皮肤切口时易受损出现劈裂,如强行置入,则导致桡动脉血管壁破损口较大,是术中、术后发生穿刺部位渗血和穿刺点周围及前臂皮下血肿的常见原因之一。此时应及时退出鞘管,用尖刃手术刀片适当扩大皮肤切口后,再重新置入鞘管。如发现鞘管前端已经严重受损,应更换新的鞘管置入,以避免桡动脉血管壁的更大损伤。②桡动脉远心端(近穿刺部位侧)高度痉挛。多见于桡动脉管腔较细的年轻女性或精神高度紧张的患者。当置入鞘管受阻,并确认非皮肤切口过小所致后,应考虑到这种可能性。此时可试用以下方法:在穿刺点周围及沿桡动脉走行附近皮下追加少量利多卡因,以减轻疼痛刺激和桡动脉痉挛;或更换更小直径或表面更光滑的动脉鞘管。如上述方法均不奏效,应改由肱动脉或股动脉途径穿刺。

(6)在置入桡动脉鞘管过程中,由于用力不当或操作欠妥等原因造成桡动脉穿刺导丝在自皮肤切口至进入桡动脉血管壁之前的部分发生过度弯曲或打折,致使桡动脉鞘扩张管的尖端难以顺利通过血管壁进入桡动脉血管腔内。此时如操作不当,可导致桡动脉鞘管置入失败。多见于以下情况:皮肤切口过小;肥胖患者;穿刺部位皮下组织较疏松;操作时用力过猛、用力不均和局部皮肤固定手法不当等。发生此种情况时,切忌粗暴用力推送鞘管,以免导丝的弯曲或打折进一步加重,可将导丝向前或向后移动一段距离,即将导丝已发生弯曲或打折的部分挪离位于皮肤切口至进入桡动脉血管壁之前的位置(这样有助于桡动脉鞘扩张管尖端顺利进入桡动脉血管腔内),如是因为皮肤切口过小则应充分扩大切口,然后再小心缓慢地向前推送鞘管。若桡动脉鞘扩张管尖端已经过度弯曲变形或受损,应更换新的鞘管后再行置入。

(7)置入鞘管后,打开鞘管止血阀门无回血。常见的原因包括:①鞘管置入桡动脉分支。导丝进入桡动脉分支时,术者多可明确感觉到推进受阻或阻力增大,切忌贸然置入鞘管。但当导丝进入较大桡动脉分支时,有时阻力并不明显,故容易错误置入。这时应按照如前所述的分阶段桡动脉鞘管置入法的反向操作步骤进行,即先将鞘管向外拔出 5～6 cm(约为鞘管全长的一半),然后一边从鞘管止血阀用注射器回抽,一边向外拔鞘管,如有回血,则证明鞘管前端已回撤至桡动脉主支内,经鞘管送入 0.035″超滑导丝至肱动脉水平以上,再沿导丝将拔出的鞘管部分重新置入。如鞘管拔出至接近穿刺点仍不见回血,则证明鞘管在邻近穿刺点的桡动脉小分支内,不适合用前述操作方法。此时应选择在鞘管前端的近心端重新穿刺桡动脉。在再次穿刺成功前,最好先不要将鞘管完全从原穿刺点拔出,适当保留一截鞘管(3～5 mm)在血管内,以免因从原穿刺点局部出血影响下一步操作。如果拔出鞘管或穿刺部位出现血肿,需按压数分钟或更长时间,再次试行穿刺应在首次穿刺部位的近心端 2～3 cm 处。②鞘管尖端穿破桡动脉血管壁。此类情况较少见,因桡动脉穿刺用的导丝尖端较软,很少会穿破桡动脉血管壁,但导丝前端较柔软的部分位于桡动脉弯曲处时,因鞘管扩张管的尖端较细较硬,偶尔可能穿破血管壁。此种情况下,术者在置入鞘管时会感觉阻力增大,若强行置入鞘管,尤其当鞘管前端与扩张管尖端均已穿破血管壁后,其推进阻力则明显大于进入桡动脉分支时的阻力。

(8)置入鞘管后,穿刺部位向外渗血或出现皮下血肿:常见的原因包括使用手术刀片切开皮肤时,刺入过深,损伤动脉壁,且血管壁伤口直径大于鞘管的直径;鞘管尖端的边缘受损劈裂,此时强行置入鞘管导致血管壁破损口径扩大;皮肤切口过大;血管壁损伤过大且同时伴有皮肤切口过大时,多表现为从穿刺部位局部向外渗血。如不同时伴有皮肤切口过大,则以不同程度的穿刺部位周围皮下血肿较多见。穿刺部位少量的渗血,有时只需局部压迫片刻即可终止,而较小的皮下血肿,一般也不会影响导管操作,可不做特殊处理。渗血较多或皮下血肿较大多是由于血管壁损伤较大,血液从鞘管与血管壁的间隙流出所致。此时,退出原来置入的动脉鞘管,重新置入直径规格大1个型号的新血管鞘即可防止穿刺点局部继续渗血或皮下血肿进一步增大。另外,部分患者的穿刺部位渗血还可能与其正在使用抗凝药物或对抗凝药物作用较敏感有关,亦可能与服用某些抗血小板药物有关。

五、经桡动脉途径冠状动脉介入治疗的适应证与禁忌证

尽管TRI有很多优点,但桡动脉途径也有其潜在的缺点。另外随着冠状动脉介入医师经验的丰富和技术的提高,越来越多的复杂病例(如左主干病变、严重钙化病变、分叉病变)也接受了PCI治疗,特殊技术在术中也得到更多的使用,往往需要7F甚至更大的血管鞘。这些都在一定程度上成为TRI的限制,因此需掌握TRI的适应证与禁忌证。

(一)适应证

其适用于所有桡动脉搏动好,且改良Allen试验阳性的患者。当患者存在以下情况时,应首选桡动脉途径:①股动脉或髂动脉高度狭窄、闭塞、严重迂曲、血管夹层,难以完成经股动脉途径插管;②主动脉或降主动脉瘤形成,不适合经股动脉途径插管;③动脉搏动极弱或过度肥胖,难以完成经股动脉途径插管;④严重心力衰竭,不能长时间平卧;⑤经股动脉途径术后压迫止血困难;⑥有下肢深静脉血栓或肺栓塞病史。

(二)绝对禁忌证

包括无桡动脉搏动、改良Allen试验阴性和肾透析患者动静脉短路。

(三)相对禁忌证

主要包括:①桡动脉搏动差或细小;②已知的桡动脉径路血管病变(如锁骨下动脉狭窄、迂曲,异常右食管后锁骨下动脉等);③术中需要进行6F/7F鞘管无法完成的操作(如冠状动脉斑块旋切术、大号旋磨头的旋磨术等);④不能用右桡动脉行右位心冠状动脉或左内乳动脉的介入治疗,也不能用左桡动脉行右内乳动脉的介入治疗。

近来还有学者提出,改良Allen试验阴性也并非TRI的绝对禁忌证。如上节所述,改良Allen试验有一定的假阴性率,主观的目测评价在一定程度上限制了检查的特异性。血氧饱和度检查和彩色多普勒超声波检查均证实,在多数改良Allen试验阴性的患者中,尺侧的侧支血供良好;而改良Allen试验阴性常常会在继续观察数分钟后恢复正常,是由于侧支血流的恢复较慢所致。另外有学

者认为,在拟选桡动脉作为主动脉-冠状动脉旁路术的桥血管或多次经桡动脉行介入手术的患者中,TRI 为禁忌证,但目前尚无充分的证据支持。还有的心血管介入医师坚持在腕部进行冠状动脉介入手术,当经桡动脉途径失败后,他们选择经尺动脉途径,但这方面的依据尚不足,而且尺动脉的穿刺往往更具有挑战性,因此并不推荐经尺动脉途径作为 TRI 的备选途径。

六、经桡动脉与经股动脉介入治疗的比较

在 Campeau 首次报道了经皮穿刺桡动脉进行冠状动脉造影术之后的 10 余年内,经桡动脉成为了除股动脉以外,冠状动脉介入诊治(包括造影、IVUS、冠状动脉支架,甚至冠状动脉斑块旋磨术)的另一常用途径。其优势主要在于穿刺部位并发症和出血并发症的发生率均很低,而经股动脉途径(TFI)的相应并发症发生率可达6%～7%,尤其在使用了抗血栓药物的患者中,血管闭合装置的使用也未能使这些并发症减少。

(一)经桡动脉冠状动脉介入治疗的可行性研究

Kiemenij 等报道经桡动脉途径进行冠状动脉造影及支架置入可行,且手术成功率高,并发症少。Lotan 等报道经桡动脉途径也可用于冠状动脉多支、复杂病变(50%病例为 B2 型或 C 型病变)的介入治疗手术,唯一需要外科手术处理的局部并发症为前臂骨筋膜室综合征。继而 Kiemenij 等又首次报道了门诊患者经桡动脉途径置入 Palmaz-Schatz 支架,Gilchrist 等进一步报道了经短期依替巴肽注射治疗的患者接受 TRI 治疗。近年来经桡动脉途径还用于急性心肌梗死(AMI)的直接 PCI,Ochiai 等报道了在 33 例患者中治疗成功的经验。Saito 等报道,经桡动脉途径显著缩短了 AMI 直接 PCI 患者的住院时间。Mathias 等报道了一组 14 例 AMI 患者使用 6F 导管接受 TRI 中,手术成功率100%,尽管多数病例使用了血小板糖蛋白Ⅱb/Ⅲa 受体阻滞剂,但无出血和穿刺部位并发症。在 70 岁以上的老年 AMI 患者中,TRI 的直接 PCI 治疗也获得了同样的结果。在 AMI 的 TRI 研究中,没有报道需外科处理的严重出血和血管并发症。Hamon 等在急性冠状动脉综合征(ACS),包括部分 AMI 的病例中选用5F 指引导管进行 TRI,尽管有 52%的病例使用了血小板糖蛋白Ⅱb/Ⅲa 受体阻滞剂,但无一例发生穿刺部位的血管并发症。

TRI 的微创策略包括了两个方面的含义:其一,桡动脉穿刺本身的创伤小;其二,选用更小号的指引导管和更简单直接的操作步骤。由此,保证了 TRI 在 ACS 中的安全性和有效性。

(二)经桡动脉冠状动脉介入治疗的非随机对照研究

在支架置入术后口服抗凝剂的时代,Kiemenij 等分别分析了在稳定的冠心病患者中,经桡动脉途径($n=35$)和经股动脉途径($n=35$)置入 Palmaz-Schatz 支架的成本-效果比。结果显示,TRI 组的花费明显降低,其原因有血管并发症少、早期且安全的活动,以及术前已经开始的口服抗凝治疗,使住院时间缩短。尽管当时处理患者的方案在目前都已发生了变化,尤其抗凝治疗的策略发生了重大改变,但这仍是第一项有关 TRI 成本-效果比的研究。

Choussat 等将 ACS 接受 PCI 和血小板糖蛋白 Ⅱb/Ⅲa 受体阻滞剂(阿昔单抗)治疗的患者进行了前瞻性研究,将患者分为 TRI($n=83$)和 TFI($n=67$)两组,比较两组在穿刺血管并发症、临床预后方面的差异。尽管该研究设计为非随机性,且其中 AMI 患者的分组存在偏移,更多的 AMI 患者入选 TFI 组,但结果显示 TRI 与 TFI 同样有效,且严重穿刺部位并发症较 TFI 组明显降低(0 $vs.$ 7.4%,$P<0.05$)。TCT 2010 会议报道一组 24 257 例接受 PCI 的 ACS 患者,3 280 例 TRI 患者中大出血发生率为 0.3%,20 977 例 TFI 组中大出血发生率为 1.2%($P<0.01$)。

关于 ST 段抬高型心肌梗死,有多项研究结果提示,至少对于血流动力学稳定、无心源性休克、不需要 IABP 支持的患者来说,TRI 安全可行,可替代 TFI。并且由于 TRI 穿刺部位的出血并发症少见,对其中接受了强化抗凝和(或)抗血小板治疗(如"易化 PCI"或溶栓失败后的补救性 PCI)的患者益处更大。根据报道,TFI 直接支架置入术后的出血并发症可达 11%,当使用了阿昔单抗,可达 16.6%。

Kim 等的系列研究结果认为,在 TRI 与 TFI 组之间穿刺部位并发症并无明显差异,而在 30 例进行 TRI 的患者中有 3 例失败(穿刺失败 1 例,支架输送失败 1 例,锁骨下动脉闭塞 1 例)。一项双中心注册研究比较了 267 例经桡动脉途径和 947 例经股动脉途径的直接 PCI 患者,发现出血并发症仅见于 TFI 组患者(在徒手压迫止血的中心为 7%,在使用 Perclose 闭合器止血的中心为 2%),两组患者在手术成功率、手术时间方面没有显著差异。

(三)关于经桡动脉冠状动脉介入治疗的随机研究

Mann 等评价了 TRI 与 TFI 的成本-效果比,他们将 152 例患者随机分入 TRI 或 TFI 组。结果显示,两组在手术成功率、支架使用、紧急外科手术、PCI 时间、X 线曝光时间、造影剂使用量和导管室花费方面均无显著差异,而 TRI 组的穿刺部位并发症较少(TRI组0例,TFI组4例),住院时间和总的住院费也较低,总的花费下降9%。

ACCESS研究比较了使用6F指引导管进行TRI、TFI和经肱动脉PCI术(TBI)的效果。共入选900名患者,排除了无脉症(任何穿刺部位)、改良Allen试验阴性、AMI、血流动力学不稳定可能需要IABP或临时起搏,以及拟行非球囊技术(如直接支架、冠状动脉斑块旋切等)的病例。结果显示,穿刺部位严重出血和(或)需要外科修补的并发症发生率在TRI、TFI和TBI组分别为0、2.3%和2%。尽管在该研究中,TFI的穿刺部位并发症较以往的研究(2.4%~5.9%)相对要低,但仍明确显示了TRI在穿刺部位并发症方面有更好的优势。这一结果可能与术中所使用的血管鞘较小、使用肝素剂量偏小(简单病例仅给5 000 U),以及术后即刻拔管等因素有关。该研究的病例入选时间为1993—1995年,血小板糖蛋白Ⅱb/Ⅲa受体拮抗剂尚未在临床应用,并且仅小部分患者(5.5%)置入了支架,强化抗血栓治疗也很少。3组间的二级终点(如手术成功率、耗材的使用、手术时间及X线曝光时间等)没有明显差异。但3组间在导管到位率方面有差异(TRA 93.0%;TBA 95.7%;TFA 99.7%,P均<0.001)。TRA组中21名患者(7%)交叉至其他组(20例交叉至TFA组,1例改行左侧TRA),多数是由于桡动脉穿刺失败。而股动脉穿刺极少失败,因此造成病例分组的偏差。另外TRA还存在明显的学习曲线,对早期病例的分析发现,TRA组的手术时间和X线曝光时间均较长。该研究中,TRI与TFI同样有效,且局部并发症减少,同时TRI在技术操作上更具挑战性,需要经历更长时间的学习曲线。

Benit等进行了一项规模较小的类似研究,比较TRI、TFI和TBI三组在选择性Palmaz-Schatz支架置入术中的效果。在该研究中,置入支架并接受口服抗凝治疗患者的外周血管并发症高(13.5%)。在3组中,需要外科手术修补或输血的穿刺部位并发症均为0。TFI组中再次出血、大血肿和假性动脉瘤的发生率为10%,而TRI组还是为0。但TRI组的穿刺失败率、耗材使用和PTCA及支架置入失败率较TFI组均有增高的趋势(P>0.05),因此TRA向术者提出了更高的技术要求。该研究结论认为TRA带来的危害大于获益,向TRI提出了警告。但也有学者认为该研究存在下列两个问题:①研究对术者经验的要求相差悬殊(要求TRA术者有完成20例造影和5例介入治疗的经验即可,而要求TFA术者有完成500例介入治疗的经验),对结果会造成偏差;②研究的手术时间被定义为从开始穿刺到撤出导管的时间,而未包括股动脉压迫的时间及医务人员。

TRI减少并发症的最大优势能够在急性冠状动脉综合征患者中得到体现。

这些患者往往在使用阿司匹林和 ADP 受体阻滞剂之外,还同时使用了肝素/低分子肝素和血小板糖蛋白Ⅱb/Ⅲa 受体阻滞剂进行强化抗血栓治疗,对他们进行 TFI,穿刺部位的并发症发生率会增高。Mann 等为明确这一问题,设计了一项前瞻性的随机对照研究,比较 142 名 ACS 患者[主要为不稳定型心绞痛和非 ST 段抬高型心肌梗死(NSTEMI)]分别经桡动脉和经股动脉置入冠状动脉支架的预后。在研究过程中,TRI 组有 12% 的病例交叉至 TFI 组(8% 由于 Allen 试验阴性,4% 由于桡动脉穿刺失败)。两组患者术前均给予肝素抗凝(ACT>300 秒)和阿司匹林+噻氯匹定抗血小板治疗;15% 的 TRI 组患者和 10% 的 TFA 组患者接受阿昔单抗治疗($P=NS$);20% 的 TRI 组和 21% 的 TFI 组患者接受组织型纤维酶原激活物(t-PA)溶栓治疗($P=NS$);TFI 组患者在术后 ACT 降至 180 秒以下后使用 FemoStop 压迫止血器,继而徒手压迫止血。手术成功率两组均为 96%。穿刺部位并发症仅见于 TFI 组,其中 3 例(4%)发生巨大血肿,延期出院;而 TRI 组患者由于早期可活动,缩短了住院时间,使总的住院费用降低 15%。

近年来血管闭合装置得到越来越多的应用,使得无论在何种水平的抗凝强度下均能对患者血管进行闭合止血,并使患者早期活动。Mann 等评估了 TFI 后使用 Perclose 的成本-效果比,并与 TRI 进行比较。结果显示,手术成功率、并发症发生率、术后住院时间及当天出院率在两组间无统计学差异,但总的手术时间在 TFI 组更长。TFI 组的患者中有 18% 因髂股动脉的解剖原因不能使用 Perclose,而 10% 使用 Perclose 的患者闭合血管止血失败。此外,穿刺部位的并发症仅见于 TFI 组患者。

Saito 等报道的单中心随机研究比较了在 AMI 患者中经股动脉或桡动脉行直接支架置入术的效果。学者将 149 例 AMI 患者随机分入 TFI 或 TRI 组,结果显示,两组再灌注成功率、院内主要心血管事件发生率无显著差异,但在 TFI 组有 2 例患者发生严重出血。

Slagboom 等报道的单中心随机研究继续探讨了在门诊患者中选用 6F 指引导管行 TFI 或 TRI 的安全性和可行性。644 例经筛选的门诊冠心病患者随机分入 TFI 或 TRI 组,其中 375 例(58%)在术后 4~6 小时即出院,有 1 名患者出院后 7 小时发生亚急性支架内血栓,非致死性心肌梗死,无 1 例发生严重血管并发症;269 例(42%)需继续留院观察,19 例患者在术后 24 小时内发生心脏事件,1 例死亡。TFA 组的出血并发症较多(19 例,6%),其中的 17 例仅因为出血而延长了留院观察时间。学者认为对门诊患者选用小号的导管行 PCI 术是安全可行的,TRI因明显降低了出血并发症,可使更多的患者当天出院。

(四)血小板糖蛋白Ⅱb/Ⅲa受体阻滞剂和血管闭合装置对血管途径选择的影响

TFI在局部最常见的并发症为血肿和出血、需要外科修补的假性动脉瘤和动静脉瘘,导致住院时间延长、费用增加,甚至围术期死亡。这些并发症的发生率在简单PCI术中为3%～5%,而在复杂PCI术中达10%～14%。随着血小板糖蛋白Ⅱb/Ⅲa受体阻滞剂在围PCI术期使用的逐渐普及,局部并发症的发生有增加趋势。在EPIC研究中,阿昔单抗组各种并发症的发生率为21.8%,而对照组的发生率为9.1%。

股动脉闭合装置使术后即刻拔管成为可能,且不必考虑患者的抗凝状态,引起了人们的广泛关注。但研究证实,无论是胶原封堵装置(如Angioseal,Vasoseal)还是缝合装置(如Perclose),与徒手压迫相比,尽管明显缩短了止血时间,但并未显著降低局部并发症发生率(Angioseal 1%,Vasoseal 0.89%,Perclose 0.89%,徒手1.05%)。Carey等所报道的血管闭合装置(VCD)相关并发症甚至较徒手压迫更高(Angioseal 2.6%,Vasoseal 1.5%,Perclose 0.8%,徒手0.5%)。需要指出的是,该研究中VCD组大多患者使用了血小板糖蛋白Ⅱb/Ⅲa受体阻滞剂。VCD其他潜在的缺陷还包括增加费用、需要学习曲线和VCD相关并发症的风险,如腹股沟部位感染、急性股动脉闭塞,另外,使用胶原封堵装置的患者在6周内不建议在相同部位再次穿刺。

一项回顾性研究对使用了血小板糖蛋白Ⅱb/Ⅲa受体阻滞剂(阿昔单抗或替罗非班)的TFI(多数使用7F导管)患者的穿刺部位进行了评估。研究连续入选285例患者,按术后止血方式分术后徒手压迫(当ACT<150秒)组($n=123$);Perclose组($n=123$);Angioseal组($n=39$)。3组止血成功率分别为98.4%、91.9%和84.6%($P<0.01$),使用了闭合装置成功后并发症的发生率为9%。而在使用血管闭合装置之前常规行髂股动脉造影,已经将解剖结构和穿刺部位不合适的病例,以及本身股动脉病变、反复穿刺的病例,以及有可能穿透股动脉的病例排除在使用血管闭合装置组之外。考虑这些因素,研究得出的上述结果不是令人满意的。尽管这项研究并非随机对照设计,但还是揭示出在根据当前指南接受抗栓治疗的较高危冠心病患者中,TFI后尽管使用了VCD,局部并发症仍达1/10。之前有一项入选900例患者前瞻性注册研究,比较了TRI(39.3%)和TFI(60.7%)术后的局部并发症,TRI组无一例并发症,TFI组5例(0.8%)出现并发症。但在该研究中,患者使用的血管鞘较小(多为6F),且仅有5.1%患者

接受了阿昔单抗治疗。

目前尚没有关于TRI和TFI+VCD的随机对照研究,指南也没有明确推荐减少术后局部并发症的最佳方案。但多项研究都表明,TFI+VCD的局部并发症实际发生率可达10%左右,在有高危因素(老年、既往同一部位接受过穿刺、高血压史、使用8F血管鞘、接受血小板糖蛋白Ⅱb/Ⅲa受体阻滞剂治疗及PCI术后延长使用肝素)的患者中,这一比例可能更高。而现有的研究结果提示TRI的局部并发症发生率均极低,因此在某些亚组中可考虑首选TRI,以降低局部并发症的发生率。

(五)小结

临床研究的证据表明,TRI的最大益处在于减少了穿刺部位并发症,并有可能减少住院时间、降低总医疗费用并改善患者的舒适度。在开展TRI较早的心脏中心,TRI占PCI总量的比例近年来逐渐升高,而穿刺部位并发症的发生率也随之下降。根据法国卡昂大学医院的资料,2001年该中心83%(1 056/1 278)接受PCI的患者经桡动脉途径,同期TRI组的局部并发症发生率为0.2%,而TFI组为1.1%。但TRI的发展并不平衡,根据美国1999年国家心肺和血液研究所的注册资料,TRI仅占PCI总量的1.9%。在2003年,TRI也仅仅占美国PCI总量的10%左右。有的术者可能认为学习曲线过长,还有的术者因为桡动脉痉挛和指引导管型号的限制,对处理复杂冠状动脉病变没有信心。尽管目前有分布在全球40多个国家和地区的"桡动脉专家"在努力推广TRA和TRI,使其更安全、可行和有效,但经桡动脉途径不会取代经股动脉途径。可以预见的是,随着TRI对医疗费用的节省,以及本身器械的改进、术者经验的丰富,更重要的是还有TRI对患者围术期生理和心理需要的更好满足和足够的安全保障,都将对整个冠心病的介入工作起到积极的推动作用。

七、经桡动脉途径冠状动脉介入治疗指引导管的选择

选择适当的指引导管是保证TRI成功的先决条件之一。TRI指引导管的选择应在仔细阅读冠状动脉造影之后,结合经桡动脉途径操作的特点,根据升主动脉根部的大小、冠状动脉开口的位置、近端走行和冠状动脉病变的解剖特点等因素作出选择。

理想的TRI指引导管应具备以下特征:透视下良好的可视性;可提供较强的后座支撑力;良好的尖端形态及柔顺性(无创伤软头),易于插入冠状动脉口并适用于深插技术;管腔内外膜表面光滑,具有良好的通过性和可控性。

指引导管的选择包括对导管型号(外径和内径大小)和导管的头端塑形选择两个方面,分述如下。

(一)指引导管型号的选择

TRI 以 6F 指引导管最为常用,因其具有良好的支撑力、基本可以满足冠状动脉介入治疗各种操作的需要。7F 指引导管仅在某些特殊或特定情况下使用,作为对 6F 指引导管的补充和辅助。8F 指引导管很少使用。亦有使用 5F 指引导管进行 TRI 的报道。

1.5F 指引导管

5F 指引导管是目前适用于冠状动脉介入治疗的最小型号导管。与 6F 指引导管相比,其推进阻力更小,故更适用于深插技术;减少造影剂的使用量;减少桡动脉穿刺部位的痉挛和出血性并发症;减少桡动脉狭窄或闭塞的发生;缩短压迫止血时间。

由于 5F 指引导管的内径较细,对 PCI 操作会有所限制,存在下列缺点:使用某些介入器械受限;支撑力和操纵性较差;易打折;有时造影图像欠佳;因操作过程中进入 5F 指引导管管腔内的空气不易排除,则空气气泡误入冠状动脉内的概率明显增加,因此其应用受到一定的限制。

2.6F 指引导管

6F 指引导管是目前最常用于 TRI 的指引导管。Kiemeneij 在 1992 年最先使用 6F 指引导管进行了经桡动脉冠状动脉内支架置入术,当时内径是 $0.059\sim0.060''(1.50\sim1.52\ cm)$,随着器械的改进,近年来使用的 6F 指引导管的内径已达到 $0.070\sim0.071''(1.78\sim1.80\ cm)$,而同时各种经导管的冠状动脉器械的外径相应减小,因此 6F 指引导管适合对较复杂的冠状动脉病变(如分叉病变、钙化病变等)进行介入治疗,使 TRI 技术日趋成熟。

目前使用的 6F 指引导管内腔可以通过的介入器械包括:各种型号的普通球囊、灌注球囊、切割球囊;各种型号的支架;IVUS 导管;冠状动脉旋磨术(使用直径 1.75 mm 以下的旋磨头);基本可以满足双导丝、双球囊"对吻球囊技术"的操作要求。

因此,TRI 使用 6F 指引导管可以完成包括大多数择期 PCI 和急诊 PCI 在内的各种冠状动脉病变,但对于同时合并心源性休克、缓慢性心律失常等危重情况,需要安装 IABP 或临时心脏起搏器的患者,最好选用股动脉途径。

3.7F 或 8F 指引导管

7F 或 8F 指引导管较少使用,并不适用于所有患者,尤其体型较小、老年、女性患者,其桡动脉较细,且易发生痉挛。

目前经桡动脉途径使用6F指引导管难以完成,需选用≥7F指引导管的介入操作包括:使用口径为2.0 mm以上旋磨头的经皮冠状动脉旋磨术,应选用8F指引导管;定向冠状动脉斑块旋切术或冠状动脉腔内斑块旋切吸引术,应选用8F指引导管;血栓吸引导管、远端保护装置等操作,需选用7F指引导管;左主干开口部、体部病变PCI时,使用6F指引导管一般可以满足需要,但对于左主干分叉部病变,特别是需在左主干、前降支和回旋支开口部同时进行双导丝、三导丝及较大型号的KBT或双支架置入的情况下,选用7F指引导管操作更方便、更安全。

经桡动脉径路操作时,对于某些血管的迂曲,特别是右锁骨下动脉、头臂干动脉极度迂曲时,插入5F或6F指引导管的操作难度可能增加,容易发生导管扭曲、打折和冠状动脉口到位困难等情况。此时可将0.035″导丝置于指引导管内,再进行插入冠状动脉口的操作,可减少导管扭曲、打折的发生,提高插管成功率。如上述操作仍不奏效,可换用支撑力更强的7F指引导管试行操作,或改行TFI。

(二)指引导管头端塑形的选择

1.常用的左冠状动脉TRI指引导管型号

(1)Judkins L型指引导管(如JL、JL-ST等),其操作安全、简便,容易插入冠状动脉口,缺点是有时难以提供足够的被动支撑力。

(2)适用于左冠状动脉的特殊头端形状指引导管,也称长头端指引导管(long-tip)[如 XB、XB-LAD、JFL、JFL-ST(Cordis)、EBU(Medtronic)、BL、Ikari-L(Terumo)、Muta-L(Boston)等],可以提供较强的被动支撑力。

(3)Amplatz L型指引导管(如AL、AL-ST等),也可以提供较强的被动支撑力。

2.常用的适合右冠状动脉指引导管型号

(1)Judkins R型指引导管(如JR、JR-SH等)。

(2)适用于右冠状动脉的longtip指引导管[如XB-RCA、JFR(Cordis)、Muta-R(Boston)、Ikari-R(Terumo)、Champ MAC(Medtronic)等]。

(3)Amplatz L型指引导管(如AL、AL-ST等)。

3.多功能指引导管

既适合于左冠状动脉,又适合于右冠状动脉的头端特殊形状的指引导管[如Kimny、Kimnymini、Radial-Flex(Boston)等]。CABG后静脉桥旁路血管的介入治疗一般选择JR、AL、Multipurpose指引导管;左或右乳内动脉的介入治疗一般采用同侧桡动脉径路,选择 IMA 或 JR 指引导管。

TRI 时,使用 long-tip 型指引导管和 AL 型指引导管虽然可以提供较强的被动支撑力,但这类指引导管的缺点是容易造成冠状动脉开口血管壁夹层,特别在冠状动脉开口及近端存在病变时更易发生。为兼顾支撑力和安全性这两个方面,设计出了 5 in 6 子母型指引导管(Terumo)。这是一种具有超强支撑力的特型指引导管,其外径为 6F,适用于经桡动脉途径完成慢性完全闭塞(CTO)等复杂病变。该指引导管具有子母双层导管支撑特点,利用子导管伸出母导管,达到深插指引导管、增加支撑力的目的。子导管伸出母导管 5 mm 则相当于提供 7F 指引导管的支撑力,伸出 10 mm 则相当于提供 8F 指引导管的支撑力。并且子母指引导管尖端为 Judkins 型,较 Amplatz 型或 long-tip 型指引导管对冠状动脉开口部损伤的潜在可能性明显减少。

一般而言,TRI 时指引导管的操作由易到难的程度依次为 Judkins 型、long-tip 型和 Amplatz 型。在上述 3 种类型指引导管中,Judkins 型指引导管所提供的被动支撑力较弱,而 long-tip 型和 Amplatz 型指引导管所提供的被动支撑力较强。故指引导管的选择依据应该是,既能提供足以完成 TRI 所需的被动支撑力和主动支撑力,又尽可能使操作简便、快速和安全。也就是说,在保证可以提供足够被动支撑力和主动支撑力的前提下,选择操作相对简便、安全的指引导管为上策。当然,这需要术者掌握娴熟的 TRI 操作技巧和积累丰富的实践经验,才能做到得心应手、运用自如。

4.左前降支(LAD)病变指引导管的选择

对大多数起源正常的 LAD 来说,简单的、不需要强支撑力的病变选择 JL 型指引导管基本可以满足手术要求。一般认为,若在经股动脉途径造影时使用 JL4.0 造影导管合适,那么 TRI 时,应选择小一号的指引导管,即 JL3.5 指引导管为佳。但有时选用短头指引导管 JL4.0ST,因导管头端(导管尖端至第一弯曲前)可以完全或大部分插入左主干,与左主干管腔保持良好的同轴性,使导管的稳定性明显增强,可获得比 JL3.5 更强的被动支撑力。

若左主干较短,JL、AL 或 long-tip 型指引导管很容易超选进入左前降支或左回旋支,此时若选择短头指引导管(如 JL3.5ST),可提供更好的同轴性选择,避免上述情况的发生;对左主干开口较高或升主动脉根部较小,可选择小一号的指引导管,如 JL3.5、XB3.0 等;对某些因高血压病史较长、肥胖导致升主动脉扩张或升主动脉根部呈水平位者,可选择 JL4.5 或 JL5.0,对这类患者,如为获得更强的被动支撑力,换用 Heartrail IL、Brite-tip JFL、EBU3.75 或 EBU4.0 更为适宜。

对于 CTO、弥漫性、弯曲和钙化等 LAD 病变,需要强支撑力,应选择 long-tip 型指引导管或 AL 型指引导管。若在经股动脉途径造影时使用 JL4.0 造影导管合适,那么 TRI 时,男性宜选择 EBU3.75,女性宜选择 EBU3.5 指引导管。不同厂家的 long-tip 型指引导管其实际大小(头端的长度和弯曲形状的差别)亦略有不同,根据经验,Launcher EBU 3.75(Medtronic)相当于 Brite-tip XB3.5(Cordis)、Heart-rail BL3.75(Terumo)或 Mach 1 Voda3.5。

5. 左回旋支(LCX)病变指引导管的选择

对简单、不需要强支撑力的 LCX 病变选择 JL 型指引导管可以完成 TRI 操作,但由于指引导管的头端与 LCX 之间的角度较大,其被动支撑力更加减弱,故对那些欲行直接支架置入术或闭塞病变、弥漫病变、弯曲钙化病变等需要强支撑力的情况下,应选择 long-tip 型指引导管或 AL 型指引导管。

6. 右冠状动脉(RCA)病变指引导管的选择

JR 型指引导管较 long-tip 型指引导管或 AL 型指引导管操作简便、安全、容易到位,对于右冠状动脉水平发出者及大部分病变,JR4.0 指引导管即可满足需要。并且,有时对 RCA 开口向上,呈"牧羊钩"状者和某些较复杂病变也可顺利完成介入治疗操作。但当 JR 型指引导管对某些 RCA 开口呈明显向上发出,其近端呈"牧羊钩"状的病例、CTO、弥漫病变、弯曲钙化病变等病例难以提供足够的支撑力以完成介入治疗操作时,选择 long-tip 型指引导管或 Amplatz L 型指引导管,常可获得较好的被动支撑力。

对于 RCA 水平发出者,除 Judkins R 型指引导管外,亦可选用 AL1.0、Kimnymini 等导管;对 RCA 开口向上,呈"牧羊钩"状者,可选用 AL1.0、AL1.0-ST、Kimnymini 等导管,有时选用 JL4.0、Ikar-L 指引导管,导管头端容易进入 RCA 开口,并且导管的第二弯曲恰好与对侧主动脉壁接触,可获得较强的被动支撑力;RCA 开口向下发出者较少见,可选用 Multipurpose 型或 Amplatz R 型指引导管。

八、经桡动脉途径冠状动脉介入治疗的操作技巧与技术要点

(一)左冠状动脉指引导管的插入

1. 以 JudkinsL 型指引导管为例

先将直径为 0.035″、长 145 cm 的 J 型头超滑导引导丝穿入造影导管中,在保留导丝的同时退出造影导管,然后将已穿入导引导丝的指引导管送入桡动脉鞘,

第五章 心血管病的介入治疗

在导丝引导下,将指引导管经桡动脉-肱动脉-腋动脉-锁骨下动脉-头臂干动脉送至升主动脉根部。在上述插管过程中,如感到任何阻力应在透视下操作,以便准确观察径路血管的走行和引导导丝推进的位置。特别在估计导丝到达肩关节之前,即使没有阻力,也应在透视下操作,准确观察径路血管的走行和引导导丝推进的位置,以避免引导导丝和导管误入颈动脉或内乳动脉,引起动脉损伤并发症。当指引导管经头臂干动脉进入主动脉弓时,嘱患者做深吸气动作,导丝容易进入升主动脉。若导丝进入降主动脉,可先后撤指引导管至主动脉弓部,再将导丝退入指引导管内,并轻微旋转指引导管,使其头端指向升主动脉,重新送出导丝至升主动脉,当导丝尖端到达升主动脉根部后,在体外固定住导引导丝,继续推送指引导管至升主动脉根部,直到窦底,待导管头端自然指向升主动脉左侧壁时,撤除导引导丝,然后轻微地推送和提拉导管,有时需向左右稍加旋转,即可使指引导管进入左冠状动脉口。如需调整指引导管与靶血管的同轴性,可在右前斜位+足侧位或后前位+足侧位透视下轻轻逆时针或顺时针旋转导管,即可达到选择性地指向左前降支或左回旋支的目的。

2.以 XB 指引导管为例

当送导引导丝尖端到达升主动脉根部后,沿导丝推送指引导管至左冠状窦底,待导管头端自然指向左冠状窦左侧壁时,撤出导丝 2~3 cm,使导管头端恢复本来形状,然后轻轻地向上提拉导管,使导管头端沿左冠状窦侧壁上移,进入冠状动脉口;或轻轻地向下推送导管,使导管头端自然指向左冠窦上方进入左冠状动脉口。

3.以 AL 型指引导管为例

当送引导导丝尖端到达升主动脉根部后,沿导丝推送指引导管至左冠状窦底,待导管头端自然指向左冠状窦左侧壁时,撤出导丝,边轻轻推送导管使导管头端向上,边顺时针或逆时针方向小幅度旋转导管,有时稍微向上提拉导管即可使导管头端进入左冠状动脉口。

操作 AL 型指引导管时应当注意的是,当导管尖端处于插入冠状动脉口的状态下,此时若后撤导管,导管尖端向下并有进一步向冠状动脉口内深插的倾向,而推送导管时随着导管的弯曲部下移,导管尖端向上并有从冠状动脉口脱离的倾向,即 DS 和 CS 的冠心病患者术后 16 个月的无事件生存曲线,两组的结果相似。Loubeyre 等随机比较了 ST 段动态变化的冠心病患者接受 DS/CS 的结果,显示 DS 组患者在组织灌注方面获益较大。

经桡动脉直接冠状动脉支架置入术从多个方面体现了"微创"的含义:一方

面,穿刺部位的并发症降低;另外,对冠状动脉和整个心脏的损伤减轻。稳定型和不稳定型冠心病患者均能从经桡动脉的 DS 中获益。因此对于 ACS 患者,无论是 STEMI、NSTEMI,还是不稳定型心绞痛,选择性地进行经桡动脉 DS,导管尖端移动方向往往与术者的意图相反。尤其是 TRI 时,由于指引导管的同轴性、稳定性和被动支撑力均略逊于经股动脉途径,术中需要调整导管位置或方向的操作次数有时可能增加,导管尖端损伤血管内膜或造成夹层并发症的机会也增加,故在导管操作中需特别注意。在欲撤离 AL 型指引导管时,应稍微向前推送导管,然后配合缓慢小角度旋转动作,即可安全撤离冠状动脉口。

(二)右冠状动脉指引导管的插入

1. 以 JR 型导管为例

使用 JR 型指引导管进行右冠状动脉插管的方法与股动脉途径相似。当导引导丝尖端到达升主动脉根部后,沿导引导丝推送 JR 指引导管至左冠状窦底,然后右手缓慢顺时针方向旋转导管,使导管尖端沿窦底从左向右旋转进入右冠状窦。继续边缓慢顺时针方向旋转导管,边稍微回撤导管,使导管尖端进入右冠状动脉口,有时嘱患者做深吸气动作有助于导管顺利插入冠状动脉口。

2. 以 XB-RCA、AL 型指引导管为例

使用 XB-RCA、AL 型指引导管时,应首先将其送至左冠状窦底,再顺时针方向缓慢旋转指引导管,使导管头端慢慢地从左冠状窦沿窦底进入右冠状窦,继续缓慢旋转导管,使导管尖端进入右冠状动脉口。操作导管过程中,切忌用力过大、过快,因力量从指引导管的尾端传导至头端需要一定的时间。而且旋转导管时用力过大和速度过快,可使导管头端瞬间转动的力过大、过猛,造成冠状动脉口损伤甚至夹层闭塞。一般而言,适合右冠状动脉的特殊头端形态的指引导管或 AL 指引导管多用于右冠状动脉开口呈明显向上的角度发出,其近端呈"牧羊钩"状的病例,此时 JR 指引导管常常不能与近端血管保持同轴,而选用上述指引导管常可获得较好的被动支撑力。另外,在某些复杂病例,如 CTO、弥漫病变和分叉病变等,当使用 JR 型指引导管难以提供足够的后坐力以完成介入治疗操作时,应考虑更换具有较强支撑力的指引导管。一般而言,TRI 时,无论是选择 JR 型、long-tip 型还是 AL 型指引导管,其插入冠状动脉口的操作以在左前斜位 45°透视下进行最为方便。

(三)经桡动脉直接冠状动脉支架置入

Burzotta 等对直接支架置入术(direct stenting,DS)和常规支架置入术(conventional stenting,CS)的随机研究进行了荟萃分析,结果显示,DS 可减少 17%的总手术时间,减少 18%的 X 线透视时间,减少 11%的造影剂用量,降低 22%的总费用;另外其中的 ACS 患者,DS 组较 CS 组在术后早期(住院期)的联合终点事件(死亡和心肌梗死)显著降低(2.1% vs 3.6%,OR 0.57,95%CI 0.35~0.95);但在术后 6 个月两组之间的预后没有显著性差异。另有一项研究发现了 DS 可降低血小板糖蛋白Ⅱb/Ⅲa 受体阻滞剂、溶栓剂和肝素等抗血栓药物的出血风险。

越来越多的证据表明,经桡动脉途径 DS 的成功率与经股动脉途径 DS 相当,但 TRI 本身有一较长的学习曲线。一般选用 6F 或 5F 指引导管,送至冠状动脉开口后,操作技术与 TFI 相似。但在整个手术操作过程中,应特别注意导管的稳定性和可控性。此外,对导管(不同的头端形状、型号)、导丝(不同的支撑力、亲水性)以及支架的仔细选择是决定手术成功的关键因素。尤其对支架来说,尽管多数的设计是允许进行 DS 的,但综合考虑各个特性(如柔顺性、推送性、两端球囊肩部的长度、尖端厚度和外径),应根据病变的特点(远端或近端、最小管径大或小、血管迂曲或较直等)选择最适合的支架置入。

下面列举了经桡动脉直接冠状动脉支架置入术可能遇到的问题及解决方法。

1.将导管送至冠状动脉开口有困难

导管应沿 0.035″的导丝向前推送(尤其是使用 5F 指引导管时,导管打折的风险较大);在左冠窦扩张的患者,可选用 voda 或其他 long-tip 型导管时,有时需选用中央杆更硬的 0.035″导丝,以打开导管远端的塑形。

2.指引导管的支撑力较弱

可考虑选择其他塑形的导管(TRI 常须选用特殊塑形的导管);采用导管深插技术(选用形状合适的 5F 导管可降低冠状动脉穿孔的风险);如果 5F 导管的深插技术不可行或不成功,换用 6F 指引导管。

3.PTCA 导丝的支撑力较弱

应将导丝尽量送至冠状动脉的远端或成锐角开口的分支内(但使用亲水涂层导丝时须十分小心);将亲水涂层导丝换为非亲水涂层导丝,将较软的导丝换为较硬的导丝(尤其在扭曲或螺旋形的冠状动脉中);或使用"双导丝"技术。

4.靶病变前的冠状动脉扭曲

可选用较硬的导丝,减少冠状动脉扭曲程度(如 Choice PT extrasupport 或 Hi-torque balance heavyweight);或使用"双导丝"技术。

5.支架的相关问题

(1)支架大小的选择:确认支架与所使用导管的相容性(5F 指引导管可容纳多数 4.0 mm 的支架通过)。

(2)支架长度的选择:使用远段不透 X 线的导丝(通常为 30 mm),导丝通过病变时测量其长度。

(3)有时需收回支架:使用最新一代的支架均无障碍。

(4)支架的定位:通过严重狭窄病变时远段可能不显影,根据侧支血管的"标志"定位;当导管随呼吸运动摆动的幅度大时(TRI 更常见),嘱患者暂时屏住呼吸;置入支架后将导管深插入冠状动脉(常见于 5F 指引导管),在回撤球囊的同时稍向后撤导管,并将导丝送至冠状动脉远端。

6.分叉病变

在侧支血管内置入保护性导丝,若侧支有明显的开口病变,在主支置入支架前对侧支进行预扩张。

对吻球囊技术:选用 6F 或更大型号的指引导管。

7.IVUS 指导支架的置入

根据所使用 IVUS 的外径选用 5F 或 6F 指引导管。

8.置入支架前先行冠状动脉斑块消蚀术和冠状动脉斑块旋磨术

选用 1.5 mm 旋磨头时需选用 6F 指引导管,较小的旋磨头 5F 导管即可。

9.冠状动脉斑块定向旋切术

须 8F 或以上的指引导管,目前不适合经桡动脉途径(新开发的"纵向"旋切装置可通过 6F 的指引导管)。

10.冠状动脉血栓切除术

有些装置可通过 6F 指引导管。

(四)选用 5F 指引导管的经桡动脉冠状动脉介入治疗

通常选用的 5F 指引导管有两类,分别是 Medtronic Launcher 系列,内径达 0.058″;和 Cordis Vista Brite Tip 系列,内径达 0.056″。相对其他大号指引导管,5F 导管对内径更为关注。内径过小肯定会影响器械的操作,而内径的增大必然会牺牲导管壁厚度,带来导管支撑力差和易打折的缺陷。即使是有经验的术者,有时在置入支架过程中 5F 指引导管不能提供足够的支撑力,而不得不换用 6F 导管。

一项随机研究比较了选用 5F 和 6F 指引导管行 TRI 的手术和临床成功率,以及血管径路的并发症,主要联合终点为手术和临床成功率,二级终点为血管并发症和 1 个月随访期内的桡动脉闭塞。

该项研究所选的病例均为简单的冠状动脉病变,结果提示无论是选用 5F 还是 6F 导管均能安全并成功地完成 TRI。相对 6F 指引导管,使用 5F 导管在提高成功率和减少并发症方面有获益的趋势,尤其在桡动脉细小的亚组中。另外,术中采取导管深插技术时,5F 指引导管较软的头端还能降低致冠状动脉夹层的风险。

Hamon 等继续研究了在较高危的 ACS 患者中使用 5F 指引导管行 TRI 的可行性和安全性。共入选 119 例患者(不稳定型心绞痛 55 例,急性心肌梗死 45 例,近期心肌梗死 19 例),其中 52% 患者使用血小板糖蛋白 Ⅱb/Ⅲa 受体阻滞剂。5F 导管手术成功率 96.6%,仅 4 例患者因导管支撑力不足,换用 6F 指引导管。多数支架(2.5～4.0 mm)为直接置入,仅 5 例直接置入不成功,顺利收回后经球囊预扩张后成功置入,无一例发生血管并发症。

使用 5F 指引导管行 TRI 常见的问题及处理策略如下。

1. 导管插入冠状动脉过深

由于 5F 导管外径较小,在回撤球囊或导丝时常会发生,尽管其所致冠状动脉损伤的风险较大号导管小,但仍需加以避免。首先,在回撤导丝和球囊时应注意导管位置,并使导管的体外部分拉直,保持一定张力;其次,可先使导管稍离开冠状动脉开口,再缓慢回撤导丝和球囊;另外,在回撤球囊的同时可将导丝向冠状动脉远端推送,但对于亲水涂层导丝应避免远端冠状动脉穿孔。在回撤导丝时,为避免导管深插可先撤出导管,仅保留球囊导管以利于导丝撤出。

2. 空气栓塞(Venturi 效应)

PCI 过程中快速回撤球囊,甚至 0.035″ 以上的导丝时,空气进入导管,称为 Venturi 效应。由于 5F 导管的内径小,这一问题更为常见,操作时需加以重视。为防止空气进入导管,在缓慢撤出球囊时应将止血阀完全打开,直至球囊撤离 Y 接口处,并观察到连续的血液回流;关闭止血阀后,应仔细确认动脉的压力波形无衰减现象,方能注射造影剂。同样,向导管内送入器械时也应完全打开止血阀,操作缓慢,并待血液充分回流后关闭止血阀。另一种方法是使用自动阀,回撤或送入器械时不需打开阀门,避免空气进入。

3. 导管支撑力不足

由于 5F 导管本身的支撑力较差,选择合适塑形的导管以增加被动支撑力非常重要;另一方面,有经验的术者可以采取导管深插等技术增加导管的主动支撑力。5F 导管较之 6F 导管外径更细,头端更软,使深插技术更为安全,适用于 CTO 病变和已置入支架的病变。进行 RCA 的深插操作时,常选用 JR 指引导管,在轻柔地顺时针方向转动导管的同时,可以顺利地将导管推送入冠状动脉内,通常情况下是在球囊推送杆的支持下完成的,有时也依靠支架推送杆或另一根强支撑力的导丝支持。深插的前提是必须保证导管和冠状动脉开口的同轴性。除了损伤冠状动脉外,深插技术的另一个风险是影响冠状动脉远端的供血,因此在支架释放后需立即将导管撤出,重新放置于冠状动脉开口,而非急于行冠状动脉造影。使用 JL 导管也可在 LAD 内进行深插操作,同样在轻柔地顺时针方向转动导管的同时,轻轻推送导管,可达 LAD 的中段。在深插过程中,让患者配合深呼吸,常可使操作更顺利。

4.导管打折

在 5F Launcher 系列导管中很常见,由于其设计内腔最大,相应管壁相当薄(0.19 mm)。在操作过程中,尤其遇有迂曲的锁骨下动脉时,将 0.035″导丝保留在导管内可有效预防打折。使用全层技术改良后的 Launcher 指引导管抗折能力已明显增强。

5.透视性差

X 线透视性差包括两个方面:①导管本身透视性差;②5F 导管造影的效果差。这是由于 5F 导管的外径、内径均较小,在肥胖患者中尤其明显。对于前者,常采用将导丝送至导管头端和间歇注射造影剂的方法;而对于后者,推荐在造影前撤出导管内的器械。

6.CTO 病变

不推荐经 5F 指引导管行 CTO 病变的 TRI,除非在有较大成功把握的病例中。

7.特殊器械

不推荐经 5F 指引导管行冠状动脉斑块消蚀术、分叉病变的对吻球囊技术,但部分 IVUS 可通过 5F 导管,药物洗脱支架的使用也没有限制。

在有的心脏中心,经 5F 导管行 TRI 已成为常规。法国卡昂大学医院的资料,2000－2001 年该中心 94% 接受 TRI 的患者使用 5F 导管。作为一名冠状动脉介入医师,需要熟知该项技术的优缺点方能趋利避害,真正为患者造福。

(五)经右桡动脉与经左桡动脉途径的比较

经桡动脉途径分为经左桡动脉和经右桡动脉两条径路。由于导管室、X 线成像系统和导管床的设计,以及术者既往经股动脉途径操作的经验,国内心脏中心常规采用经右桡动脉途径进行 TRA 和 TRI。Hamon 总结了法国卡昂大学医院心脏中心的 6 000 余例冠状动脉造影和 3 000 余例介入治疗的病例,高达 85%

的病例经右桡动脉途径，仅 8.5% 的病例选择经左桡动脉途径（主要是因为右侧 Allen 试验阴性，另外行左乳内动脉（LIMA）桥血管造影时，经左桡动脉途径将 JR 导管送至 LIMA 开口往往更容易）。93% 经右桡动脉途径的病例选择普通 Judkins 导管即能完成冠状动脉造影，7% 需 Amplatz 或 long-tip 其他类型的导管。

但也有学者认为经左桡动脉更优于经右桡动脉途径。多数患者习惯使用右手，经左桡动脉途径进行手术，尤其在术后压迫止血过程中，改善了患者的舒适和方便程度。经左桡动脉途径操作时，导管在左锁骨下-左冠状动脉开口约成 180°的角度，与经股动脉角度相似，而在右桡动脉途径，约成 90°角，因此为经股动脉途径设计的各种导管更适合在经左桡动脉途径中使用。需要指出的是经左桡动脉途径 TRA 和 TRI 有不同于经右桡动脉途径之处，需要注意以下几点。

1. 术中左上肢的摆放

左桡动脉穿刺成功后，患者的左上肢横跨过腹部，将左腕部置于右腹股沟区，并在左肩和上臂下放置小垫子以改善术中患者的舒适度。这样，术者在患者的右侧操作，与经右股动脉途径非常相似。

2. 导丝通过肘部动脉

由于患者左上肢特殊的摆放位置，肘部常处于半屈曲状态，使桡动脉和肱动脉的成角变锐，增加导丝通过的难度。方法是暂时让患者伸直左上肢，在X线透视下通过导丝，之后再将左腕部放回原来位置。

3. JL 导管进入升主动脉

沿导丝将 JL 导管通过左锁骨下动脉送至升主动脉有一定难度，由于 JL 导管头端的塑形，导丝更易进入降主动脉。方法是当导管到达主动脉弓后，暂时将导丝撤回导管内，并转动导管，使其开口朝向升主动脉方向，再推送导丝，此时让患者配合深吸气或耸肩动作，可能成功率更高。如果上述方法不奏效，更换 JR 导管更易于进入升主动脉，之后再以交换导丝交换 JL 导管。

4. 经左桡动脉行冠状动脉造影

右冠造影与股动脉途径相似，左冠状动脉造影见下述：①取后前位，将 JL 导管沿导丝送至左冠窦，撤出导丝，导管常能进入左主干开口；②JL 导管未能直接进入左冠开口，向左冠窦方向推送导管，之后逆时针方向转动导管，配合提拉动作，常能使导管进入左主干开口。

5. 经左桡动脉行大隐静脉桥血管造影

至 LAD 的大隐静脉桥多数开口于主动脉的左侧前壁，通常在 RAO 30°体位下,选用 AL1 或 AL2 导管造影。而至 RCA 的大隐静脉桥通常在 LAO 45°体位下,选用多功能导管造影。

第二节 冠状动脉慢性完全闭塞病变的介入治疗

冠状动脉慢性完全闭塞(chronic total occlusions,CTO)病变在整个人群中的发生率目前尚缺乏准确的统计,Kahn 等报道在确诊或怀疑冠心病而进行冠状动脉造影的患者中约有 1/3 存在一处及以上 CTO 病变,但接受经皮冠状动脉介入治疗(percutaneous coronary intervention,PCI)者少于 8%,约占全部 PCI 病例的 10%~20%。CTO 病变接受 PCI 比例偏低的主要原因是技术上存在难点,文献报道其即刻成功率在 50%~80%,平均仅约 65%,远低于其他病变 PCI,且其术后再闭塞和再狭窄发生率高。CTO 病变 PCI 成功后可缓解心绞痛症状、改善左心室功能、提高远期生存率,但 PCI 失败或术后发生再闭塞者长期预后较差。近年来随着 CTO 专用器械的不断问世、术者经验与技术水平的提高,使 CTO 病变 PCI 的成功率大幅提高,在日本等国家的个别中心经验丰富的术者 CTO 开通率甚至已高达 95%。

一、定义

CTO 的定义主要包括闭塞时间和闭塞程度两个要素。闭塞时间可由冠状动脉造影证实,如缺乏既往造影资料,则常根据可能造成闭塞的临床事件推断,如急性心肌梗死、突发或加重的心绞痛症状且心电图改变与闭塞部位一致等,但部分患者闭塞时间的判断并不十分肯定。以往文献关于 CTO 闭塞时间的定义差异较大,范围从 2 周至 3 个月不等,由于闭塞时间<3 个月的病变 PCI 成功率较高,因此 CTO 闭塞时间的定义不统一可影响临床研究结果。2005 年在美国《循环》杂志发表的《CTO 病变经皮介入治疗共识》建议将闭塞时间>3 个月称为"慢性",这是迄今为止第一次在指南或共识文件上对 CTO 闭塞时间进行定义,可以作为目前临床诊断的标准,亦有利于 CTO 临床研究结果之间进行对比。根据冠状动脉造影结果将 CTO 闭塞程度分为前向血流 TIMI 0 级的绝对性 CTO(真性完全闭塞)和 TIMI 血流 1 级的功能性 CTO,后者尽管有微量造影剂的前向性充盈,但闭塞管腔的微量灌注血流实际上缺乏供血功能。

二、病理

了解 CTO 的病理学特点对 CTO 介入治疗适应证的合理选择和提高器械应用的水平十分重要。CTO 病变常由血栓闭塞所致,并在其后出现血栓机化和组织退化,从而形成一系列特征性的病理变化。闭塞段的两端或至少近端通常存在致密的纤维帽,常伴钙化,质地较硬,是 PCI 导丝通过失败的重要原因之一。血管腔内的阻塞通常由动脉粥样硬化斑块和陈旧性血栓两种成分构成,典型的 CTO 斑块成分包括细胞内及细胞外脂质、血管平滑肌细胞、细胞外基质(主要成分为胶原)及钙化灶等,各种组成成分的比例及分布不同造成 CTO 病变 PCI 难度的差异。软斑块多由胆固醇沉积、泡沫细胞和疏松的纤维组织构成,可见新生孔道形成,常见于闭塞<1 年的 CTO 病变,导丝较易通过;硬斑块多由致密的纤维组织和大范围的钙化灶构成,较少有新生孔道,常见于闭塞超过 1 年的 CTO 病变,导丝不易通过,且常偏离管腔轴线进入内膜下而造成夹层。

斑块内广泛的微血管新生和孔道形成是 CTO 病变的重要特征,几乎所有的 CTO 病变均存在毛细血管和微孔道,血栓形成和炎症浸润可能是其形成的主要促进因素。CTO 病变内毛细血管密度和血管新生随闭塞时间延长而增加,在<1 年的 CTO,新生毛细血管主要集中在血管外膜,而超过 1 年的 CTO,新生毛细血管较多出现在血管内膜,其中约 60% 为直径>250 μm 的较大的毛细血管。这些新生的毛细血管和微孔道绝大多数起源于血管壁滋养血管,穿过血管壁到达病变内膜并形成网络,同时亦可贯通 CTO 病变的两端。如果新生孔道足够大,且导丝能够准确地进入这些孔道,则利于导丝通过 CTO 病变,但是潜在的风险是导丝沿着这些微孔道亦容易进入血管内膜下导致夹层,因此在 PCI 过程中要随时调整导丝位置,使其沿着贯通 CTO 病变两端的微孔道行进,防止其进入与血管外膜滋养血管相连的微孔道。

三、PCI 依据

绝大多数 CTO 病变都存在同向或逆向的侧支循环,使闭塞段远端保持一定的血供,但是,即使侧支循环建立充分,在功能上也仅相当于 90% 狭窄的血管,这些侧支循环维持心肌存活,但在心肌需氧增加时仍产生临床症状,如心绞痛等。因此,开通 CTO 病变有助于改善远端心肌供血,缓解心肌缺血症状,明显提高患者的生活质量。

此外,有临床研究表明,CTO 病变血运重建成功并保持长期开通可显著提高左心室功能、降低远期病死率并减少外科搭桥(CABG)的需要。美国中部心脏研究所（MAHI）对连续 2 007 例 CTO 病变 PCI 进行分析,结果发现,PCI 成功者住院期间主要不良心脏事件（major adverse cardiac events,MACE）发生率低于 PCI 失败者（3.8% vs 5.4%，$P=0.02$），且其 10 年存活率远高于 PCI 失败者（73.5% vs 65.1%，$P=0.001$）。英国哥伦比亚心脏注册研究,共入选 1 458 例行 PCI 的 CTO 患者,成功者 7 年随访死亡风险较失败者降低 56%。前瞻性的 TOAST-GISE 研究对 369 例患者的 390 处 CTO 靶病变行 PCI,1 年随访结果表明,PCI 成功者心源性死亡和心肌梗死发生率（1.1% vs 7.2%，$P=0.005$）及 CABG 的比率（2.5% vs 15.7%，$P<0.000\ 1$）均显著低于 PCI 失败者。一项入选 7 288 例 CTO 患者、平均随访 6 年的荟萃分析结果显示,PCI 成功开通 CTO 的患者与失败的患者相比,随访期间病死率和 CABG 的比率明显下降（OR 0.56，95%CI 0.43～0.72；OR 0.22，95%CI 0.17～0.27），但两组心肌梗死和 MACE 的发生率未见差异（OR 0.74，95%CI 0.44～1.25；OR 0.81，95%CI 0.55～1.21）。

综上所述,PCI 开通 CTO 病变可改善患者症状,并提高远期生存率,因此具有较大的临床意义。

四、患者选择与治疗策略

并非所有的 CTO 病例都适合 PCI 治疗。由于 CTO 病变 PCI 的技术难度较大,成功率较低,应结合患者临床及造影特点,如年龄、症状严重程度、合并疾病（糖尿病、肾功能不全等）、全身功能状况、造影所见病变复杂程度、左心室射血分数、是否存在主动脉迂曲和瓣膜性心脏病等因素,充分权衡风险比,选择合适的病例进行 PCI。

CTO 病变 PCI 的主要指征如下：①有心绞痛症状或无创性检查提示存在大面积的心肌缺血；②CTO 病变侧支循环较好；③闭塞血管供血区心肌存活；④术者根据经验、临床及影像特点判断 PCI 成功的可能性较大（60%以上），且预期严重并发症发生率较低。

对于单支血管 CTO,如存在与之相关的心绞痛症状,且影像学提示成功概率较高者,可优先考虑行 PCI；如临床存在活动受限,即使影像学提示成功概率不高,也可尝试行 PCI。如患者为多支病变且伴有一支或多支血管 CTO,尤其存在左主干、前降支近段 CTO 病变、复杂 3 支病变伴肾功能不全或糖尿病、多支血管闭塞等预计成功率不高者,应慎重考虑选择 PCI 或 CABG。PCI 术中原则上应先对引起心绞痛或局部心肌运动障碍的 CTO 病变血管行 PCI,如手术时间过长,患者不能耐受,可仅对相关血管或主要供血血管行部分血运重建 PCI,其后对其他病变血管行择期 PCI 达到完全血运重建；经较长时间 PCI 手术仍未成功或预计成功率不高时，可转行 CABG。

五、PCI 成功率及其影响因素

受术者经验、器械选择、操作技术、CTO 定义不同及病例选择等因素影响，文献报道 CTO 病变 PCI 的成功率差异较大，在 55%～90%，平均 65%。近 5 年来，随着术者经验、技术水平的不断提高，以及新器械的研发与应用，CTO 病变 PCI 成功率有增高趋势，尤其一些经验丰富的术者，个人成功率可达到 80%～90% 甚至更高，但总体水平仍远低于非闭塞病变 PCI。在所有的失败病例中，导丝不能通过 CTO 病变是最主要的原因，占 80%～89%，其次为球囊不能通过病变，占 9%～15%，球囊无法扩张病变占失败总例数的 2%～5%。

CTO 病变特征与 PCI 成功率密切相关，以往文献报道下列因素是导致 PCI 失败的预测因素：①闭塞时间较长，尤其是＞1 年者；②闭塞段长度＞15 mm；③残端呈截断样闭塞；④闭塞段起始处存在分支血管；⑤闭塞段或其近端血管严重迂曲；⑥严重钙化病变；⑦血管开口处病变；⑧远端血管无显影；⑨近端血管严重狭窄；⑩存在桥侧支。国外有学者认为，多层螺旋 CT 冠状动脉造影能够显示闭塞段形态结构及组成成分，有助于术前预测 CTO 病变的开通率。

六、并发症

过去通常认为 CTO 病变 PCI 的风险较小，但事实上，临床研究报道其住院期间主要不良事件发生率在 4% 左右，与非完全闭塞病变 PCI 相近。

(一) 死亡

发生率约 0.2%，可能的原因包括术中侧支循环阻断、损伤近端血管或主要分支血管、血栓形成、心律失常、空气栓塞及穿孔等。

(二) 心肌梗死

心肌梗死发生率约 2%，多为非 Q 波心肌梗死，常由开通的靶血管再次闭塞引起，早年多为血管塌陷引起的急性闭塞，支架时代则多为血栓性闭塞所致。由于 CTO 血管再闭塞较少引起急性心肌缺血，因此后果多不严重。

(三) 冠状动脉夹层

冠状动脉夹层多由导丝或球囊进入假腔导致，一旦证实导丝进入假腔，切忌旋转导丝或继续推送导丝以避免穿孔。闭塞段血管的撕裂后果多不严重，如无成功把握可停止手术，如闭塞段已开通，则可置入支架。有时也可因导管操作不当或频繁操作导管引起近端血管开口处撕裂,如损伤左主干开口,则应及时置入支架或行急诊 CABG。

(四)冠状动脉穿孔或破裂

冠状动脉穿孔或破裂是 CTO 病变行 PCI 最常见的并发症之一,发生率为 0.29%～0.93%。可由导丝或球囊走行至血管外,误扩张分支血管,以及损伤连接滋养血管的新生孔道等多种机制而造成。导丝造成的穿孔在临床上最为常见,尤其是在应用较硬的带有亲水涂层的 CTO 专用导丝时。冠状动脉穿孔是病死率极高的 PCI 严重并发症,早期识别和处理尤为重要。通常冠状动脉造影即可作出诊断。一旦发现为冠状动脉穿孔,应立即以小球囊于穿孔部位持续低压力扩张以限制血流流向穿孔处假腔,酌情考虑静脉注射鱼精蛋白中和肝素,使活化凝血时间尽快降至 130 秒以下。根据穿孔的解剖部位考虑是否应置入带膜支架,根据临床病情决定是否行心包穿刺引流术及自体血液回输等。穿刺引流后向心包腔内局部注射鱼精蛋白可能比全身应用鱼精蛋白更有效。绝大多数穿孔(尤为 Ellis I 型与 II 型穿孔),经上述处理后多可成功堵闭。少数情况下患者必须急送至手术室行心包切开引流术及 CABG。

(五)急诊 CABG

急诊 CABG 发生率<1%,公认的指征是大的边支闭塞、重要血管(如左主干)近端损伤、血管壁穿孔和器械断裂、嵌顿等。器械不能通过闭塞病变或靶血管急性闭塞均不属于急诊 CABG 的指征。

(六)器械打结、嵌顿、断裂

CTO 病变 PCI 过程中频繁交换和重复使用器械、操作不当等可导致各种器械的打结、嵌顿甚至断裂。操作中应避免同一方向旋转导丝超过 180°,发生导丝打结或嵌顿后可小心逆方向旋转导丝,以减少扭转力。经微导管或 OTW 球囊选择性冠状动脉内注射硝酸酯或 Ca^{2+} 通道阻滞剂对解除器械嵌顿可能有一定的帮助。器械断裂后可通过扩张球囊将器械固定于指引导管内取出,或采用圈套器装置抓取,如失败则转外科行 CABG 或外周血管手术,以便取出断裂在血管中的器械。

(七)其他

医源性的主动脉夹层发生在 CTO 病变 PCI 中也有报道,尤其是采用逆行技术时。由于 CTO 病变 PCI 造影剂用量通常较大、X 线曝光时间长,因此可能导致造影剂肾病和放射性皮损。应尽量选用非离子型造影剂,轻度肾功能不全(内生肌酐清除率 30～50 mL/min)者造影剂用量应控制在 150 mL 以内。如 PCI 持续 2～3 小时仍无明显成功迹象者,可停止手术以免对患者造成损伤。对多支病变手术耗时较长者,可考虑分次行 PCI,以减少单次造影剂用量和曝光时间。

七、器械选择

(一)指引导管

原则上应选择支撑力较强的指引导管,如 XB、EBU、Voda、Q 弯、Amplaz 等,必要时选用双层套接指引导管(如 5F 指引导管套在 6F 或 7F 指引导管腔内的"子母型"指引导管)。LAD 病变首选 Voda、XB(或 XB-LAD)、EBU,支持力不够时可选 AL(Amplatz left);LCX 病变首选 AL、XB、EBU,主动脉根部扩张或 JL4 顶端指向 LAD 则选 JL5、EBU;RCA 病变首选 XB-RCA、EBU、AL 或 AR 等。指引导管的外径以 6F 或 7F 为宜,可防止导丝远端受阻时在较大导管腔内拱起,而且远端较细的导管有利于在必要时深插入冠状动脉内以便增加主动支撑力。对病变复杂、需要较强支撑或需要在同一指引导管内插入双套球囊或支架导管时,应选用 7～8F 外径指引导管。

(二)导丝

导丝的选择是影响 CTO 病变 PCI 成败的关键。理想的 CTO 介入治疗导丝应具有一定硬度,在阻塞病变中可被灵活旋转,不易进入内膜下,易穿过 CTO 病变两端的纤维帽,但目前尚无任何一种用于 CTO 完美无缺的导丝。影响导丝性能的主要特征包括硬度、头端形状、涂层性质等,不同材质和结构的导丝在 PCI 术中表现出的扭矩反应、触觉反馈、推进力、支持力、可操控性、尖端塑形和记忆能力也大相径庭。

硬度越大的导丝越容易穿透坚硬病变,但并非所有病变都需选用硬导丝,有些简单 CTO 甚至采用较软导丝即可开通。初学者通常首选中等硬度导丝,失败后可渐次提高导丝硬度;技术熟练者可首选较硬导丝或在中等硬度导丝失败后直接选用硬或超硬导丝,以节省手术时间和减少器材消耗。

亲水涂层导丝的优点在于推进时阻力小、容易循新生毛细血管或微孔道到达远端真腔,尤其适合于摩擦力较大的病变。其缺点是操纵性差,导丝常沿阻力最低的路径前进,易进入 CTO 近端分支或主支血管内膜下;触觉反馈亦较差,即使进入假腔仍能前进较长距离而无明显的阻力感,易于造成更大的假腔,也容易穿入细小分支或滋养血管而造成穿孔。亲水导丝常适用于闭塞段近端无分支开口、病变长度<20 mm、闭塞残端呈鼠尾状以及有微孔道的 CTO 病变。闭塞段

或其近端血管有严重迂曲的病变可首选亲水导丝。硬的亲水导丝如 Shinobi Plus 等较其他导丝更容易进入内膜下或造成穿孔,不推荐初学者使用。近年来的组织病理学研究显示,多数(>75%)CTO 病变内存在直径为 100～200 μm 的腔内微孔道,并可能成为导丝通过的路径。日本学者 Hasegawa 等的研究显示,在 CTO 病变首选亲水小外径软导丝(Athlete Eel Slender 和 Fielder X-treme)的病变通过率高达 48%,逐渐变细的闭塞病变成功率较高。一般而言,经间隔侧支孔道逆行 PCI 时选择 Fielder FC 即可。值得提出的是,Asahi Fielder X-treme(XT)为亲水导丝,其头端为锥形,其远端的焊接部分比其他导丝短,该特性使得其尖端可塑形为非常短的弯曲(0.3～0.5 mm),从而有利于进入或通过较细且伴有弯曲的微孔道。新近推出的 Asahi Sion 导丝采用双层弹簧设计扭矩反馈更好,头端更耐用,导丝头端有 28 cm 亲水涂层,尤其适用于经心外膜孔道逆行 PCI。

非亲水涂层导丝的优点是触觉反馈较好,有利于术者以微细动作精确操纵导丝穿过纤维钙化或存在桥侧支的病变。但其寻径能力不如亲水导丝,需要术者有较强的操控能力。目前常见的非亲水导丝均为头端缠绕型导丝,如 Cross IT 系列、Miracle 系列、Conquest 系列等,均适用于血管残端呈齐头或仅存在较小的鼠尾形态,长度>20 mm 且较坚硬的病变。在具体临床应用时几种非亲水涂层导丝仍有一定差别。

CTO 病变 PCI 常需根据不同的病变特征、手术步骤选用不同的导丝,因此 PCI 过程中可能需要更换几种导丝。大部分病例可首选 Cross-IT 100～200 和 Pilot 50、Whisper。如 CTO 血管扭曲或钙化则宜选用 PT2 MS、PT Graphix Intermediate、Pilot 50、Whisper 或 Crosswire NT 等亲水导丝。普通导丝通过失败后换用更硬的非亲水导丝(如 Cross IT 300～400)或亲水导丝(如 Shinobi 或 Shinobi plus,Pilot 150～200),仍有 30%～60% 通过的概率。硬度更高的非亲水导丝除可选用 Cross IT 300～400 之外,还可选用近年日本 Asahi 公司生产的 CTO 专用导丝 Conquest 9、Conquest pro、Conquest pro 12 以及 Miracle 3～12 等。

(三)球囊

球囊的作用在于帮助导丝通过 CTO 病变(借助球囊快速交换导丝,改变导丝尖端形状、提高导丝硬度及在病变段内的操作能力,便于其跨越病变,并证实导丝在真腔)和扩张病变。常选单标记、整体交换(OTW)、1.25～1.5 mm 直径、外形小的球囊,如 Maverick、Sprinter、Ryujin 等。熟练术者对预计成功率高的病变可直接选用 1.5～2.5 mm 小外形快速交换球囊，如 Maverick 2、Apex（包括 Apex Push 和 Apex Flex）、Sprinter、Ryujin、Voyager 等。

(四)支架

CTO 病变 PCI 均需放置支架，与 PTCA 相比可降低再闭塞和再狭窄率。推荐首选药物洗脱支架（drug eluting stent，DES），支架选择方面应参照血管的解剖，其长度应能足以覆盖病变，不阻塞分支，并能对抗病变处存在的钙化和纤维化。

(五)微导管

微导管可以为导丝提供支持，调整导丝头端的塑形和硬度，从而增加其操控性和通过性；通过管腔可以快速交换导丝，必要时还可以注入造影剂进行高选择性造影。由于 CTO 病变的特殊性，微导管是 CTO 病变 PCI 中常用的重要器械之一。目前较常使用的微导管有 Rapid Transit、Progreat、Exceisior、Finecross、Tornus 和 Corsair 等。其中，Tornus 主要用于辅助病变通过而 Corsair 还兼有孔道扩张作用。其外径从 1.8F 至 2.6F 不等，显著小于普通的导引导管。

1.Finecross 微导管

在目前所有微导管中，Finecross 通过病变的能力最强，综合性能最好，尤其在逆向技术中的应用优于其他微导管。其头端逐渐变细，顶端外径仅 1.8F。管腔内涂有 PTFE，外表面为亲水涂层。杆部为辫状结构，可有效抗扭结；远端柔软部分长 13 cm，遇阻力不易变形。

2.Tornus 导管

Tornus 导管又称螺旋穿透微导管，是一种整体交换型细导管，长度为 135 cm，由 8 根细金属丝铰链制成，外表呈顺时针螺旋状，其外表面和内腔均涂有硅树脂，允许0.014″导丝通过。其头端部分逐渐变细，使其具有良好的操控性和扭矩力，可沿导丝逆时针方向旋转穿透坚硬致密的病变。该导管有 Tornus（2.1F）、Tornus 88 Flex（2.6F）、Tornus Pro（2.1F）3 种型号。新近研制的 TornusPro 由 10 根细金属丝铰链制成，其头端外径更细，具有更好的穿透力和柔顺性。研究显示，在1.5 mm 直径球囊难以通过时，Tornus 2.1Fr 辅助球囊通过的有效率在 85% 以上。操作 Tornus 导管前，为防止导丝随导管旋转，应将导丝用旋钮固定。逆时针方向旋转，Tornus 导管前进并通过病变；顺时针方向旋转则可退出导管。如果导管头端固定于病变中无法运动时，2.1F 导管旋转的上限为 40 转，2.6F 导管旋转的上限为 20 转。过度旋转 Tornus 导管有导致其扭结甚至折断的风险。

3.Corsair 导管

Corsair 导管是最初设计用于间隔孔道扩张的导管,也可用作微导管或支撑导管。该导管实际上是孔道扩张器、Tornus 导管和微导管的"杂交"产物,其形状、插入与操作方法与普通微导管相同。导管杆采用 Asahi 专用的编织方式,其锥形柔软头端由 0.87 mm 渐变为 0.42 mm,头端 60 cm 采用亲水多聚物涂层,其最小兼容指引导管仅为 5F。Corsair 用作孔道扩张时,其操作与 Tornus 导管相同。将导丝旋钮固定于导丝上并牢牢握住后,持续 X 线透视下逆时针旋转并前送导管。Corsair 导管扩张的孔道与 1.25 mm 球囊扩张的孔道相当。一旦导管通过间隔孔道,Corsair 还可用作微导管或支撑导管,便于交换或操作导丝,并可经导管注射造影剂。Corsair 用于引导侧支孔道具有以下优点:①在侧支内通过性较好;②损伤小,无须扩张孔道;③用于扭曲侧支孔道时支撑力更好;④可用于较细且扭曲的心外膜侧支孔道。日本丰桥心脏中心的一项注册研究显示,Corsair 导管进入与穿越 CTO 病变的成功率分别为 94.4% 和 70.0%。经过匹配后的对照研究显示,与未使用的患者相比,使用 Corsair 后 CTO 的成功率明显提高(98.9% 比 92.5%,$P=0.03$)。

(六)其他新型器械

1.Safe Cross 光学相干反射系统

由 0.014″(″为英寸,1 英寸=2.54 cm)中等硬度导丝与光纤系统结合而成,采用光学相干反射(optical coherence reflectometry,OCR)技术,导丝前端光纤系统发射近红外激光,经过不同组织反射后返回不同强度的信号,并实时显示于监视器上。由于 OCR 技术可识别血管壁组织,因此当导丝接近血管壁 0.4 mm 距离时,系统可通过图像和声音提示术者,避免导丝进入内膜下或导致穿孔。此系统远端可加上射频装置,自近端对斑块进行消融,有助于导丝通过坚硬的纤维闭塞段。对普通导丝难以通过的 CTO 病变,Safe Cross 的通过率可达 50%~60%。

2.Frontrunner 导管系统

头端为钳状结构,直径 0.039″,可由术者控制钳状物的张开、闭合。PCI 术中可在 4.5F 微导管支持下送入闭塞段,术者通过手柄控制头端张合,从而造成斑块钝性撕裂。Frontrunner 导管通过闭塞段较快,穿孔的发生率约 0.9%,对普通导丝难以通过的 CTO 病变有 50%~60% 的通过率。Frontrunner 导管最适于处理支架内再狭窄引起的 CTO,因有支架限制而不易发生穿孔,但缺点是不适用于小血管病变,对迂曲病变效果不佳且价格较昂贵。

3.CROSSER 导管系统

其由发生器、传感器、导管和踏板四部分组成。其原理为发生器产生交流电,作用于压电晶体使其反复膨胀、收缩,传感器将此能量放大并传至导管头端,产生每秒21 000次的振动,通过机械作用和空腔效应使斑块撕裂、移位,从而使血管再通。导管系统为直径1.1 mm的单轨导管,可装载于 0.014″导丝上,建议使用此系统时血管直径≥2.5 mm。有学者报道首次 PCI 失败的 CTO 病变采用CROSSER 系统成功率可达 56%。

4.Venture 导丝控制导管

直径 6F,特点是头端可在术者操纵下灵活转向,最大达 90°,具有良好的扭转力。PCI 术中导管头端转向为导丝提供精确定位和强支撑,适用于 CTO、致密病变、成角病变等。

5.CiTop ExPander 导丝

直径 0.014″、长度 140 cm,导丝带有一个特殊设计的可扩张头端,在病变中具有"波浪"样运动的特性,即导丝向前推进的同时头端扩张病变。尤其适用于扭曲的 CTO 病变。

6.CrossBoss 导管

长度为 135 cm,由多根金属丝编织而成的管身能够承受快速的旋转,使用时通过快速双向地旋转近端旋钮,可以减少通过病变所需的推送力。由于其头端采用圆形无损伤设计,外径为 3.0F,因此允许导管先于导丝经真腔或内膜下途径通过病变。最后,通过导管内腔便可送入导丝至病变远端。

7.Stingry 系统

被设计用于经内膜下途径精确地定位和重入血管真腔。它由自定位球囊和重入真腔导丝两部分组成。球囊呈独特的扁平状,其上有近、远两个开口方向相反的出口;当低压扩张(4 atm)位于血管内膜下的球囊时,特殊设计的导丝远端便可自动选择指向血管真腔的出口,在穿刺内膜后进入远端血管真腔。

八、操作技巧

(一)穿刺方法

要求动脉穿刺安全顺利。如病变复杂、手术过程又不需要置入大直径的器械时,通常用 6F 指引导管。需要双侧冠状动脉造影时同侧或对侧股动脉或桡动脉可插入 4~5F 动脉鞘。对髂动脉高度迂曲者可插入长鞘。

(二)术前造影

下述信息对评价CTO病变成功率十分必要:CTO是否位于血管口部或远端;与最近的分支血管的关系;是否存在钙化;阻塞类型(鼠尾状或刀切状);闭塞长度;CTO病变近端是否存在高度迂曲;是否存在桥侧支等。"放大"功能对分析信息有帮助。某些CTO病变行同步双侧冠状动脉造影是评价病变长度的最好方法。

(三)导丝尖端塑形的方法

可根据病变形态将导丝尖端塑成不同的弯度。①渐细和同心状的断端:做成约30°角小J形弯曲以利于导丝通过CTO病变,J形头部分的长度接近参考血管直径;②渐细和偏心的断端:增大J形角度(约50°)及长度(较参考血管直径长约1/3),有利于通过CTO病变;③刀切状(齐头)的断端:需要30°小角度和较长的J形(较参考血管直径长1/4~1/3)。

(四)导丝通过CTO病变的方法

逐渐递增导丝硬度。可将快速交换球囊、微导管或OTW球囊其中之一送至CTO近端,以增加导丝支撑力,利于其通过病变近端纤维帽,但球囊辅助下应用硬导丝的技术可增高导丝穿透血管壁的危险,需要术者有丰富经验及很强的控制远端导丝的技术。导丝在CTO中段行进时可顺时针和逆时针(≤90°)旋转,同时缓慢推送导丝。如果CTO病变长、弯曲、超过3个月、含有钙化的混合性斑块,并有明显的负性血管重塑,则导丝通过的难度较大。触到动脉壁时可能阻力感减小,此时应将导丝退回至CTO近端换成另外的通路推进,或换为另一条导丝重新送入。保证导丝在真腔内行进的前提下,可小心加用球囊辅助以利于通过病变。如无近端纤维帽或闭塞时间较久的CTO,则可能存在远端纤维帽。此时导丝的选择同近端存在纤维帽的CTO,有时需要更换导丝。如通过困难,可≤180°旋转导丝,并最好作一次穿刺动作以设法使导丝通过远端纤维帽。

(五)检测远端导丝位置的方法

导丝穿过CTO病变全段之后,应当被较易推进且进入远端真腔血管内。需用至少2个不同体位投照检测导丝位置并确定导丝不在分支内。如不能确定导丝是否在真腔,或球囊不能通过病变而必须用旋磨术,或应用加强型硬导丝(尤其是应用球囊支持)时,则必须应用对侧造影或OTW球囊行中心腔造影来检测远端导丝的位置,以确保导丝在真腔内。其他判断导丝位于真腔的方法还包括:多体位投照;对侧造影;导丝穿过闭塞段时的突破感;导丝推送顺畅、转向灵活且回撤后仍能按原路径前进(进入心包腔则走行无定路);导丝尖端塑形存在(不变直)且可进入相应分支;球囊易通过病变等。

(六)球囊通过与扩张

如果指引导管的支撑力良好,球囊扩张比较容易。先选择尖端超细的 1.25～2.5 mm 直径球囊。球囊可被扩张至"命名压"或以上。如 CTO 长度超过 20 mm,则最好应用长球囊。扩张之后原先消失的远端血流可被显示,但常较细小,是因缺乏长期灌流所致的负性血管重塑,需要在冠状动脉内注射较大剂量的硝酸酯类以恢复远端血流。有时需要再次球囊扩张以使新开通后的血管变粗。如球囊通过失败,可试用以下方法。①改善指引导管的支撑力:交换器械时可将第二条 0.035″或 0.014″导丝置于指引导管内主动脉的部位,以加强指引导管支撑力;②检测导丝远端位置后应用旋磨术,需要送入旋磨专用导丝,选用 1.25～1.5 mm直径的旋磨头足以扩大血管腔并改善斑块的顺应性;③采用 Tornus 导管辅助球囊通过;④多导丝挤压斑块使导丝周围腔隙变大。如球囊通过病变后扩张失败,可尝试用双导丝球囊、切割球囊、乳突球囊或耐高压(30 atm)非顺应性球囊扩张,或采用旋磨术。

(七)支架置入

为防止再闭塞和减少再狭窄发生,CTO 病变成功开通后均应置入支架。在充分预扩张及大剂量硝酸酯类冠状动脉内注射之后置入支架,支架直径与参考血管直径的比例应选择 1∶1。最好应用单个支架,已有报道证实置入单个长支架可产生理想的长期效果,多支架的支架间出现间隙或重叠可能降低裸金属支架(bare metal stent,BMS)的临床效果。简言之,要用合适的支架覆盖 CTO 病变全长,尽量避免多支架置入。DES 近年来广泛应用于 CTO 病变,尽管迄今为止还缺少大规模随机对照临床研究的证据,但已有数项临床注册和回顾性研究证实,DES 可有效降低 CTO 病变开通后的长期再狭窄率,故推荐使用 DES。DES 长度应充分覆盖病变或近/远端撕裂,如单个支架不能覆盖病变,则可采用多个支架,支架间应重叠 2～3 mm。DES 置入后应以较短的球囊在支架内实施后扩张以使支架充分贴壁,在支架重叠处尤应注意充分后扩张,但应避免后扩张球囊在支架范围之外扩张,以免引起再狭窄。

(八)高级技巧

在常规方法失败后可尝试采用下列技巧,有助于提高 PCI 成功率,但部分技术较常规方法的风险更大,仅适用于操作熟练者。

1. 平行导丝或导丝互参照技术

平行导丝技术是指当导丝进入假腔后,保留导丝于假腔中作为路标,另行插入导丝,以假腔中的导丝为标志,尝试从其他方向进入真腔,避免再次进入假腔。导丝互参照技术与平行导丝技术原理相近,以第1根进入假腔的导丝作为路标,调整第2根导丝方向;如第2根导丝亦进入假腔,则以其为参照,退回第1根导丝重新调整其尖端方向后再旋转推进,如此反复,两根导丝互为参照,直至进入真腔。

2. 双导丝轨道技术

PCI过程中向CTO病变远端插入两根导丝,为球囊或支架顺利通过病变提供轨道;或向另一非CTO血管插入另一根导丝,与单导丝相比,双导丝能提供更强的支撑力,使指引导管更为稳定。向同一病变血管内插入双导丝可使迂曲或成角的血管变得略直,因而促进支架通过钙化成角病变或近端的支架,在球囊扩张时还可防止球囊滑动以减少损伤。因此此技术适用于成角或迂曲病变、近端已经放置支架的病变、纤维化钙化病变以及支架内再狭窄病变。

3. 多导丝斑块挤压技术

多导丝斑块挤压技术用于导丝成功通过闭塞段而球囊通过失败时。保留原导丝在真腔内,沿原导丝再插入1~2根导丝进入真腔使斑块受到挤压,然后撤出其中1~2根导丝,使CTO病变处缝隙变大,有利于球囊通过病变。多导丝斑块挤压技术的特点是较为安全、效果好(成功率可达90%以上),且受血管本身条件限制少,对设备要求不高。对于多数CTO病变,在开通时使用的导丝数目常已≥2根,因此使用此方法通常不会明显增加患者的经济负担,是一项安全且效价比高的新技术。

4. 逆向导丝技术

逆向导丝技术适用于正向导丝通过病变困难且逆向侧支良好的病例。在微导管或球囊支持下由对侧冠状动脉插入导丝(多为亲水滑导丝),经逆向侧支循环到达闭塞段远端。此时可将逆向导丝作为路标,操控正向导丝调整其方向从病变近端进入远端真腔,亦可采用逆向导丝穿过病变远端纤维帽到达病变近端,与正向导丝交会。特定条件下应用"逆向导丝技术"可提高CTO介入治疗的成功率,如某些CTO斑块近端存在不利于CTO介入治疗成功的形态学特点,或近端纤维帽较硬使导丝难以通过,而远端斑块可能较松软,导丝易于通过。"逆向导丝技术"的另一优势是,即使逆向导丝进入假腔(内膜下),因正向血流方向与逆向导丝行进的方向相反,故病变开通后血管壁受正向血流压力的影响,假腔容易自然闭合。而正向导丝一旦造成假腔,因冠状动脉血流与导丝行进方向一致,可使假腔不断扩大而致血管真腔闭塞。

5.锚定技术

锚定技术指引导管移位或支撑力不足是球囊不能通过闭塞段的主要原因之一。锚定技术是指在靶病变近端的分支血管或另一支非靶血管中扩张球囊并轻轻回拖,以此固定指引导管并增强其同轴性和支撑力,有利于球囊或支架通过病变。锚定技术适用于预计球囊或支架通过比较困难的病变,需采用外径 6F 以上的指引导管。潜在的风险包括导管损伤血管口部、锚定球囊损伤分支血管等,因此回拉球囊前应操纵指引导管使其同轴并处于安全位置,锚定球囊应尽量采用低压扩张。

6.内膜下寻径及重入真腔(subintimal tracking and reentry,STAR)技术

在球囊支持下操纵前向导丝(通常为亲水滑导丝)进入内膜下造成钝性撕裂,导丝在内膜下行进直至进入远端真腔,然后在内膜下空间行球囊扩张并置入支架。STAR 技术的优点是在常规技术失败后较快地经内膜下进入远端真腔,可提高成功率,但缺点是容易损伤远端分支、穿孔风险较大、再狭窄发生率高等。STAR 技术适用于主要分支远离 CTO 的病变(如 RCA 病变),不适合用于分支较多的 LAD 病变,置入支架应尽量采用药物支架。STAR 技术仅作为常规方法失败后的应急措施,初学者慎用。

7.血管内超声指导导丝技术

在有分支的情况下,可用血管内超声(IVUS)确定 CTO 病变的穿刺入口。PCI 术中一旦导丝进入内膜下假腔且尝试进入真腔失败时,可采用 IVUS 定位指导导丝重新进入真腔,但此时需先用 1.5 mm 小球囊扩张假腔,IVUS 导管才能进入内膜下。此方法可导致较长的夹层,可损伤大分支,并有引起穿孔的风险,仅作为常规方法失败后的紧急手段,初学者慎用。

8.控制性正向和逆向内膜下寻径(CART)技术

采用正向和逆向导丝在 CTO 病变局部人为造成一个局限的血管夹层,便于正向导丝进入远端真腔。具体操作过程如下:首先,将正向导丝从近端血管真腔进入 CTO,然后使其进入内膜下,有经验的 CTO 介入医师可以根据导丝头端或导丝前进时阻力减小判断导丝进入内膜下。然后从对侧冠状动脉在微导管或球囊支持下逆向插入导丝,经侧支循环到达 CTO 病变远端。将逆向导丝从远端真腔插入 CTO,然后进入内膜下,随后用直径 1.5~2.0 mm 的小球囊沿逆向导丝

进入内膜下并扩张球囊。扩张后将球囊撤压并留置于内膜下以维持内膜下通道开放。通过上述步骤,正向和逆向的内膜下空间很容易贯通,正向导丝得以循此通道进入远端真腔。IVUS 引导下的 CART 技术有望进一步提高 CTO 病变的开通率。CART 技术操作方法较复杂,与 STAR 技术相比优点在于可使内膜下撕裂仅限于闭塞段内,避免了损伤远端大分支的风险。与 STAR 及 IVUS 指导导丝技术一样,此技术也需在闭塞远端的血管内膜下扩张球囊,有造成穿孔的危险,不宜作为常规手段,仅用于常规技术开通比较困难和解剖特点比较适合者的病变。

九、再狭窄与长期预后

CTO 病变成功开通后的再闭塞与再狭窄一直是影响长期预后的最重要因素。在 PTCA 时代,再闭塞和再狭窄的发生率分别达 30% 和 50%～70%。冠状动脉内 BMS 的广泛应用显著降低了 CTO 介入治疗术后发生急性再闭塞的风险,但长期再狭窄率仍达 30%～40%。近年 DES 在临床得到广泛应用,由于其强大的抑制内膜增生的能力,已被证实能够降低"真实世界"PCI 后的再狭窄率。新近发表的数项临床研究表明,与 BMS 相比,DES 能够显著降低 CTO 介入治疗后的长期再狭窄率和 MACE 发生率,初步证实了 DES 治疗 CTO 病变的长期疗效和安全性。Colmenarez 等发表的一项共计入选 4 394 例 CTO 患者的 Meta 分析结果显示,与 BMS 相比,DES 显著降低 MACE 发生率(RR 0.45,95%CI 0.34～0.60,$P<0.001$)和靶血管重建率(RR 0.40,95%CI 0.28～0.58,$P<0.001$),同时并不增加死亡(RR 0.87,95%CI 0.66～1.16,$P=0.88$)和心肌梗死(RR 0.89,95%CI 0.54～1.46,$P=0.80$)的发生,而且 DES 的这种优势在随访 3 年后仍然存在。虽然上述研究多为注册研究或回顾性分析,不能完全排除因技术进步或支架平台改善造成的疗效差异,但 DES 作为改善 CTO 病变 PCI 后再狭窄和再闭塞的一项有力手段,已经初现曙光。2005 年发表的欧洲心脏协会 PCI 指南建议 DES 治疗 CTO 病变为 Ⅱ a C 类适应证,2006 年欧洲监管机构亦已批准新型 DES 用于 CTO 病变。随着支架平台和药物涂层技术的不断改进,DES 在 CTO 治疗中的地位必将得到进一步的巩固,但目前还需进行大规模、多中心、前瞻性的随机对照研究来获得更为可靠的临床证据。此外,对一些特殊类型的 CTO 病变,如桥血管 CTO、合并糖尿病的 CTO 以及小血管 CTO 等,DES 的长期效果还有待证实。

第三节 心功能不全患者冠状动脉病变的介入治疗

心功能不全是患者住院和死亡的主要原因之一。随着心血管疾病患者病死率下降和人群老龄化,心功能不全的发病率还在持续上升。药物治疗能有效改善一部分患者的临床症状和预后,但其病死率仍然很高。冠状动脉疾病是心功能不全的主要原因之一,持续的冠状动脉缺血还会进一步加重心功能不全。研究显示,存在大面积心肌缺血的心力衰竭患者,单纯药物治疗的5年病死率高达60%。当心功能不全患者存在导致心肌缺血的冠状动脉病变,如果冠状动脉病变适合血运重建(PCI或CABG)治疗,在积极药物治疗的同时,进行血运重建有可能改善这些患者的症状和心室功能,降低病死率。尽管心功能不全患者进行血运重建时,发生围术期不良事件的风险较心功能正常的患者高,但其血运重建的绝对收益也较大。

一、概述

(一)心功能不全对血运重建结果的影响

Momtahen等的研究发现,缺血性心肌病患者心功能不全程度对冠状动脉血运重建结果有一定影响。与左心室射血分数(LVEF)>40%的患者相比,LVEF≤40%的患者血运重建后LVEF的改善更显著。对于无保护的左主干病变患者置入药物洗脱支架,左心室射血分数降低的患者在院内和长期随访期间的病死率明显增加。但心功能不全患者并未增加非致命性不良事件和支架血栓的风险。Allman等的一项荟萃分析也证实,左心室功能不全的严重程度与血运重建的收益有直接关系,LVEF越低,病死率降低的绝对值越高。在Wallace等的一项回顾性队列研究中,1998—1999年所有在纽约州行择期PCI的患者,依照术前LVEF进行分组评估LVEF和住院死亡风险的关系。结果发现,与LVEF≥55%的患者相比,LVEF分别为36%~45%(OR 1.56,95%CI 1.06~2.30),26%~35%(OR 2.17,95%CI 1.4~3.31),≤25%(OR 3.85,95%CI 2.46~6.01)的住院期间的死亡风险明显增高。

埃默里大学的一项研究调查了不同程度的心功能不全对血运重建治疗安全性的影响。该研究入选了1981—1995年期间在埃默里大学医院进行血运重建治疗的11 830名患者。按照基线LVEF的不同将患者分为4组(第1~4组

LVEF 分别为＜25%、25%～34%、35%～49%和≥50%）。随访结果发现，尽管低 LVEF 患者进行血运重建治疗的病死率是 LVEF 正常患者的 2 倍，但病死率和并发症发生率的绝对值并不高。围术期 Q 波心肌梗死的发生率也很低，可能是由于 IABP 的广泛应用减少了围术期心肌缺血的发生率。低 LVEF 患者 5 年和 7 年生存率都比较低；LVEF＜25%的患者 10 年生存率仅有 23%。

Keelan 等根据 LVEF 将 1 158 例接受 PCI 的患者分为 3 组（第 1 组 LVEF≤40%，$n=166$；第 2 组 LVEF 为 41%～49%，$n=126$；第 3 组 LVEF＞50%，$n=866$），分析 PCI 对院内和 1 年结果的影响，结果发现，LVEF≤40%组的院内病死率、死亡率或心肌梗死的复合终点发生率最高，低 LVEF 与院内高病死率独立相关。3 组的死亡、死亡/心肌梗死和死亡/心梗/CABG 的复合终点有显著的统计学差异，LVEF≤40%组预后最差。

（二）血运重建对心功能不全患者的价值

已有许多研究证实，血运重建对左心室功能不全患者的预后有重要影响，其可显著改善心功能不全患者的左心室整体和局部功能，显著提高患者的 LVEF 和 NYHA 心功能级别，改善心绞痛症状，改善患者近期和晚期预后。Sciagra 等从 SEMINATOR 研究中入选了 77 例接受血运重建治疗（球囊成形术或 CABG）的慢性缺血性心力衰竭患者，结果发现，术前是否存在心室运动不同步、心肌存活性以及血运重建完全程度是血运重建术后心功能恢复的主要决定因素。Carluccio 等对 26 例缺血性心肌病患者的研究发现，血运重建治疗不仅改善了患者的左心室收缩功能，而且对于大多数患者的舒张功能也有明显改善。26 例患者中，只有 3 例患者术后仍有左心室舒张期充盈受限（$P=0.016$）。其舒张功能改善除与存活心肌数量有关外，还与血运重建治疗可逆转左心室重构有关。

（三）心肌存活性对心功能不全患者预后的影响

许多研究一致认为，心肌存活性与缺血性心功能不全患者血运重建的预后有显著关系。一项荟萃分析证实，缺血性心肌病心功能不全患者的心肌存活性与血运重建后生存率的改善有显著关系。无创成像技术证实有存活心肌的患者血运重建治疗后生存率的改善明显好于只进行药物治疗的患者；没有存活心肌时，血运重建对生存率的改善不优于药物治疗。晚近的一项研究探讨了存活心肌面积的大小对缺血性心力衰竭患者血运重建术后心功能改善的影响。结果发现，术前核素心肌灌注显像检查中，如果左心室有＞4 个存活的心肌节段（相当于 24%的左心室面积），CABG 术后患者的左心室功能、心力衰竭症状和生活质量就会有显著提高。

(四)血运重建改善心功能的机制

心功能不全患者的药物治疗主要针对心功能不全的代偿机制,而血运重建治疗主要针对的是导致冠心病心功能不全的关键原因——心肌缺血。在发达国家,冠状动脉疾病是大约 2/3 心力衰竭患者的主要病因。冠状动脉疾病时发生的血管内皮功能不全、心肌缺血和梗死还可加重心力衰竭的进展。

存活但是功能障碍的心肌是处于冬眠或顿抑状态。心肌顿抑是心肌急性缺血后出现的心肌功能障碍,缺血改善后,大部分心肌节段的功能可早期恢复(血运重建后 3 个月)。心肌冬眠是指心肌长期缺血造成心肌收缩功能持续低下,灌注改善后,大部分心肌节段的功能得到恢复(血运重建后 14 个月)。这 2 种过程常常共存,不易区分。大约 60% 的缺血性左心室功能不全是由于存活的心肌出现了功能障碍,因此许多患者的预后是有可能改善的。Rahimtoola 等认为重构的心肌处于冬眠状态,早期血运重建可逆转心肌重构。

心肌冬眠的早期阶段,患者只有室壁运动异常,没有心室重构或重构的心肌很少,可以逆转到正常。因此这个阶段是血运重建的最佳时期。随着左心室重构的进展,血运重建能够带来的益处逐渐减少。如果患者只有单支血管病变,即使已出现左心室重构,也应进行血运重建。心肌梗死后的非存活心肌,会逐渐被瘢痕组织替代,造成左心室形状和大小的改变,使心室收缩功能进一步恶化,血运重建可以逆转这个过程。

二、心功能不全患者介入治疗的临床评价

(一)与药物治疗的比较

一般来说,受危害的心肌越多,血运重建(PCI 或 CABG)较单纯药物治疗的风险就越大,绝对受益也越大。与药物治疗相比,伴有左心室功能不全和 1~2 支血管病变的患者,PTCA 或 CABG 后期总的生存率较高,但无事件生存率则无差异。

Tsuyuki 等的研究入选了 4 228 例心功能不全的冠心病患者,其中 2 538 例患者进行了血运重建治疗,1 690 例患者只采用药物治疗。血运重建患者 1 年的病死率为 11.8%,而未进行血运重建患者的 1 年病死率为 21.6%(HR 为 0.52,95%CI 为 0.47~0.58)。风险校正的存活曲线早期分离,血运重建的生存率显著高于单纯药物治疗的生存率,在随访的 7 年里生存曲线的分离程度逐渐增大。

(二) 与 CABG 的比较

外科血运重建治愈率低对 LVEF 患者仍是一个难点,一般情况下应在能够提供机械支持的中心开展。在很有经验的中心,外科血运重建治疗心功能不全患者的病死率是 5%～8%。

Tsuyuki 等的研究还对比了 PCI 和 CABG 对心功能不全患者生存率的影响。风险校正前后 7 年生存曲线,比较了 PCI、CABG 和未进行血运重建治疗患者的生存率。从未校正的生存曲线看,PCI 和 CABG 对生存的影响无显著差异。从风险校正的生存曲线看,CABG 在降低病死率方面优于 PCI,PCI 优于药物治疗。不同血运重建策略下患者生存率的差别远低于血运重建和药物治疗的差别。

Toda 等的回顾性研究中,在严重左心室功能不全($15\% \leqslant LVEF \leqslant 30\%$)的患者中比较了 CABG 和 PCI 两种策略。尽管 CABG 的完全血运重建率较高、心脏事件和靶血管重建率较低,但 CABG 在改善生存率方面并不优于 PCI。提示尽管 PCI 不能达到完全血运重建,但在挽救心室功能、改善心力衰竭患者预后方面仍有很大的作用。

REHEAT 研究入选了 141 例 LVEF<40% 且冠状动脉造影确诊为冠状动脉疾病的患者,对比了 PCI 和 CABG 两种策略。结果发现,CABG 组的 30 天主要不良事件发生率较高($40.7\% Vs.9\%$,$P=0.0003$);PCI 组的住院时间较短[(6.8 ± 3.6)天 $Vs.(9.2\pm2.1)$天,$P=0.00001$]。PCI 与 CABG 改善 LVEF 的程度相当[($6.0\%\pm7.2\%$)$Vs.(4.4\%\pm9.0\%)$,$P=0.12$]。

AWESOME 试验入选 454 例患者,随机对比了 PCI 和 CABG 两种策略。结果发现,两组 3 年生存率相当($69\% Vs.72\%$),两组无不稳定型心绞痛或再次血运重建生存率也无差异(PCI 组为 37%,CABG 组为 41%)。AWESOME 登记也得到了相同的结果,但同时发现,PCI 的成本效益更好。REHEAT 登记研究也得到类似的结果。

对于有 CABG 史的患者,再次 CABG 的病死率比首次 CABG 高。AWESOME 是第一个在既往进行过 CABG 的患者中,比较 CABG 和 PCI 疗效的随机试验。在 1995—2000 年的 5 年期间,入选了 16 家医院的 2 431 例药物难治性心肌缺血的患者,患者至少存在一个高危因素(包括严重左心功能不全),同意随机分组的患者随机接受 PCI 或 CABG 治疗,不同意随机分组的患者根据医师的建议或患者自己的选择接受相应的治疗。结果发现,随机分组接受 CABG 和 PCI 治疗的患者 3 年生存率分别是 73% 和 76%。在医师指导下选择治疗方式的患者,36个月生存率分别是71%和77%。该研究显示,对于多数CABG后的患者,再次血运重建时PCI是较好的选择。

然而,也有个别临床试验表明,在射血分数<40%伴2支或3支病变或累及左前降支近端的患者,CABG优于支架置入术。纽约州的一项调查入选9 952例LVEF<40%的患者,分别接受PCI或CABG,其结果与AWESOME研究几乎相同。在LVEF较低的患者,与CABG相比,多支血管PCI的相对死亡风险增高了30%～40%。

(三)药物洗脱支架对心功能不全患者预后的影响

对于缺血性心脏病左心室功能严重受损的患者,与裸金属支架(BMS)相比,药物洗脱支架(DES)可能降低病死率和主要不良心脏事件发生率;有研究提示,对于缺血性心脏病严重左心室功能不全的患者,置入DES后的长期病死率和主要不良心脏事件发生率与CABG相近;Gioia等在191例有严重左心室功能不全(LVEF≤35%)的缺血性心脏病患者中,对比了DES和BMS的效果,其中128例患者置入DES,63例患者置入BMS。平均随访期为420±271天,两组在年龄、心力衰竭病史、病变血管数目等方面无差异。DES组和BMS组主要不良心脏事件发生率分别为10%和41%($P=0.003$);两组的心功能都有所改善(NYHA分级DES组从为2.5±0.8～1.7±0.8;BMS组从为2±0.8～1.4±0.7)。与BMS相比,置入DES可以降低严重左心功能不全患者的主要不良心脏事件发生率。

(四)血运重建策略和指南建议

2005年ACC/AHA心力衰竭指南建议,有心绞痛或有冠状动脉缺血表现的心力衰竭患者应该进行冠状动脉造影,除非患者不做任何形式的冠状动脉血运重建治疗(Ⅰ类,证据级别B);既往未评价过冠状动脉病变的解剖结构且没有血运重建禁忌证、有胸痛的心力衰竭患者建议进行冠状动脉造影(Ⅱa类,证据级别C);对于有冠状动脉疾病但无心绞痛的心力衰竭患者,建议进行无创成像评价心肌缺血和存活性,除非患者不做任何形式的血运重建治疗(Ⅱa,证据级别B);应用无创手段评价心力衰竭或低LVEF患者的病因是否是冠状动脉疾病(Ⅱb类,证据级别C)。对心力衰竭患者进行冠状动脉造影,不仅有助于决定是否行PCI,更能指导药物治疗,比如阿司匹林、他汀类药物和ACEI类药物的应用。

2007年ACC/AHA/SACI的PCI指南中建议,经药物治疗的2支或3支病变的 UA/NSTEMI 的患者,有左心室功能不全、病变适合导管治疗的,应行 PCI 治疗(Ⅱb 类,证据级别 B);对于溶栓失败的心肌梗死患者,若有严重的充血性心力衰竭和(或)肺水肿(Killip 3 级),应行 PCI 治疗(Ⅰ类,证据级别 B);溶栓成功和未进行早期再灌注的心梗患者,如 LVEF≤40% 或发生心力衰竭,常规行 PCI 是Ⅱb 类适应证。2009 年,ACC/AHA 的心力衰竭诊断和治疗指南更新指出,对于同时合并心力衰竭和心绞痛的患者,强烈推荐使用冠状动脉血运重建治疗,可减轻心肌缺血的症状(Ⅰ类指征,证据级别 A)。CABG 可减轻症状,降低多支病变、LVEF 降低和稳定型心绞痛患者的死亡风险。2004 年,美国冠状动脉旁路移植术指南推荐存在严重左主干病变及有大面积非梗死心肌、非侵入性检查示灌注不足、收缩减弱的患者接受血运重建治疗。

实际工作中,当怀疑患者心力衰竭原因为冠心病时,都应该进行冠状动脉造影,因为这是明确心力衰竭病因的最可靠方式。具有缺血性心力衰竭和心绞痛的患者都应尽可能进行血运重建。尽管循证证据不足,对缺血性心力衰竭但没有心绞痛的患者也应行血运重建。因为在临床实际工作中需要临床医师根据具体患者的具体情况,权衡利弊,如果心肌缺血是患者心力衰竭的主要原因,血运重建就可能是有决定性意义的治疗手段。

血运重建策略的选择:心力衰竭患者血运重建的最终目的是最大限度地保护心肌功能。选择具体策略要根据患者的临床和病变情况。许多试验都证实,PCI 是安全有效的,但是与 CABG 相比,再次血运重建率较高,这可能是由于再狭窄和未处理病变的进展所致。此外,存在下列情况时倾向于 CABG:①一条开放可用的左侧乳内动脉;②左主干或左前降支近端有严重狭窄;③左前降支适合用左侧乳内动脉进行血运重建。如果以上 3 个条件中有 1 项不符合,就倾向于选择 PCI。另外,如果左前降支不适合进行 PCI,但其供应的心肌区域有存活心肌,应选择 CABG。

三、心功能不全患者 PCI 有关技术问题

(一)存活心肌的判断

心肌存活性可采用 SPECT、PET、多巴酚丁胺负荷超声心动图、MRI 等检查进行评估。SPECT 主要是通过检测细胞功能(细胞膜和线粒体的完整性)来判断心肌存活性;PET 主要是通过检测代谢功能(葡萄糖的利用)来判断心肌存活性。与 PET 相比,SPECT 可能会低估心肌的存活性。PET 评价心肌存活性需要结合心肌灌注和心肌糖代谢检查。PET 成像不匹配(灌注减低,代谢正常)是

存活心肌最特异性的表现。PET 图像质量高,诊断准确性高,但价格昂贵,操作复杂,且示踪剂的摄取需要依赖于患者的代谢状态。超声心动图是最常用的评价心肌存活性的方法。多巴酚丁胺负荷时,如收缩减低的心肌节段功能改善,则提示心肌存活和缺血,预示功能可以恢复。虽然超声心动图应用广泛,技术相对简单,但是诊断准确性不高。MRI 评价心肌存活性的两个主要方法是,应用对比剂评价微循环(延迟增强显像)和应用多巴酚丁胺评价收缩储备。MRI 的主要优点是可同时提供功能、结构和灌注的信息,分辨率很高;缺点是采集图像时需屏气,心率不规则时成像质量差,带有金属装置的患者不能进行检查等。

(二)完全和不完全血运重建

有研究认为,完全血运重建患者术后 LVEF 明显升高,不完全血运重建能影响患者的长期预后。但是,在部分高危患者(如心功能不全的患者)中,不完全血运重建也有可能是较为理想的治疗策略。不完全血运重建的好处在于操作风险低,但是有可能需要再次进行血运重建。通过 PCI 达到完全解剖重建(处理所有直径狭窄≥50%、长度>1.5 mm 的冠状动脉病变节段),往往需要较高的成本,较大剂量的造影剂和 X 线辐射。Valgimigli 等建议,左心室功能不全患者血运重建策略时不一定要达到完全解剖重建;术前应进行准确的功能评价以确定所有存活的心肌节段,术中争取达到完全的功能重建(治疗所有直径狭窄≥50%、支配存活心肌的冠状动脉节段)。

(三)造影剂问题

充血性心力衰竭是 PCI 术后发生造影剂肾病的危险因素之一。造影剂肾病可显著增加 PCI 术后患者的病死率。识别高危患者和恰当的围术期处理可减少造影剂肾病的发生。

(四)循环支持

严重的左心功能不全、心源性休克的患者,PCI 时出现循环崩溃的风险往往较高。是否应用循环支持,应首先权衡其潜在的得益和可能出现并发症的风险。循环支持治疗往往需要用较大的鞘管,因此血管并发症的发生率高于常规 PCI。尽管应用主动脉内气囊反搏(IABP)出现血管并发症的风险较大,但是其能为 PCI 中的心功能不全患者提供有效和安全的机械支持,甚至改善预后。心肺支持(CPS)也可用于支持左心功能不全患者的 PCI。CPS 需要应用较大的导管(15~18F),因此血管并发症发生率较高。需要长时间支持的患者可能会出现全身性炎症状态,包括溶血性贫血、弥散性血管内凝血等。尽管如此,有随机研究已经证实有选择地应用 CPS 是可行的。Suarez 等评价了 92 例冠状动脉支架血运重建患者中 CPS 的价值,证实经皮 CPS 对高危(包括左心功能不全)患者的 PCI 起到保护作用,在生存者的长期随访中发现多数患者可以持久获益。

对左心室功能不全患者进行血运重建治疗的目的是改善症状和心室功能,并预防缺血或心律失常事件的发生。血运重建策略的选择是复杂的,必须要结合患者的解剖情况、临床情况和本人意愿,并认真评估操作的风险和收益后决定。目前,有关左心室功能不全患者的血运重建策略的建议并不是建立在循证医学基础上的。正在进行中的几个随机临床试验将进一步评价血运重建和心肌存活性检查在这部分患者中的价值。

第四节 肾功能不全患者冠状动脉病变的介入治疗

冠心病与肾功能不全的关系甚为密切。一方面,肾功能不全是冠心病患病率升高的危险因素,即使轻微的肾损害,如极低水平的微球蛋白尿或轻微肾功能不全即可使冠心病发病率升高;另一方面,肾功能不全增高冠心病患者死亡与心肌梗死等不良事件的发生率。肾功能不全是预测经皮冠状动脉介入治疗(PCI)术后死亡与并发症的独立危险因素。因为多数临床试验都排除了肾功能不全的患者,所以肾功能不全患者冠心病介入治疗的效果不很确定。了解并重视肾功能不全对冠状动脉介入治疗的影响,对于合理选择治疗策略、提高 PCI 的安全性具有重要意义。

一、肾功能不全与冠心病

慢性肾脏疾病(chronic kidney disease,CKD)不论轻重如何,都会增加患者发生心血管事件的危险,而一旦合并心血管事件,其预后比肾功能正常者更为严重;慢性肾功能不全患者常常死于心血管事件,而非慢性肾衰竭,或者说,多数肾功能不全患者在发展到肾衰竭前就已死于心血管病。目前,全球 CKD 和终末期肾脏疾病(end-stage renal disease,ESRD)的发病率呈逐年上升趋势,1998 年美国需要透析的 CKD 患者数为 32 万,到 2010 年,这一数字增长到 65 万。1998 年轻到中度肾功能不全患者人数为 1 300 万,还有约 590 万合并 CKD 但没有 GFR 降低的患者。到 2010 年,这些数字翻番,可以说 CKD 已经达到流行趋势。据估计，每 9 个美国人中就有一个人合并不同程度的肾脏疾病。CKD 患者冠心病的患病率高，是患者死亡的主要原因。美国心脏病协会发表声明指出，CKD 患者应视为患心血管病危险性最高的人群之一，因此应采取强化的预防性措施，预防心血管病。

心血管病是 CKD 患者的主要死因。经性别、种族和是否合并糖尿病校正后，透析患者的心血管病死率比其他患者高 10～30 倍。在年轻的、非糖尿病的终末期肾病患者中，冠心病的患病率为 25%，而在老年、慢性糖尿病的终末期肾病患者中，冠心病的患病率为 85%。29% 的终末期肾病患者于透析的第一年发生心肌梗死，到第二年心肌梗死的累计发生率为 52%。CKD 患者一旦发生心血管事件，预后往往比肾功能正常者差。一项对 3 106 例急性心肌梗死患者的研究报告，院内病死率在肾功能正常者为 2%，轻度 CKD 者为 6%，中度 CKD 者为 14%，严重 CKD 者为 21%，透析患者为 30%。一项荟萃资料显示，血清肌酐水平越高，ST 段抬高心肌梗死患者溶栓治疗后 30 天存活率越低。合并轻到中度 CKD 的非 ST 段抬高急性冠状动脉综合征患者 30 天和 180 天的病死率高于无慢性肾病的患者。透析患者心肌梗死后 1 年内的病死率高达 59%，肾移植患者心肌梗死后 1 年病死率为 24%。在一项心肌梗死患者的队列研究中，无慢性肾病的患者一年的病死率为 24%，合并轻度 CKD 的患者为 46%，合并中度 CKD 的患者为 66%。一组经冠状动脉造影证实的冠心病患者的长期随访中，GFR＜60 mL/min 的患者发生急性心肌梗死和死亡的危险比为 2.3，GFR＜30 mL/min 的患者危险比为 5.1。

反过来，冠心病患者中 CKD 也非常常见。Mayo Clinic 研究的 3 106 例急性心肌梗死患者中合并肾功能不全（血清肌酐清除率≤75 mL/min）者占 57.5%；Cooperative Cardiovascular Project 收集全美国 65 岁以上老年急性心肌梗死 136 889 例，合并慢性肾功能不全的患者（血清肌酐≥0.08 mmol/L）占 39.8%。

对于合并慢性肾功能不全的冠心病患者的治疗，目前缺乏充分的循证医学证据，因为在随机试验中，肾功能不全的患者往往被排除在外。美国一项研究报道，CKD 患者接受血小板糖蛋白Ⅱb/Ⅲa 受体拮抗剂、冠状动脉造影和介入治疗的比例低于肾功能正常的患者，而 CKD 患者多为高危患者，病死率和出血发生率均显著高于其他患者。

肾病患者常合并冠心病的原因是多方面的。糖尿病、高血压等冠心病的危险因素常常也是肾功能不全的原因，所以在 CKD 患者中，冠心病危险因素的致病率是最高的。美国的研究表明，在 1980 年，透析患者肾衰竭的原因 13.1% 是由糖尿病引起的，而到 2002 年，这一比例上升到 59%。高血压是造成肾衰竭的第二大原因,占28%,多数透析患者都合并高血压。脂质代谢异常也是CKD患者最突出的特点之一。但是应用Framingham危险因素公式往往会低估CKD患者患冠心病的危险性,提示除传统的危险因素外,还有其他因素在CKD患者易患冠心病的机制中起作用。最近的研究表明,肾功能下降时,体内出现的一系列病理生理改变促发了冠心病的发生。这些因素包括氧化应激增强、血管内皮功能下降、血液高凝状态,同时伴有血清同型半胱氨酸、肾素-血管紧张素-醛固酮系统活性升高及贫血、钙磷失衡、炎性标志物水平升高等,这些因素的改变导致了动脉硬化的快速进展。

二、肾功能不全患者冠状动脉病变的特点

肾功能不全患者和其他患者在生理、代谢和解剖上存在很大差别,如存在冠状动脉和主动脉钙化、血管条件差、血小板功能差、自主神经张力异常、慢性贫血等因素。随着肾功能的降低,凝血、纤溶系统异常,血脂代谢、内皮功能异常,贫血,钙磷代谢失衡,容量负荷过重等一系列异常情况都会相继出现。肾功能不全患者中,多数存在并发症,如心功能不全、外周血管疾病、难以控制的高血压和糖尿病。同肾功能正常的冠心病患者相比,合并CRF的患者年龄更大,女性比例较多。随着肌酐清除率的降低,冠状动脉多支病变、左主干病变增加,GFR重度下降者可分别达50%~60.8%与11.0%~23%。

冠状动脉广泛而严重的钙化是CKD患者最显著的特征。54%~100%(平均83%)的透析患者存在不同程度的冠状动脉钙化。即使在年轻的CKD患者中,冠状动脉钙化也很常见。Hujairi等分析了冠状动脉CT检查的结果,透析患者冠状动脉钙化指数是同龄的、冠状动脉造影证实非CKD患者的2~5倍。但是由于电子束CT不能将冠状动脉中层钙化从冠状动脉钙化斑块中鉴别出来,所以一般电子束CT不宜用于诊断CKD患者的冠心病。尸检资料分析,终末期肾病患者与年龄、性别匹配的患者相比,动脉粥样硬化斑块的面积和体积并没有很大差异,但终末期肾病患者的钙化程度明显升高。

糖尿病及终末期肾病患者的无症状心肌缺血及不典型心绞痛发生率较高,这可能与糖尿病和尿毒症造成的神经病变有关。尽管冠心病在终末期肾病患者中的发病率较高,但只有17%的患者有心绞痛症状。另一方面,CKD患者中有典型心绞痛症状者,冠状动脉造影没有冠状动脉明显狭窄的发生率高达25%,其心绞痛症状可能归因于微循环病变、合并贫血、难以控制的高血压、合并左心室肥厚等。与非CKD患者相比,这些患者发生急性心肌梗死的危险明显升高

(5.2% vs 0.7%),病死率也显著升高(24.7% vs 3.9%)。

三、慢性肾功能不全患者的血运重建治疗

(一)CKD患者PCI的近期与远期结果

经皮冠状动脉介入治疗(PCI)患者院内病死率与是否合并CKD和糖尿病密切相关。无CKD无糖尿病患者的院内病死率为0.7%,有糖尿病而无CKD的患者为1.0%,无糖尿病有CKD的患者为2.3%,同时有糖尿病和CKD的患者为3.7%。早期的横断面研究显示,血清肌酐水平≥0.08 mmol/L的患者PCI术后院内和长期病死率均显著升高,3~4年后生存率只有60%。Rubenstein等比较了肾功能异常对病死率的影响,血清肌酐水平在0.09~0.11 mmol/L与≥0.11 mmol/L者,2年病死率分别为55%及75%,均显著高于血清肌酐正常者。Best等分析了不同肌酐清除率对PCI患者预后的影响,结果发现,肌酐清除率≥70、50~69、30~49、<30 mL/min患者的病死率依次递增。在一项登记了5 327例PCI术后患者的资料中,术后1年病死率在肌酐清除率为70~90 mL/min的患者为1.5%,肌酐清除率在50~69 mL/min者为3.6%,肌酐清除率在30~49 mL/min者为7.8%,肌酐清除率<30 mL/min者为18.3%,透析患者为19.9%。

国内Zhang等的一项单中心注册研究结果显示,在接受血运重建的患者中,尽管只有4.3%的患者血清肌酐高于正常,但有高达65.8%的患者血清肌酐清除率低于90 mL/min,即使是轻微的肾功能不全也与血运重建后不良事件相关。Reinecke等也发现,在血清肌酐≥0.07 mmol/L(相当于肾功能降低50%)时,肾功能对病死率的影响就达到了显著水平。

合并CKD的患者急性心肌梗死后接受急诊PCI的短期和长期病死率也显著高于肾功能正常的患者。合并CKD的患者年龄较大,女性和合并高血压、外周血管疾病和心力衰竭者较多,患者30天病死率显著高于(7.5% vs 0.8%)肾功能正常者,1年病死率也显著升高(12.7% vs 2.4%)。但是,校正其他因素后,CKD患者30天的病死率仍是其他患者的5.7倍,1年的病死率是其他患者的2倍。出血并发症的发生率也升高2倍以上,严重再狭窄的比例(20.6% vs 11.8%)和梗死相关动脉的再闭塞率(14.7% vs 7.3%)都有显著升高。

(二)CKD患者血运重建策略的比较

目前的多数研究显示,血运重建治疗可以改善患者的预后。Opsahl等进行了一项回顾性病例对照研究,结果发现,接受血运重建治疗的患者2年后的生存

率显著高于药物治疗的患者。Manske 等进行了一项前瞻性对照研究。该研究入选了 26 例伴有糖尿病的终末期肾衰竭患者,随机分为药物治疗组和血运重建治疗组,后者包括 PTCA 和冠状动脉搭桥(CABG),在随访的 2 年中,血运重建治疗组患者心血管事件显著低于药物治疗组(15% vs 76%)。Kadakia 等分析了 4 620 例肾功能不同程度受损的患者,结果显示,血运重建治疗,不论是经皮介入治疗还是 CABG,对各种程度肾功能受损患者预后改善的作用均优于单纯药物治疗。

1. PCI 与 CABG

CKD 患者血运重建策略比较方面的临床研究目前非常少。这方面的报告多数来源于登记研究,难以据此确定哪一种血运重建方法在慢性肾功能不全患者中孰优孰劣。USRDS 的资料显示,透析患者合并冠心病经不同冠状动脉血运重建方法进行冠状动脉重建的 2 年生存率,支架组($n=4\,280$)及球囊扩张组($n=4\,836$)均为 48%,CABG 组($n=6\,668$)为 56%,全因病死率 CABG 组较球囊扩张组低 20%,支架组较 PTCA 组低 6%。尽管院内病死率在冠状动脉支架及球囊扩张组较 CABG 组低(4.1%、6.4%、8.6%),但生存曲线在 6 个月时就发生交叉。进一步分析显示,CABG 的生存率优势主要来源于应用内乳动脉-前降支旁路,未使用内乳动脉旁路的患者与 PCI 患者比较并无生存优势。该观察结果启示:CABG 的优点取决于患者是否需要行前降支血运重建,以及有无合适靶血管。APPROACH 研究显示,无论肾功能情况如何,CABG 组病死率都是最低的。

2. ST 段抬高心肌梗死溶栓与直接 PCI

在 STEMI 患者中,肾功能不全是仅次于心源性休克的死亡预测因素,且不依赖于包括 TIMI 危险积分的传统心血管危险因素。对于合并肾功能不全的 STEMI 患者,直接 PCI 是否优于溶栓治疗还有争议。

Dragu 等对 STEMI 合并肾衰竭的 132 例患者进行研究。结果显示 30 天的总病死率在溶栓组、直接 PCI 组和保守治疗组分别为 8.3%、40% 和 29.7%($P=0.03$)。以溶栓组作为参照,直接 PCI 组和保守治疗组心梗后的 7 天、30 天和 365 天的死亡风险比分别在 3.1~8.1 和 1.5~4.6。因此学者认为对于合并肾功能不全的 STEMI 患者,溶栓是最佳的治疗策略。但是,有多项研究结果提示,在 STEMI 患者中 PCI 优于溶栓治疗。荟萃分析的结果也提示,PCI 比溶栓治疗能更好地改善预后,降低病死率,并在高危患者中也能观察到 PCI 绝对的获益。入院时的血清肌酐值是鉴别高危急性 STEMI 患者的一项指标,而早期的 PCI 治疗可改善血清肌酐值升高的高危患者预后。因此有学者认为尽管溶栓治疗在合并肾功能不全的 STEMI 患者中也是可行的,但不宜在高危的急性 STEMI 患者中推荐作为优选的再灌注治疗方案,或替代早期介入治疗。

(三) 药物洗脱支架(DES)在 CKD 患者 PCI 中的应用

DES 被证实能够显著抑制支架内的内膜增生,从而较传统的裸金属支架(BMS)进一步降低了再狭窄的发生率,并进一步降低了再次血运重建的风险。合并肾衰竭的冠心病患者即使在接受成功的 PCI 后,仍有较高的病死率。DES 是否能改善合并 CKD 冠心病患者的预后,有学者对此进行了研究。

Lemos 等对不同肾功能水平的 1 080 例冠心病患者接受 DES 或 BMS 置入后 1 年的再次血运重建率和病死率进行了评估。结果显示,在合并肾功能不全患者中,DES 组的再次血运重建率较 BMS 组明显降低(5.6% vs 19.6%,$P=0.03$),但 DES 组与 BMS 组之间在病死率方面无显著差异(3.2% vs 3.6%,$P=0.8$)。与 BMS 相比,DES 降低了合并肾功能不全冠心病患者的临床再狭窄率,但这一获益并不与该人群的死亡风险降低相平行,从这个角度看来,再狭窄并非合并肾功能不全冠心病患者病死率增加的主要原因。EVENT 注册研究旨在评价 DES 时代在"真实世界"中对慢性肾脏病患者行冠状动脉介入治疗的近期影响。结果发现,住院期间随肌酐清除率的降低,患者出血并发症的发生率逐步增加,病死率和心肌梗死的发生率更高。术后 1 年,由于阿司匹林、氯吡格雷、ACEI 等药物的应用,患者的肾功能恶化有减轻的趋势。Rishi 等比较了第一代药物洗脱支架对于中重度肾功能不全患者的长期影响,在 4 年的随访期间,PES 组和 SES 组相比,两组在 MACE 发生率及全因病死率方面无明显差异。

另外值得关注的是,合并 CKD 患者由于肾脏疾病的进展,常常需要透析治疗,而置入 DES 后需要长达 12 个月的双联抗血小板治疗,过早停药发生支架血栓的风险增加,且透析患者在行介入治疗时住院期间出血并发症明显增加。因此在这部分患者中需仔细权衡,慎重选择 DES,尤其在近期有可能接受透析治疗的患者中。即便是使用药物洗脱支架的透析治疗的患者,术后再狭窄及不良事件发生率也明显升高。

四、慢性肾功能不全患者的介入治疗特点

合并 ESRD 患者的冠状动脉病变常为弥漫性钙化病变,造影常明显低估冠状动脉病变的程度。弥漫性病变和钙化病变对介入操作的影响很大,尤其是钙化斑块对 ESRD 患者的 PCI 术提出了很大的挑战。合并 ESRD 的冠心病患者

PCI 术中可能会出现下列问题：①由于病变的严重钙化，即使应用高压力扩张，球囊也不能完全扩开病变；②高压力球囊扩张可能导致血管夹层或破裂，可伴或不伴球囊的破裂；③在扭曲和钙化的冠状动脉，导丝很难到达或通过靶病变；④尽管造影结果满意，由于钙化血管的弹性回缩，支架很难达到准确的定位和完全扩张；⑤严重的斑块夹层和支架扩张不完全是血管闭塞和支架内亚急性血栓形成的强烈预测因素。

钙化常位于斑块的基底部或表面，如果钙化覆盖整个斑块的表面，球囊扩张和支架置入常会导致并发症的发生。血管内超声（IVUS）对钙化的检出和定位价值很大，可对钙化斑块进行评价。对于斑块表面钙化的病变，应用冠状动脉腔内斑块旋磨术十分有效。但是此技术费时、昂贵，操作较为复杂。而切割球囊操作较为简单，处理严重钙化的病变也是很好的选择。切割球囊较普通球囊扩张后狭窄管腔直径即时增加较多、术后晚期管腔直径丢失较少。支架置入前，可应用 IVUS 对病变钙化的严重程度进行评估。无 IVUS 时，普通球囊的扩张压力超过 10 atm 仍不能完全扩开病变时应考虑使用切割球囊。支架置入前，可用切割球囊替代冠状动脉旋磨术对钙化病变进行预处理。

为减少亚急性血栓形成及支架内再狭窄导致的血运重建，应制订理想的支架置入和抗栓策略。①由于病变钙化严重支架不能完全扩张，因此支架置入前应先行球囊预扩张，充分扩张管腔来降低支架置入时难度，以期支架置入后达到完全扩张和贴壁；②如果预扩张时球囊扩张不完全，应避免过度高压预扩，防止发生严重的夹层或冠状动脉穿孔等并发症，而应以冠状动脉旋磨术或切割球囊对病变进行预处理；③如果狭窄前血管扭曲，支架不能顺利到达靶病变，应用消斑术能使血管表面变得平滑，使支架容易通过；④支架释放后，应用非顺应性球囊进行高压力后扩张，必要时可应用 IVUS 指导支架的置入和后扩张，以达到支架的充分贴壁；⑤由于潜在的出血危险性增加，对于 ESRD 患者进行选择性 PCI 时，不主张常规使用 GPⅡb/Ⅲa 受体阻滞剂。

五、对比剂肾病

在使用对比剂之后，血清肌酐水平升高一定程度或相对于基础水平升高一定比例，排除其他原因导致的肾损害后，可诊断为对比剂肾病（CIN）。诊断标准不同，CIN 的发生率也不同，一般将诊断标准定为血清肌酐水平升高 $>25\%$ 或 0.03 mmol/L。发生 CIN 的患者预后明显差于未发生 CIN 者。特别是当肾功能恶化到需要透析治疗时。Gruberg 等回顾了 439 例肾功能不全患者在造影检查后肾功能恶化患者的短期和长期预后。在术后 48 小时内肾功能进一步恶化者（血清肌酐水平升高≥25%），院内病死率为 14.9%，而肾功能未恶化者，院内病死率为 4.9%；31 例患者需要透析治疗，这些患者的院内病死率高达 22.6%，术后肌酐升高程度、是否合并糖尿病是决定患者预后的最重要因素。

几乎所有接受血管内注射对比剂的患者，均会出现轻度一过性肾小球滤过率降低，不可逆肾衰竭较少见。但高龄、原有肾脏病患者多不可逆，而呈慢性肾衰竭。肾功能不全患者在接触造影剂后，肾功能持续恶化的比例高达 42%。CIN 的发生率与造影前肾功能损害的程度密切相关。Davidson 等发现，血清肌酐>0.07 mmol/L 时，CIN 的危险性开始增加，血清肌酐为 0.11 mmol/L 时，20% 的患者发生 CIN，而不存在任何危险因素的患者 CIN 的发生率平均仅 3%。糖尿病合并肾功能损害较单纯肾功能损害者发生 CIN 的危险性更高，所以肾功能不全患者在介入治疗时应特别注意，选择合适的对比剂，减少对比剂用量，采取必要的措施，预防肾功能进一步受损。

参考文献

[1] 叶红.心血管疾病诊治与预防[M].北京:科学技术文献出版社,2019.
[2] 隋红.实用心血管疾病诊疗[M].北京:科学技术文献出版社,2019.
[3] 宋涛.现代心血管疾病诊疗精要[M].长春:吉林科学技术出版社,2020.
[4] 蔡绪虎.现代心血管疾病预防与治疗[M].北京:科学技术文献出版社,2020.
[5] 刘鸿涛.心血管介入治疗精要[M].长春:吉林科学技术出版社,2019.
[6] 于海波.新编心血管疾病及介入治疗[M].长春:吉林科学技术出版社,2019.
[7] 刘琼.临床内科与心血管疾病[M].北京:科学技术文献出版社,2018.
[8] 杨国良.临床心血管疾病诊疗学[M].天津:天津科学技术出版社,2018.
[9] 郑铁生,郑铁生,王书奎.心血管系统疾病[M].北京:人民卫生出版社,2019.
[10] 赵红,周艺,丁永兴.新编心血管疾病诊疗与介入[M].长春:吉林科学技术出版社,2020.
[11] 杜相鹏.心血管疾病预防与临床诊疗思维[M].北京:科学技术文献出版社,2020.
[12] 宫鹏飞.现代心血管疾病诊疗学[M].长春:吉林科学技术出版社,2018.
[13] 李舒承.心血管疾病临床诊断思维[M].长春:吉林科学技术出版社,2019.
[14] 刘春霞,郑萍,陈艳芳.心血管系统疾病[M].北京:人民卫生出版社,2020.
[15] 王春生.现代心血管疾病介入治疗[M].北京:科学技术文献出版社,2020.
[16] 任龙成.心血管疾病诊治与介入技术[M].长春:吉林科学技术出版社,2019.
[17] 黎启华.实用心血管疾病诊疗技术[M].长春:吉林科学技术出版社,2019.
[18] 王冰.临床常见心血管疾病诊疗[M].北京:中国纺织出版社,2019.
[19] 叶林.实用心血管疾病诊疗技术[M].北京:科学技术文献出版社,2020.
[20] 裴建明.心血管生理学基础与临床[M].北京:高等教育出版社,2020.
[21] 郭三强.心血管疾病诊疗与介入应用[M].北京:科学技术文献出版社,2018.

[22] 杨天和.实用心血管疾病诊疗手册[M].昆明:云南科技出版社,2018.

[23] 赵建国.现代心血管疾病诊疗学[M].北京:科学技术文献出版社,2018.

[24] 王非多.临床心血管疾病诊疗指南[M].昆明:云南科技出版社,2019.

[25] 王有武.临床心血管疾病治疗学[M].天津:天津科学技术出版社,2019.

[26] 张丽萍.临床心血管疾病诊断与治疗[M].长春:吉林科学技术出版社,2019.

[27] 赵文静.心血管内科治疗学[M].哈尔滨:黑龙江科学技术出版社,2020.

[28] 马术魁.心血管疾病临床诊疗[M].长春:吉林科学技术出版社,2020.

[29] 董雪花,应文琪,郭希伟.心血管病基础与临床[M].青岛:中国海洋大学出版社,2020.

[30] 赵水平.心血管疾病规范化诊疗精要[M].长沙:湖南科学技术出版社,2018.

[31] 王玺.心血管与内分泌[M].长春:吉林科学技术出版社,2020.

[32] 于沁,褚晨宇,黄玲.现代心血管病学[M].天津:天津科学技术出版社,2019.

[33] 万荣.心血管疾病临床思维[M].昆明:云南科技出版社,2019.

[34] 马凯.新编心血管疾病诊疗新进展[M].武汉:湖北科学技术出版社,2020.

[35] 于海华.心血管疾病临床诊断与治疗[M].北京:科学技术文献出版社,2019.

[36] 霍勇.从胸痛中心到新型心血管疾病防治体系建设[J].中国介入心脏病学杂志,2021,29(3):124-126.

[37] 左惠丽.心血管内科临床用药的常见问题和合理用药[J].康颐,2021,(6):234.

[38] 陈敏,徐梦虎.探讨心血管疾病的急诊分析与临床疗效[J].世界最新医学信息文摘,2020,20(20):65,67.

[39] 高漫辰,张凤文,潘湘斌.《中国心血管健康与疾病报告 2019》先天性心脏病部分解读[J].中国胸心血管外科临床杂志,2021,28(4):384-387.

[40] 蓝维伟.常见心血管急症的应对策略[J].世界最新医学信息文摘,2021,21(5):151-152.